LA STÉRILISATION

DES

LIQUIDES INJECTABLES

PAR

André LESURE

DOCTEUR DE L'UNIVERSITÉ DE PARIS
PHARMACIEN DE PREMIÈRE CLASSE
EX-INTERNE (1er) DES HOPITAUX DE PARIS
LICENCIÉ ÈS SCIENCES
LAURÉAT DE LA SOCIÉTÉ DE PHARMACIE (PRIX VIGIER)
ANCIEN ÉLÈVE ET CHIMISTE ANALYSTE DE L'INSTITUT PASTEUR

2e Édition, revue et augmentée

PARIS
IMPRIMERIE LEVÉ
17, RUE CASSETTE

1913

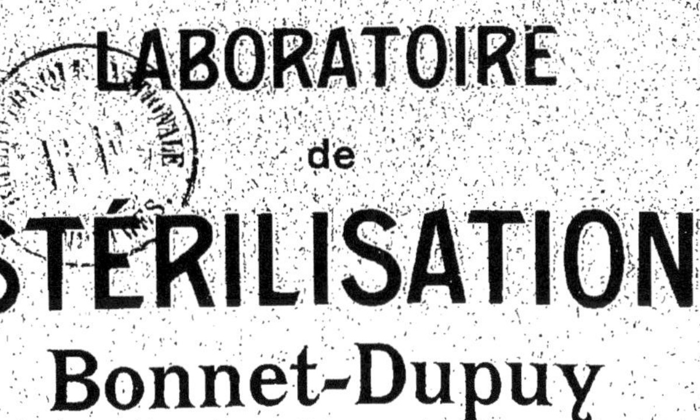

LABORATOIRE

de

STÉRILISATION

Bonnet-Dupuy

PROCÉDÉS SPÉCIAUX H. B.

222, Rue du Faubourg-Saint-Martin
et 19, Rue Al.-Parodi

PARIS (10e)

Téléphone Nord 34-71

TOUS PRODUITS CHIRURGICAUX STÉRILISÉS

Gazes, Compresses, Cotons,
Ligatures diverses, Crins, Soies, Catguts

Sécurité absolue de Stérilisation

PRÉSENTATION PARFAITE

LABORATOIRE DE PHARMACOLOGIE

F. GUILLEMOTEAU, Ph^{ien}-Ing^r-Chimiste

6, Rue Mathilde, Courbevoie. — Bureaux à Paris : 26, Rue Richer

AMPOULES SCOTT

pour Injections hypodermiques. — Extrait du Prix Courant Général

En vrac, le cent par				En boîtes de	
25 à 50	100	1.000		12	6
			1re Catégorie		
			Benzoate de Hg. à 1 cgr..		
			Bi-iodure Hg. ioduré à 1 cgr. ..		
			Cacodylate de Soude 1 à 5 gr. ..		
4.25	4.00	3.25	Éther pur	0.70	0.50
			Méthylarsinate de Soude à 5 cgr...		
			Morphine Chl. à 1 cgr. (Var.). ..		
			Strychnine Sulf. ou Cacod. à 5 mgr.		
			Vanadate de Soude 1 et 2 mgr. ..		
			2e Catégorie		
			Cacodylate de Fer à 5 cgr.		
			— Soude à 10 cgr. ..		
			Cocaïne Chl. à 1 cgr. (Var.).. ..		
			Glycérophosphate de Soude à 10 cgr		
5.50	4.50	4.25	Huile Camphrée à 10 cgr	0 80	0.55
			— Créosotée ou Gaïac. à 5 cgr.		
			— Iodoformée à 1 cgr.		
			Morphine Chl. à 2 cgr. (Var.). ..		
			Novocaïne à 1 cgr.		
			Stovaïne à 1 cgr..		
			3e Catégorie		
			Atropine Sulf. 1/4 mgr.		
7.0.	6.00	5.50	Huile grise 5 et 10 o/o.	1.10	0.65
			Pilocarpine Nitr. à 1 cgr..		
			4e Catégorie		
			Adrénaline à 1/5 mgr.		
7.50	6.50	6.00	Caféine (et Benz. Soude) à 0.25 ..	1.15	0.70
			Ergotine (1 cc.=1 gr. Ergot.) (Var.).		
			5e Catégorie à prix divers		
8.00	7.00	6.50	Quinine Chlor. à 25 cgr..	1.30	0.80
14.00	12.50	11.50	Atoxyl 10 cgr.	1.75	0.95
12.50	11.50	10.50	Ergotinine 1 mgr.	1.65	0.90
14.00	12.50	11.50	Adrénaline à 1/2 mgr.	1.75	0.95
16.50	15.00	14.50	Quinine à 50 cgr.	2.25	1.25

En dehors des sortes ci-dessus, je fabrique et conditionne des ampoules
à toutes formules spéciales de mes confrères.

LA STÉRILISATION

DES

LIQUIDES INJECTABLES

LA STÉRILISATION

DES

LIQUIDES INJECTABLES

PAR

André LESURE

Docteur de l'Université de Paris
Pharmacien de première classe
Ex-interne (1ᵉʳ) des hôpitaux de Paris
Licencié ès-sciences
Lauréat de la Société de Pharmacie (Prix Vigier)
Ancien élève et chimiste analyste de l'Institut Pasteur

2ᵉ Édition, revue et augmentée

PARIS
IMPRIMERIE LEVÉ
17, RUE CASSETTE

1913

AVANT-PROPOS

La *stérilisation*, prise dans son sens le plus vaste, constitue un sujet très complexe, qui intéresse à la fois le bactériologiste, le pharmacien, le médecin, le chirurgien, l'industriel. Pendant le cours de ces trente dernières années ce sujet a inspiré une multitude de mémoires ou de communications. Je n'ai pas voulu envisager cette importante question à un point de vue général, je me suis proposé seulement d'étudier la *Stérilisation dans la pratique pharmaceutique*, en la limitant surtout à ce qui concerne les *liquides injectables*.

Quels sont les procédés de stérilisation les plus sûrs et les plus pratiques ?

Comme cette importante question n'est pas encore tout à fait élucidée, j'ai pensé qu'il n'était pas inutile d'en rappeler les éléments principaux.

Il était d'autant plus nécessaire, à mon avis, de refaire la description des divers moyens susceptibles d'assurer l'asepsie, que de nouvelles méthodes sont venues tout récemment s'ajouter aux anciennes : celles notamment qui consistent à utiliser l'*ozone* ou la *lumière ultra-violette*.

L'action de cette dernière sur les liquides pharmaceutiques n'ayant pas encore été abordée, j'ai pensé qu'il pourrait être intéressant d'y consacrer une étude spéciale, et j'ai exposé les résultats de mes recherches faites à un double point de vue :

1° Possibilité de pénétration des rayons actifs à l'intérieur des divers liquides examinés ;

2° Plus ou moins grande résistance de ces derniers à l'action décomposante de la lumière.

Après avoir exposé rapidement les *opérations préalables à la stérilisation proprement dite*, je m'occuperai donc dans la **Première** partie de cet ouvrage, des *divers modes de stérilisa-*

tion comparés, au point de vue de la pratique de la préparation des médicaments injectables :

Action des antiseptiques, action de la chaleur sèche, action de la chaleur humide sous ses différentes formes, action des filtres poreux, action de l'électricité, action de l'ozone, action de la lumière et plus spécialement des rayons ultra-violets.

Mes conclusions sont les suivantes :

1° L'emploi de la vapeur d'eau sous pression, au-dessus de 100°, dans l'autoclave, constitue la méthode de choix pour les stérilisations ;

2° Un grand nombre de substances sont considérées, *à tort*, comme altérables dans ces conditions ; elles pourront, si l'on s'entoure de certaines précautions, être elles aussi autoclavées.

J'exposerai donc dans cet ouvrage les raisons les plus nettes, les plus précises de la supériorité de l'emploi de la vapeur d'eau saturée, sous pression et au delà de 100°, sur les autres méthodes de stérilisation et je démontrerai que *la plupart des substances habituellement employées en hypodermie peuvent être stérilisées à l'autoclave, entre 110 et 120° sans subir d'altération appréciable.*

S'il faut en croire certains auteurs, la chaleur fournie par la vapeur d'eau sous pression au delà de 100° ne devrait être utilisée que pour quelques rares solutions tout à fait inaltérables, tandis que le procédé de stérilisation applicable à la majeure partie des cas consisterait alors dans l'emploi de la vapeur fluente ou du bain-marie à la température de 100°. Mais, pour assurer par ce procédé une asepsie tout à fait *rigoureuse*, trois chauffages de trente minutes au moins pendant trois jours consécutifs, sont nécessaires ; le procédé constitue alors une sorte de tyndallisation à température élevée.

Je ne pense pas que cette dernière méthode présente un avantage quelconque sur celle qui consiste à utiliser la vapeur d'eau sous pression, d'abord parce que, à mon avis, les décompositions qui se produisent à l'autoclave à 110-120° ne sont pas sensiblement plus accentuées que celles qu'on est susceptible de provoquer en prolongeant comme il a été dit l'action de la chaleur à 100° ; et d'autre part, parce que le système de tyndallisation a l'inconvénient d'être fort long. Si, pour abréger l'opération, on se contente d'un seul chauffage, on ne réalise plus qu'une asepsie *relative*.

Evidemment celle-ci pourra paraître en bien des cas suffi-sante.

Dans la pratique journalière, un grand nombre de phar-maciens ne stérilisent les liquides injectables que par une courte exposition au bain-marie à 100°, suivant en cela, d'ailleurs, les prescriptions de notre ancienne Pharmacopée.

Cependant il est hors de doute que la *stérilisation abso-lue*, réalisée par exemple à l'autoclave à 110-120°, cons-titue le meilleur procédé, elle détruit sûrement et rapide-ment tous les spores; elle assure une conservation à peu près indéfinie (1); c'est d'ailleurs à elle qu'on aura recours pour les sérums artificiels et pour les solutions de gélatine pour lesquels une asepsie rigoureuse est exigée.

Sans vouloir imposer l'emploi de l'autoclave, j'ai eu seu-lement pour but de faire le partage entre les différents fac-teurs qui peuvent rendre inapplicable cette stérilisation à la fois rapide, pratique et rigoureuse, et de vérifier dans quels cas, d'ailleurs assez rares, ce procédé d'aseptisation devient réellement impossible.

J'ai étudié de nombreuses substances utilisées en hypo-dermie, et il résulte des essais que j'ai effectués que le plus souvent l'altération observée après le passage à l'autoclave n'est pas imputable à l'action de la chaleur à 110-120°, mais à l'influence du verre des récipients, laquelle peut d'ailleurs s'exercer différemment suivant les cas.

Le rôle de l'*alcali* cédé par le verre des récipients, dans la décomposition de certains sels d'alcaloïdes (chlorhydrate de morphine, sulfate de strychnine, sulfate de spartéine, etc...) ou de certains sels minéraux (chlorure ou iodure de mercure, etc...), décomposition qui se traduit par le *déplacement de la base ou de l'oxyde correspondant*, avait été déjà signalé. Je me suis efforcé de préciser certains points restés obscurs ; c'est ainsi que de nombreux auteurs persistant à considérer comme altérables par *la chaleur* plusieurs des substances citées plus haut, j'ai établi qu'avec certains récipients aucune altération n'était à redouter pendant le chauffage à l'auto-clave.

Dans le même ordre d'idées, je me suis préoccupé du rôle joué par la *chaux* contenue dans les verres. Ce rôle

(1) A l'abri du contact de l'air, c'est-à-dire en récipient scellé ou du moins parfaitement bouché.

avait été déjà mis en lumière antérieurement ; j'ai essayé, au moyen d'une série de dosages, de caractériser la nature des précipités formés ; j'ai voulu suivre dans ses détails le mécanisme des réactions produites afin d'en déduire les meilleurs remèdes applicables.

En dehors de ces altérations, le verre, ainsi que je l'ai définitivement établi, est la cause unique en raison de son alcalinité des décompositions que l'on observe parfois lorsqu'on stérilise à l'autoclave les solutions de *chlorhydrate de cocaïne*. En utilisant des récipients inaltérables, *en quartz* ou en *silice fondue*, je n'ai jamais observé la plus légère hydrolyse. Dans le cas des solutions de *chlorhydrate de morphine* j'ai établi que l'alcali du verre pouvait intervenir de deux façons : soit en précipitant la base, soit indirectement, en favorisant l'oxydation de l'alcaloïde ; de telle sorte que la stérilisation à l'autoclave de ces solutions deviendrait possible si l'on utilisait des récipients inaltérables et si l'on prenait soin de les priver totalement d'*air*, ainsi que les liquides qu'ils contiennent.

Ces recherches m'ont conduit à définir les différentes espèces de *verre*, à étudier le rôle particulier des éléments qui le constituent, et les observations qui m'ont été ainsi suggérées se trouvent réunies dans un chapitre d'ensemble qui termine ce travail.

J'ai dit que la **Première partie** de cet ouvrage traitait, en général, des *divers moyens d'assurer l'asepsie*.

La **Seconde partie** est consacrée aux divers *liquides injectables et à leur stérilisation*. Elle comporte elle-même deux subdivisions principales.

Dans le *premier chapitre* j'ai groupé d'abord les diverses substances dont la stérilisation à l'autoclave, sous pression, *audelà de* 100°, est possible sans difficulté, puis celles qui ne peuvent être ainsi chauffées qu'en prenant certaines précautions (solutions de chlorhydrates de cocaïne, de morphine, sérums artificiels, par exemple).

Dans le *second chapitre* j'ai réuni les substances plus sensibles à l'action de la chaleur : celles d'abord qui supportent la chaleur du *bain-marie à* 100° (solutions de sels de scopolamine et d'hyoscyamine, d'alypine, etc.), celles ensuite qui doivent être seulement *tyndallisées*, vers 70° (solutions d'atoxyl, de glycérophosphate de soude, etc...), celles qu'une température, même modérée, décompose et qu'on stérilisera

par *filtration* (eaux minérales, eau de mer, produits opothérapiques, etc...), celles enfin qui seront *préparées aseptiquement* sans subir de stérilisation proprement dite.

Je rappellerai brièvement, pour ne plus revenir sur ce
sujet, en quoi consiste une *préparation aseptique*.

Flamber soigneusement à l'alcool le mortier et le pilon,
opérer la solution ou le mélange dans des conditions rigoureusement aseptiques. Verser le mélange ou la solution,
celle-ci filtrée (au besoin) au moyen d'un matériel (entonnoir,
filtre, etc.) soigneusement stérilisé, dans un récipient stérile. Quand il s'agira d'une solution ou d'un mélange dont
une ou plusieurs substances pourront supporter l'action de
la chaleur, on devra stériliser séparément ces dernières
avant d'effectuer la solution ou le mélange. C'est ainsi
qu'avant de préparer l'*huile grise*, on stérilisera la graisse
de laine et l'huile de vaseline, et qu'on emploiera également
de l'huile stérilisée pour préparer les huiles à l'oxyde ou au
tannate de mercure.

Quand le mortier sera inutile, on se contentera de verser
rapidement le liquide injectable dans le flacon préalablement stérilisé à 180° que l'on rebouchera aussitôt.

Parmi ces quatre procédés (bain-marie à 100°, tyndallisation, filtration, préparation aseptique), le dernier ne peut
assurer qu'une asepsie *relative*. Si l'on se place au *point de
vue pratique*, on peut en dire autant du troisième (1). — Quant
aux deux premiers procédés, ils ne pourront réaliser une
asepsie absolue qu'à la condition d'augmenter suffisamment
le nombre ou la durée des chauffages.

Mon but dans la **Deuxième** partie de ce travail a été surtout
d'établir une nomenclature raisonnée, comprenant les divers
liquides injectables et la façon de les stériliser ; et pour que
la consultation en soit plus aisée, j'ai ajouté un *Index alphabétique* de toutes les matières traitées au cours de cet
ouvrage.

Il est bien évident qu'un tel travail, où il est question de

---

(1) Nous développerons plus loin, dans un chapitre spécial, les raisons
pour lesquelles la *filtration* ne saurait réaliser dans la pratique qu'une
asepsie *relative*. Disons seulement dès maintenant que ce procédé de stérilisation exige, pour être rigoureux, une technique délicate et de minutieuses
précautions, lesquelles nous paraissent possibles à la rigueur dans un laboratoire de recherches, mais difficilement réalisables dans l'officine du pharmacien.

plus de deux cents substances chimiques, ne saurait constituer une œuvre exclusivement originale. J'ai dû, pour être complet, sacrifier beaucoup à la partie bibliographique; d'ailleurs l'ensemble de ces recherches n'existant dans aucun ouvrage, j'ai dû réunir un certain nombre de documents épars, concernant, par exemple, la stérilisation par l'ozone, la nature et l'action bactéricide des rayons ultra-violets, la stérilisation des eaux minérales, de l'eau de mer, des glycérophosphates, des sels de mercure, des préparations colloïdales et de certains médicaments introduits récemment dans la thérapeutique (Salvarsan, Néo-Salvarsan).

En dehors des articles didactiques de Thomann (1), de Moreau (2), et des diverses *Pharmacopées étrangères*, j'ai mis à contribution, entre autres ouvrages, ceux de Schimmelbusch (3), de Robert et Leseurre (4), de Gérard (5), ainsi que la thèse de Duffour (6), et le formulaire de Cerbelaud (7).

Quant à mes *recherches personnelles*, elles peuvent, si l'on ne s'attarde pas à de nombreux points de détail également originaux, se résumer ainsi qu'il suit :

Action des rayons ultra-violets sur les divers liquides injectables.

Stérilisation à l'autoclave des solutions aqueuses de chlorhydrate de cocaïne, de sulfate d'atropine, de bromhydrate et de chlorhydrate d'arécoline, de stovaïne.

Stérilisation à l'autoclave des solutions aqueuses de chlorhydrate de morphine, d'adrénaline, de sulfate et de salicylate d'ésérine, de chlorhydrate d'apomorphine, de résorcine et de pyrogallol.

Stérilisation des solutions de sulfate de strychnine, de sul-

(1) Thomann. Article original dans *Schw. Wschr.*, reproduit dans le *Journ. de Pharm. d'Anvers*, 65° année, p. 243; 31 mars 1909.

(2) B. Moreau. De la stérilisation dans ses applications pharmaceutiques. *Bull. Sc. Pharm.*, VIII, 49, 1903.

(3) Schimmelbusch. L'asepsie en chirurgie; traduction Debersaques. Paris, 1893.

(4) Robert et Leseurre. De l'asepsie dans la pratique chirurgicale. Paris, 1903.

(5) E. Gérard. Technique de stérilisation, Paris, 1906; et 2ᵉ édition, 1911. Vigot, édit.

(6) P. Duffour. Etude sur la stérilisation et l'emploi des solutions hypodermiques. *Thèse Doct. Univ.* (Pharm.), Toulouse, 1905.

(7) René Cerbelaud. Formulaire des spécialités de pharmacie et parfumerie, 3ᵉ édition, 1912.

*fate de spartéine, de chlorhydrate et de nitrate de pilocar-
pine, de bromhydrate de scopolamine, de chlorhydrate
d'héroïne, de benzoate de mercure.*

*Stérilisation de l'huile d'olive et des préparations huileuses
insolubles.*

*Stérilisation des glucosides suivants : salicine, amygdaline,
bakankosine, arbutine.*

*Stérilisation des solutions dites « sérums artificiels », des
solutions de phosphates, d'arséniates.*

*Rôle du verre dans l'altération des solutions autoclavées,
différentes compositions des verres, réactions réciproques du
verre des récipients et des liquides qu'ils contiennent.*

*Etude générale de l'influence de la composition du verre
dans la pratique pharmaceutique.*

*Principales incompatibilités chimiques observées au cours
des stérilisations.*

Je n'ai pas été le premier à aborder ces différentes questions, mais j'espère, du moins, avoir contribué à en éclaircir quelques-unes. Pour beaucoup de praticiens, qui sont
appelés à effectuer des stérilisations, le problème qui se
pose est le suivant :

Ne doit-on réaliser qu'une asepsie *relative* afin d'éviter
toute altération chimique possible ?

Doit-on risquer une décomposition chimique légère dans
le but d'assurer la stérilisation *absolue* ?

Je me suis efforcé d'indiquer aux praticiens une règle de
conduite précise et rationnelle.

La perplexité du pharmacien est d'autant plus naturelle
que le *Codex* ne mentionne qu'un petit nombre de préparations injectables, et pour celles-ci, qui sont d'ailleurs les
plus couramment employées (sels de cocaïne, de morphine,
etc…), non seulement les auteurs, mais les diverses Pharmacopées elles-mêmes, ne sont pas toujours d'accord.

Avant de commencer l'exposé de ce travail, il est un devoir
que je suis très heureux de remplir, c'est celui de remercier
M. le professeur BOURQUELOT, qui, après m'avoir accueilli
dans son laboratoire, m'a si souvent encouragé et soutenu
pendant le cours de mes recherches et m'a prodigué en
maintes circonstances ses conseils éclairés.

J'offre la dédicace de ce travail à M. le professeur BOUR-
QUELOT, avec l'espérance qu'il voudra bien y trouver l'expres-
sion de ma plus vive reconnaissance.

Je ne saurais trop remercier également M. Hérissey, agrégé près l'Ecole de Pharmacie, qui a bien voulu suivre depuis quatre ans les recherches que j'avais entreprises ; ses précieux conseils ainsi que ses bienveillantes critiques m'ont été du plus grand secours. Je suis heureux de lui en témoigner ici ma plus profonde gratitude.

INTRODUCTION

**Définition et historique de la Méthode hypodermique
et de la Stérilisation des préparations injectables.
Considérations générales sur la nécessité de l'Asepsie.**

On peut dire, avec Dujardin-Beaumetz (1), que l'organisme humain offre trois voies d'entrée aux médicaments : les muqueuses, la peau et les veines.

Nous dirons quelques mots seulement des deux dernières.

La pénétration par la peau peut être envisagée à trois points de vue. Tantôt le médicament est déposé sur l'épiderme (*méthode sus-dermique*), tantôt sur la peau préalablement dépouillée de son épiderme (*méthode dermique*), tantôt il est introduit dans le tissu cellulaire sous-cutané (*méthode hypodermique*). Aujourd'hui, il faut en outre distinguer de l'*injection hypodermique* proprement dite les injections effectuées dans la profondeur des muscles, avec des aiguilles de cinq centimètres au moins, dites *injections intramusculaires* (exemple : huile grise), et les injections effectuées dans les veines (*injections intraveineuses*).

La première méthode consiste dans l'administration de bains ou de frictions.

La *méthode dermique* consiste à introduire le médicament, une fois l'épiderme enlevé. C'était autrefois la seule méthode employée pour faire pénétrer les médicaments sous la peau.

« Quand j'étais élève en médecine, dit Dujardin-Beaumetz, « c'est ainsi que l'on faisait usage de la morphine. On appli- « quait de petits vésicatoires à l'ammoniaque, et une fois « l'épiderme enlevé, on saupoudrait la plaie de morphine. »

Aujourd'hui la méthode dermique n'existe plus, elle a fait place à une méthode qui en a tous les avantages sans en

____

(1) Dujardin-Beaumetz. L'art de formuler. Paris, 1894.

présenter les inconvénients : la *méthode hypodermique*, dont nous allons exclusivement nous occuper.

Certains auteurs (1) font remonter à Fourcroy l'honneur d'avoir eu, le premier, l'idée des injections hypodermiques, en 1785. Mais la réelle application de cette méthode à la thérapeutique humaine doit être attribuée à un médecin de province, le Dr Lafargue, de Saint-Emilion, qui communiqua pour la première fois, le 27 décembre 1836, à l'Académie de Médecine un mémoire ayant pour titre : *Sur les effets thérapeutiques de quelques médicaments introduits sous l'épiderme* (2).

Il donnait à sa méthode le nom d'*Inoculation médicamenteuse*, et voici comment un peu plus tard il s'exprimait à ce propos (3). « Il faudrait employer une longue aiguille dans « laquelle on ménagerait d'un bout à l'autre un sillon profond qu'on remplirait d'hydrochlorate de morphine réduit « en pâte. Ainsi armée, cette tige serait dirigée selon l'art à « travers les tissus. »

D'après cette phrase, Dujardin-Beaumetz (4) fait remarquer qu'il eût suffi à Lafargue de fermer son aiguille et de se servir de préparations liquides pour avoir découvert la méthode hypodermique telle que nous la pratiquons aujourd'hui.

En tout cas, le procédé des *inoculations médicamenteuses* fut bientôt abandonné (5).

Si la méthode hypodermique fut mise en œuvre par Magendie, Claude Bernard et quelques autres expérimentateurs dans leurs laboratoires, elle ne fut réellement appliquée à la thérapeutique humaine qu'en 1856 par Alex. Wood, d'Edimbourg (6), qui imagina de se servir de la seringue

(1) Dupuy et Ribaut par exemple rappellent que Fourcroy écrivait en 1785 : « Pourquoi n'introduit-on pas sous la peau des substances actives qui trouveraient là les conditions de l'absorption intégrale. » *Cours de Pharm.*, II, p. 323. Paris, 1902.

(2) Mémoire lu par Martin Solon. *Bull. Acad. Méd.*, I, p. 249 ; 1836.

(3) Des avantages thérapeutiques de l'inoculation de la morphine et de quelques autres médicaments énergiques. *Bull. Thérap.*, XXXIII, p. 19, 182, 349 ; 1847.

(4) Ouvrage cité, p. 35.

(5) Dupuy et Ribaut mentionnent que Langenbeck, Trousseau, etc., se servirent aussi de la lancette pour introduire sous la peau les médicaments solubles.

(6) Voir Dujardin-Beaumetz, ouvrage cité, p. 35, et Ribaut et Dupuy, ouvrage cité, p. 323.

inventée par Pravaz, de Lyon. En France, ce fut Béhier qui fit connaître cette méthode en 1859 (1).

C'est avec les injections de sulfate d'atropine que Wood inaugura la méthode hypodermique.

L'introduction des médicaments à l'aide d'*injections intraveineuses* est une méthode moins employée, bien qu'à l'heure actuelle le nombre de ses indications se soit considérablement accru. En réalité, la crainte de produire des coagulations sanguines a longtemps arrêté beaucoup de praticiens.

L'utilisation de la voie veineuse a été préconisée au commencement du siècle dernier par Scheel (2), mais c'est à Oré, de Bordeaux, que revient l'honneur d'avoir proclamé les avantages que pouvaient présenter les injections intraveineuses (3).

Quelques accidents graves firent abandonner cette méthode, dit Dujardin-Beaumetz; et d'autre part Arnozan écrit : « Soutenue par Deneffe et Van Vetter, violemment attaquée « ensuite, la médication intra-veineuse était à peu près « retombée dans l'oubli, quand la découverte de l'antisep- « sie et celle des propriétés thérapeutiques du sérum arti- « ficiel ont rapidement refait sa fortune, la première en « écartant les plus graves dangers qu'elle présentait, la se- « conde en multipliant ses indications. »

En Amérique, on a utilisé les injections intra-veineuses de lait, procédé dangereux en raison de ce fait que le lait renferme des globules de graisse susceptibles de provoquer des embolies. On a utilisé par la même voie le sang lui-même (transfusion), et un grand nombre de médicaments : sublimé, fer, arsenic, bicarbonate de soude, etc. ; toutefois la méthode fut surtout appliquée dans le cas des sérums artificiels que préconisèrent Dujardin-Beaumetz en 1875 (4), et surtout Hayem (5) en 1883.

Aujourd'hui on injecte dans les veines non seulement des solutions limpides, mais aussi certaines préparations métalliques colloïdales.

(1) Emploi des injections médicamenteuses sous-cutanées dans le traitement des névralgies et d'autres affections. *Bull. Acad. Méd.*, XXIV, p. 1096 ; 1859.

(2) Voir Arnozan. *Précis de Thérapeutique;* I, p. 35. Paris, 1907.

(3) Le chloral et la médication intraveineuse. Bordeaux, 1877.

(4) Ouvrage cité, p. 42.

(5) *C. R. Ac. Sc.*, XCVII, 144, 1883.

Je ne parlerai naturellement pas dans ce travail, exclusivement pharmaceutique, des instruments (seringues, aiguilles, etc...) (1) qui sont utilisés pour les injections, ni de la
technique à suivre pour pratiquer ces dernières, pas plus que
des diverses applications thérapeutiques de la méthode hypodermique ou intraveineuse. Je me bornerai à l'étude de la
préparation des liquides injectables, et plus spécialement
de leur stérilisation.

Tout d'abord, il me paraît utile de démontrer la nécessité
de l'asepsie des liquides destinés aux injections hypodermiques ou intraveineuses.

Schimmelbusch (2) a relaté de nombreux cas d'infection
dus à des injections pratiquées d'une façon non aseptique.

Ce sont par exemple les observations de Brieger et Ehrlich, de Redard, de Herschelmann, de Jacobi, de König et
Eiselberg, concernant la transmission de l'érysipèle, de la
tuberculose ou du charbon par des aiguilles contaminées.

Toutefois il n'est pas démontré, par ces exemples, que
l'infection provenait de la solution elle-même, il apparaît au
contraire nettement qu'elle était due à la façon de pratiquer
l'injection. Le lavage préalable de la peau, la stérilisation
de l'aiguille et de la seringue étaient en effet autrefois le
plus souvent négligés. Mais les solutions injectables elles-
mêmes peuvent être déjà infectées dans l'officine du pharmacien, et le devenir encore davantage au cours des manipulations ultérieures.

Hohl et Schimmelbusch (3) ont fait à ce sujet, dans la clinique de Von Bergmann, de nombreuses recherches portant
sur des produits fournis par diverses pharmacies. La solution de sel de *pilocarpine* à 1 p. 100 contenait des germes en
quantité innombrable, la solution d'*ergotine*, les solutions
à 1 p. 100 de *chlorhydrate de cocaïne*, de *chlorhydrate de
morphine*, de *sulfate d'atropine* renfermaient près de
10.000 germes par centimètre cube, des solutions de *chlorhydrate de morphine* en flacons bouchés à l'émeri, renou-
velées toutes les 6 ou 8 semaines, contenaient « deux à trois
cents schizomycètes par centimètre cube ». En revanche les
solutions concentrées d'alcaloïdes (à 10 p. 100 par exemple)

---

(1) Pour la description des aiguilles et des seringues, voir Dujardin-Beaumetz, ouvrage cité, et Dupuy et Ribaut, ouvrage cité, p. 326.

(2) Ouvrage cité, p. 125.

(3) Schimmelbusch, ouvrage cité, p. 126-127.

ne renferment plus que de rares bactéries, et il en est de même évidemment pour les solutions qui sont plus ou moins antiseptiques (*glycérine iodoformée, huile camphrée*), et surtout pour l'*éther*, l'*alcool*, les *solutions d'iode*, de *sublimé* et autres composés *mercuriels*, de *phénol*, de *bisulfate de quinine* à 1 p. 10, d'*antipyrine* à 5 p. 10, etc.

Au sujet du pouvoir antiseptique des solutions pharmaceutiques, Schimmelbusch rapporte (1) que Ferrari a constaté, en pratiquant des ensemencements, que « le *staphylococcus* « *pyogenes aureus* périt rapidement dans l'*éther*, la *teinture* « *de musc*, les solutions saturées de *quinine*, mais reste vivant « plus de deux heures dans la *solution de cocaïne* à 10 « p. 100, au moins vingt-quatre heures dans la *morphine* à « 2 p. 100 et plus de six jours dans la *glycérine*. Par contre « dans l'*eau distillée*, les *solutions de morphine* et d'*atropine* « à 1 p. 100, ce microorganisme non seulement subsiste, « mais encore se multiplie pendant plusieurs semaines avec « la plus grande facilité. »

Schimmelbusch a constaté personnellement que les solutions de sels de *quinine* à 10 et 20 p. 100 tuent rapidement les staphylocoques, de même que l'*antipyrine* à 50 p. 100, et la *caféine* à 20 p. 100. Ces microorganismes, en revanche, se conservent plus de huit jours dans la solution de *nitrate de strychnine* à 0,15 p. 30 ; on en retrouve des milliers après huit jours d'immersion dans la solution de *chlorhydrate de cocaïne* à 1 p. 100, et leur nombre va en s'accroissant dans les solutions de sels d'*atropine* et de *morphine* à 1 p. 100. Ces expériences de laboratoire concordent d'ailleurs avec les résultats trouvés par Hohl et Schimmelbusch sur des échantillons prélevés dans des pharmacies diverses.

Ces expériences établissent qu'il serait imprudent de se fier à la nature plus ou moins antiseptique des liquides injectables, et démontrent que la stérilisation de ces derniers n'est pas une opération superflue dont le pharmacien puisse à bon droit se dispenser.

Cependant, depuis 1856 jusqu'à l'époque où triomphèrent définitivement les théories pasteuriennes, c'est-à-dire vers 1880, l'asepsie fut à peu près inconnue ; les solutions destinées aux injections hypodermiques étaient préparées le plus souvent comme de simples potions, et les injections pratiquées

(1) Ouvrage cité, p. 127.

avec un minimum de précautions. Aussi les accidents consécutifs aux injections n'étaient-ils pas très rarés; s'ils n'étaient pas plus fréquents ni plus graves, cela tenait à ce que le tissu cellulaire sous-cutané, où le liquide est introduit, présente des conditions peu favorables à l'infection ; et d'autre part à ce que la résorption rapide de la solution injectée diminue immédiatement les germes qu'elle contient et ne leur permet pas de se grouper en colonies. Ces conditions changent déjà, comme le démontre la formation assez fréquente d'abcès après des injections de préparations insolubles (huile grise, huile au calomel), quand la résorption est moins facile, ou encore quand le terrain, chez un cachectique par exemple, offre moins de résistance.

Une autre raison de la rareté des accidents est qu'en somme, à cette époque, la pratique de l'hypodermie était assez peu répandue. Elle ne s'est précisément généralisée qu'à partir du moment où l'on a su appliquer les règles de l'asepsie.

On trouve dans un ouvrage d'APPERT (1) de 1810, la première idée d'une stérilisation. Il s'agit de la conservation des substances animales ou végétales et notamment des sucs végétaux. APPERT conseille de *boucher d'abord hermétiquement* les flacons, puis de les soumettre à l'action de l'eau bouillante du bain-marie pendant un temps variable suivant les substances. Ce qu'il faut éviter, dit l'auteur, c'est l'accès de l'air. APPERT n'avait alors en vue que l'influence chimique; PASTEUR sut, le premier, démontrer que l'action nuisible de l'air était due essentiellement aux germes qu'il contient: un suc végétal ou un bouillon de culture quelconque, préalablement stérilisés, pouvant se conserver intacts même en présence de l'air, à la condition que celui-ci soit parfaitement privé de germes (filtré sur du coton par exemple).

Etabli sur des données théoriques fausses ou tout au moins très incomplètes, le procédé d'APPERT n'en constituait pas moins, au point de vue pratique, une stérilisation réellement efficace, et il eut à l'époque un succès considérable. HÉRISSEY (2) rappelle que le ministre de l'intérieur MONTALIVET autorisa APPERT à faire un cours pratique sur la

(1) *Le livre de tous les ménages, ou l'art de conserver pendant toute une année toutes les substances animales et végétales ;* 2ᵉ édition, 69. Paris, 1811. — La 1ʳᵉ édition est de 1810.

(2) *Altération et conservation des médicaments. — Thèse agrég. pharm.* H. HÉRISSEY. — 1906. Levé, édit., Paris.

description de ses procédés, à l'Ecole de Pharmacie de la rue de l'Arbalète. En 1810, APPERT avait déjà reçu, « de la bienveillance du gouvernement », un encouragement de douze mille francs.

Du jour où il fut indiscutablement démontré que la génération spontanée était un vain mot, que les liquides organiques les plus altérables, recueillis aseptiquement, pouvaient se conserver en vase stérile sans jamais se putréfier, que partout où il y avait décomposition, putréfaction, il y avait eu contact direct de l'air, et par suite intervention des germes, la stérilisation devait s'imposer au médecin, au pharmacien, au bactériologiste.

Les nouvelles méthodes ne s'implantèrent pas d'ailleurs du jour au lendemain, de longues années s'écoulèrent encore avant que la stérilisation fût admise, puis exigée pour les produits de pansement, les instruments de chirurgie et les solutions injectables; et surtout pour que l'on se rendît compte, afin de les résoudre, des difficultés que présentait la destruction absolue et complète de tous les germes.

Tout le monde est d'accord aujourd'hui pour reconnaître que la plupart des progrès réalisés en chirurgie dans cès vingt-cinq dernières années sont dus beaucoup à l'application des doctrines de PASTEUR sur l'asepsie et la stérilisation. Le développement extraordinaire de la méthode hypodermique, la grande extension prise aujourd'hui par la pratique des injections sous-cutanées, qui permettent d'introduire directement dans l'organisme, dans les muscles ou même dans les veines, des substances dont l'action était souvent modifiée ou compromise lorsqu'elles étaient ingérées, reconnaissent aussi pour cause l'application des mêmes doctrines.

Je n'ai pas l'intention dans cet exposé bibliographique de faire l'historique des doctrines pasteuriennes, j'en rappellerai seulement les faits principaux qui peuvent se rattacher à mon sujet.

On pensait généralement, même au temps de PASTEUR, que l'ébullition suffit à elle seule à détruire les germes. Or, BASTIAN (1) constata que des liquides stérilisés par l'ébullition pouvaient se peupler d'infusoires, si on les rendait alcalins. L'auteur voyait dans cette expérience un argument

(1) *C. R. Ac. Sc.*, LXXXIII, 159, 362, 488; 1876.

en faveur de la génération spontanée, mais on sait que Pasteur et surtout son élève Chamberland constatèrent qu'un
liquide bouilli peut contenir des germes sans que ceux-ci se
développent. Ils sont affaiblis par l'ébullition, et en outre
aussi parce que les milieux acides, comme l'étaient les infu-
sions ou décoctions employées par Pasteur, sont des milieux
peu favorables à la première évolution des germes. En
milieu neutre ou légèrement alcalin, la spore, même affaiblie par l'ébullition, peut se développer plus facilement; et
c'est pourquoi, dit Duclaux, le lait, les solutions de sucre
additionnées de carbonate de chaux ne sont pas toujours
rigoureusement stérilisés par un chauffage à 100°. Il faut les
porter à 105-108° (1).

De même, pour stériliser sûrement un liquide acide de
façon qu'il puisse supporter l'épreuve de Bastian sans se
troubler, il faut le chauffer à 110-120°, à cause de l'existence
de certaines spores résistantes, comme celle du *b. subtilis*.
C'est de cette notion (2) que date l'introduction de l'*autoclave*
dans les laboratoires.

Les mêmes auteurs, dit encore Duclaux (3), constatèrent
que la température de 120° stérilise sûrement les liquides,
quelle que soit leur réaction, mais qu'elle est insuffisante
pour tuer les germes ou spores qui la subissent *à sec*. Un
vase à moitié plein chauffé à 120° peut être stérile dans la

(1) Duclaux. *Traité de microbiologie*, I, 92. Paris, 1898.

(2) Je rappellerai que les conclusions de Chamberland sont les suivantes :
« 1° Les liquides *neutres* peuvent être portés très longtemps à la tempé-
« rature de 100° sans être rendus stériles. Le temps nécessaire pour leur
« stérilisation est variable avec la nature du liquide.

« 2° Les liquides *peu acides* (ceux dont l'acidité est inférieure à 5cm3 de
« SO⁴H² N/10 pour 20cm3 de liquide) se conservent lorsqu'on les fait bouil-
« lir dans des ballons flambés, mais ils ne sont pas stériles, au vrai sens
« du mot, car ils peuvent encore renfermer des germes vivants qui se déve-
« loppent dans des liquides neutres.

« 3° L'ébullition de l'eau dans un appareil, même pendant plus d'une
« heure, peut ne pas être suffisante pour la priver de tous germes vivants;

« 4° Le *b. subtilis*, dont les germes offrent une si grande résistance à
« l'action de la chaleur, ne se développe pas du tout dans les liquides nota-
« blement acides. »

Ch. Chamberland. Recherches sur l'origine et le développement des orga-
nismes microscopiques. *Thèse doctorat ès sciences phys.* Paris, 1879.

Quant à Duclaux, voici comment il s'exprime sur le même sujet : « Nous
« avons dû chauffer les liquides à 115°, parce que c'est à cette température
« qu'on est le plus sûr de ne laisser aucune spore vivante. » Ouvrage cité,
p. 285.

(3) Ouvrage cité, p. 92.

partie occupée par le liquide, et non au-dessus, s'il s'y trouve des cols, anfractuosités, etc..., où le matelas d'air empêche la vapeur de se diffuser.

Ces expériences, qui montraient l'utilité du flambage des récipients, établissaient en outre la supériorité du chauffage en milieu *humide* sur le chauffage en milieu *sec*, et la supériorité de l'autoclave sur l'étuve à une même température; elles expliquaient aussi pourquoi il est plus aisé de stériliser un liquide injectable que de la verrerie ou des objets de pansement.

Le *bouchage au coton*, dû à Schrœder et Van Dusch, qui démontrèrent sa valeur au point de vue du filtrage de l'air, la *filtration* sur parois poreuses, due à Klebs et Tiegel (1), le procédé de *chauffage intermittent* dû à Tyndall, etc..., constituent autant de problèmes délicats qui furent soulevés dès le début de l'application des méthodes pasteuriennes et heureusement résolus.

Pour ce qui concerne en particulier la stérilisation des liquides injectables, de nombreux travaux ont été publiés jusqu'en 1894, toujours dans le but d'obtenir une asepsie suffisante et de garantir la conservation prolongée des solutions hypodermiques. Mais dans la plupart des cas il s'agit d'une simple ébullition du liquide, ou encore uniquement de la stérilisation du *véhicule*, eau distillée généralement, qu'on fait bouillir ou qu'on filtre à la bougie, ou enfin de l'addition au liquide d'un antiseptique convenable : le camphre (trop peu soluble dans l'eau), la créosote, le sublimé, le phénol (II à III gouttes d'acide phénique liquide pour 30^{cm3} de liquide, indique Schimmelbusch).

Mais cette addition de substances étrangères n'était pas toujours sans danger, et d'autre part on s'aperçut que la méthode dite *antiseptique* n'offrait pas une garantie absolue; aussi fut-elle désormais limitée à quelques cas particuliers que nous indiquerons, et détrônée en hypodermie par la méthode dite *aseptique* qui, tout en demeurant d'une innocuité parfaite, a pour effet de détruire complètement les germes et d'assurer ainsi une conservation indéfinie. Mais avant d'arriver à la méthode d'asepsie idéale, que de tâtonnements, que de difficultés surgirent dont la plupart, sinon toutes, sont aujourd'hui résolues.

(1) Emploi des filtres en terre poreuse pour la stérilisation à froid des liquides organiques. *C. R. Soc. Biol.* [8], II, 111, 120; 1885.

En 1872, ADRIAN (1) recommandait déjà d'employer comme véhicule de l'eau distillée *bouillie*, contenant 20 p. 100 de glycérine pure ; et, à propos des injections d'alcaloïdes, conseillait d'utiliser la base, de préférence aux sels dont la teneur en principe actif varie avec l'équivalent de l'acide, l'eau de cristallisation, etc... On devra, disait-il, préparer le sel au moment du besoin, en donnant la préférence à l'acide sulfurique au dixième sur les autres acides ; voici quelle sera par exemple la formule d'une injection de morphine :

> Morphine .... 1^{gr}
> Acide sulfurique à 1 p. 10............. 2^{gr},50
> Eau distillée glycérinée à 1 p. 5...... q. s. pour 100^{cm3}
> Dissoudre à froid, ou chauffer légèrement au besoin.

Le *Codex de* 1884 ne parle pas encore de la stérilisation ; à la page 574, la formule du *soluté de chlorhydrate de morphine pour injections hypodermiques* est la suivante :

> Eau distillée...................... 24^{gr}
> Chlorhydrate de morphine.......... 1^{gr}
> Faites dissoudre et filtrez.

Or, l'eau distillée, qui est relativement aseptique au moment de sa préparation, ne l'est plus peu de temps après.

En 1886, on trouve dans le journal *Apotheker Zeitung* un procédé de stérilisation des solutions de cocaïne (2).

L'auteur conseille de dissoudre 5^{gr} de *chlorhydrate de cocaïne* dans 150^{gr} d'eau distillée, d'évaporer au bain-marie deux heures environ, jusqu'à ce que le liquide ait diminué d'un tiers ; on remplit de suite les flacons (bouchés avec du coton stérilisé à 100°) ; de cette façon on obtient des solutions qui se gardent au moins un mois sans se troubler.

Vers la même époque, GIRLING (3) indique le procédé suivant : l'eau à employer doit être distillée deux fois avec environ 2 p. 100 de potasse caustique et de permanganate de potasse, en rejetant les premières portions, si le réactif de Nessler y décèle de l'ammoniaque. On agite cette eau avec 1 p. 100 de son poids de chloroforme, on dissout l'alcaloïde, et on chauffe jusqu'à 62° pour volatiliser le chloroforme ;

(1) Sur la préparation des injections hypodermiques. *Journ. de Pharm. et de Chim.* [4], XVI, 288 ; 1872.

(2) D'après *Journ. de Pharm. et de Chim.* [5], XIII, 472 ; 1886.

(3) *Am. Journ. of Pharm.*, p. 601 ; 1886. D'après *Journ. de Pharm. et de Chim.* [5], XV, 145 ; 1887.

on filtre sur un papier qui a été maintenu une heure dans une étuve sèche à 130°, on complète le poids de la solution avec de l'eau distillée passée sur le filtre précédent. La solution est reçue dans une fiole qui a été rincée (ainsi que le bouchon) avec la même eau distillée, puis chauffée à 130° à l'étuve sèche.

Ainsi qu'on peut s'en rendre compte, avec ce procédé, flacon et filtre sont stérilisés, mais restent ensuite exposés au contact de l'air; d'autre part, l'eau est distillée deux fois, mais cela ne suffit pas pour la rendre indéfiniment stérile, surtout si on la conserve au contact de l'air. Toutefois, la méthode indiquée marque un sensible effort dans le but d'améliorer la technique usitée jusqu'alors en pharmacie.

Limousin indiqua en 1893 (1) un procédé qui se rapprochait beaucoup de celui utilisé aujourd'hui pour la préparation des ampoules. Il préparait les solutions avec de l'eau bouillie et filtrée au filtre Chamberland, il prenait des récipients ayant la forme de petits ballons ovoïdes, terminés par un tube effilé, et ayant une contenance un peu supérieure à 1^{cm3}. Il stérilisait ces petits récipients vides à l'étuve à 200°. Il les remplissait en introduisant la pointe chauffée dans le liquide froid, ou bien au moyen d'un petit injecteur à pointe effilée, et fermait enfin l'ampoule remplie.

Dupuy (2), en 1894, recommandait d'utiliser comme véhicule l'eau de laurier-cerise, ou de l'eau additionnée d'un peu de camphre, pour éviter le développement des algues ; mais le procédé, bon pour la conservation, ne suffit pas à assurer l'asepsie.

Le supplément du Codex, paru en 1895, indiqua la méthode suivante :

Faire dissoudre dans un mortier de verre le médicament dans l'eau distillée bouillie et refroidie; après dissolution, filtrez et recevez le liquide dans un flacon bouchant à l'émeri. Pour stériliser le soluté, interposez un fil entre le goulot et le bouchon pour prévenir l'adhérence et permettre la sortie de l'air ; placez le flacon dans l'eau froide jusqu'à la naissance du col, puis portez l'eau à l'ébullition que vous maintiendrez pendant un quart d'heure, laissez refroidir et fermez ensuite exactement le flacon.

Ce procédé présentait encore les inconvénients suivants :
1° L'ébullition pendant un quart d'heure ne suffit pas à assurer l'asepsie parfaite;

(1) Voir Dupuy et Ribaut, ouvrage cité, p. 343.
(2) Dupuy, *Cours de pharmacie*, 1re édition, p. 854-856. Paris, 1894.

2° L'air qui pénètre dans l'intérieur du flacon pendant le refroidissement n'est pas aseptique.

Depuis cette époque, l'emploi de l'autoclave réservé jusqu'alors pour l'asepsie chirurgicale et pour les laboratoires de bactériologie s'est généralisé de plus en plus, et le *nouveau Codex* de 1908 vient de lui donner une consécration définitive.

Ainsi se perfectionnaient les moyens d'assurer l'asepsie. Nous avons vu que l'eau bouillante avait été reconnue insuffisante, la chaleur sèche également ; on démontra la supériorité de la vapeur d'eau saturée sous pression sur la vapeur d'eau sans pression et sur la vapeur d'eau non saturée (1), l'action de la chaleur humide (vapeur d'eau saturée) au delà de 100° permettant, ainsi que l'avaient déjà établi les travaux de PASTEUR et de CHAMBERLAND, la destruction de tous les germes, même des spores les plus résistantes, c'est-à-dire réalisant l'*asepsie absolue*.

Or, cette asepsie absolue, les recherches et les travaux des chirurgiens et des bactériologistes : GUTTMANN, VON ESMARCH, TRUCHOT, BRUN, MIQUEL, SCHWARTZ, ARLOING, TERRIER, MORAX, SOREL, ROUX, GLOBIG, etc..., en établirent la nécessité pour les objets de pansement et tout le matériel chirurgical. Pour la médecine pratique elle-même (les liquides d'injection notamment), on en vint à exiger une stérilisation parfaite, c'est-à-dire que l'on recommanda au pharmacien d'effectuer à l'autoclave la stérilisation dans le récipient même où devait être conservé le liquide à injecter, afin d'éviter les transvasements toujours dangereux.

D'autre part, et toujours pour éviter le contact de l'air, on préféra bientôt aux flacons, qu'on débouchait pour chaque opération, les ampoules contenant juste la quantité de liquide nécessaire pour une seule injection. On en vint aussi à préconiser la stérilisation en *vase clos* (ampoules pleines et scellées aux deux bouts), afin de supprimer toute manipulation, si courte fût-elle, postérieure à la stérilisation.

Grâce à ces perfectionnements techniques, on peut dire aujourd'hui que les accidents dus à un manque d'asepsie sont à peu près nuls ; en ce qui concerne les injections, les liquides utilisés sont le plus souvent stérilisés à l'autoclave, ou du moins au bain-marie à 100° ; l'injection est pratiquée sui-

_____

(1) Voir à ce sujet ROBERT et LESEURRE, ouvrage cité, p. 22.

vant une technique sévère et rigoureuse : asepsie de la seringue, qui doit être stérilisable (1), flambage de l'aiguille, lavage de la peau à l'éther ou à l'alcool.

Au point de vue pratique, quelques essais ont été tentés dans le but de substituer à l'ampoule et à la seringue armée de son aiguille, des instruments plus simples et d'une seule pièce : les *ampoules auto-injectables* (tubes de Chevretin Lematte, ampoules pneumatiques de Leclère, ampoules-seringues de Robert, ampoules auto-injectables de Triollet, auto-injecteur de Paillard et Ducatte, ampoules-piston de Carrion). Je n'insisterai pas sur ce sujet, d'autant plus que l'emploi de ces instruments n'est pas toujours très pratique.

Je dirai deux mots aussi sur l'utilisation des *comprimés* en hypodermie. Cet essai a été réalisé dans le but de remédier à la non-conservation des liquides injectables. La forme *ampoule*, à cet égard, est incontestablement supérieure, d'autant plus que la stérilisation des comprimés paraît assez difficilement réalisable. C'est en Allemagne et en Angleterre surtout, que ces comprimés, sous le nom de *tabloïdes, discoïdes*, etc., ont été et sont encore utilisés. On les dissout au moment de l'emploi dans une quantité d'eau donnée, et l'on obtient ainsi, extemporanément, une solution hypodermique.

Comme le procédé de stérilisation de certains de ces comprimés ne paraissait pas parfait (chauffage à 70° répété durant trois jours), l'intendance militaire allemande a fait faire récemment des recherches en vue de contrôler la stérilité de ces comprimés (2). Il s'agissait de comprimés de novocaïne-suprarénine, et de tropacocaïne-suprarénine, destinés à l'anesthésie lombaire ; or, si l'on observa la stérilité parfaite des comprimés dans des tubes de bouillon ordinaire de 10^{cm3}, dans de plus grandes quantités de bouillon, 2 comprimés seulement sur 50 ne donnèrent pas de cultures (pour

(1) On emploie beaucoup aujourd'hui la seringue en verre, dont le premier type fut celui de LUER, lequel fut présenté le 3 novembre 1894 à la Société de Biologie par MALASSEZ et à la même époque par BERGER à l'Académie de Médecine. La seringue BILLET est une nouvelle seringue automatique pour injections intramusculaires, elle serait d'un emploi assez pratique pour l'huile grise par exemple (*Presse Médicale*, 20 juillet 1912).

(2) V. HOFMANN. Sur la stérilisation des comprimés de tropacocaïne-suprarénine et de novocaïne-suprarénine. *D. med. Wschr.*, n° 26 ; 1909 ; d'après *Pharm. Ztg.*, 604 ; 1909, et *Journ. de Pharm. et de Chim.*, [6], XXX, 362 ; 1909.

la tropacocaïne-suprarénine), et quant à ceux de novocaïne ils cultivèrent tous sans exception.

Il semble donc que dans les solutions concentrées ces comprimés entravent le développement des bactéries. Mais comme pour l'anesthésie lombaire une asepsie rigoureuse est indispensable, on a cherché à obtenir une stérilisation plus complète de ces comprimés. Or, la conclusion à laquelle on est arrivé, est la suivante : on ne peut stériliser complètement les comprimés qu'en les chauffant 30 minutes à 150°, mais alors la suprarénine se décompose. Il vaut mieux, le comprimé étant destiné à être dissous dans 100^{cm3} d'eau, stériliser la solution dix minutes dans la vapeur fluente. Il en résulte que la forme *comprimé*, pour ce genre de médicament, et en général pour les substances facilement décomposables par la chaleur, ne saurait offrir qu'une sécurité imparfaite.

L'autoclave, que nous avons considéré comme l'instrument le plus capable d'assurer l'asepsie rigoureuse, a lui-même subi depuis une vingtaine d'années de nombreux perfectionnements. Malgré ceux-ci, il n'est pas encore cependant sans présenter certains inconvénients. L'action de la vapeur d'eau sous pression n'est pas applicable à tous les cas sans exception. SOREL, RADAIS, ROBERT et LESEURRE, ADNET, BELLANGER, etc., ont construit des appareils fort ingénieux permettant d'effectuer la stérilisation et la dessiccation des pansements, ainsi que la fermeture des boîtes qui les contiennent, dans l'autoclave fermé, en une seule opération ; mais, dans la plupart des modèles courants du commerce, la *dessiccation aseptique des pansements* est très difficilement réalisable. Au point de vue de la stérilisation *en grand* : pour *l'eau d'alimentation* des villes par exemple, le chauffage sous pression est pratiquement impossible ; d'autre part, l'altération de certains objets de pansement : *soies, catguts*, par la vapeur d'eau ; l'altération chimique de *l'eau* par la chaleur, même à 100° (perte des gaz, précipitation des sels de chaux), celle du *lait* (destruction des ferments, précipitation de certains sels), la décomposition enfin de certaines *solutions employées en pharmacie...*, ont été observées depuis longtemps.

Je reparlerai longuement dans la seconde partie de ce travail des *solutions pharmaceutiques* qui ne supportent pas la stérilisation par la vapeur d'eau sous pression au delà de 100°.

Je viens de retracer les grandes lignes de l'histoire de la stérilisation, mais cette histoire à notre époque est loin encore d'être terminée. Journellement en effet, on s'applique à étendre le champ déjà si vaste de l'asepsie. Dans le seul domaine pharmaceutique, par exemple, on ne se contente plus aujourd'hui de demander aux praticiens la stérilisation des objets de pansement, de la verrerie, des liquides d'injection et de lavage ; certains chirurgiens l'exigent également pour les collyres, les lavements, vaselines, pommades, pour les moindres objets comme pour les plus volumineux accessoires : éponges, pinceaux, brosses et limes à ongles, épingles de sûreté, cuvettes, blouses, gants de caoutchouc, amadou, crayons en ampoules scellées, poudres (amidon, talc, oxyde de zinc). On prépare aujourd'hui des malles d'objets stérilisés, et l'on utilise fréquemment des boîtes métalliques autoclavées, renfermant tout le matériel aseptique pour les plus graves opérations comme pour les moindres pansements.

Une intéressante application de la stérilisation fut le traitement des *drogues végétales* par l'alcool bouillant, dont Bourquelot eut le premier l'idée en 1896.

Ce n'est plus seulement dans le laboratoire du savant ou dans l'officine du pharmacien que l'asepsie rencontre ses adeptes ; la stérilisation est en pleine vogue aujourd'hui pour les besoins les plus courants de la vie.

Après avoir exigé du lait stérilisé, de l'eau stérilisée, on s'est élevé contre les légumes et les fruits crus, on a réclamé du pain préparé aseptiquement.

Les revues et journaux scientifiques publient des travaux sur la stérilisation de l'air des chambres de malade (1), du linge des nourrissons, etc... La peur de l'infection est devenue pour certains une véritable phobie.

Cette exagération peut à bon droit paraître nuisible. On sait que la stérilisation absolue de notre organisme est une chimère, que nous sommes entourés de germes innombrables, que notre intestin, notre bouche, sont peuplés de bactéries sans que souvent notre santé en soit atteinte.

Depuis que la notion de réceptivité a pris jour, on sait que la qualité du terrain joue souvent un rôle plus important que le bacille lui-même. L'existence de germes philanthropes,

____

(1) Sartory. Stérilisation de l'air par l'électricité. *C. R. Soc. Biol.*, LXV, 302, 373 ; 1908.

utiles sans doute comme destructeurs de germes nuisibles, utiles peut-être aussi par leurs produits de sécrétion; les théories de la concurrence microbienne, de la phagocytose, etc... suffisent à montrer l'inutilité et même peut-être le danger des exagérations dans la pratique de l'asepsie, et elle a provoqué chez certains, par contre-coup, un scepticisme également mal fondé.

A aucun prix, dans tous les cas, le pharmacien ne doit partager ce scepticisme en ce qui concerne la pratique de son art, et spécialement lorsqu'il s'agit du matériel chirurgical ou de la préparation des liquides injectables. Dans tous les cas, lorsque la stérilisation sera possible, il devra y avoir recours, car l'abstention ou la négligence, en pareille matière, pourrait avoir les plus graves conséquences. Il ne faut pas se fier à la rareté des accidents, il suffit de quelques cas isolés pour démontrer l'importance de la méthode aseptique.

La stérilisation est une de ces opérations minutieuses et délicates, grâce auxquelles le pharmacien peut justement revendiquer le titre de collaborateur auprès du médecin ou du chirurgien.

Je dirai quelques mots pour terminer des méthodes nouvelles applicables à la stérilisation.

Les grands désinfectants naturels sont, on le sait, l'*air* et la *lumière*. On a tenté aussi d'utiliser l'*électricité*.

L'*air*, ou mieux l'*oxygène*, n'exerçant pas une action assez rapide, on a essayé de lui donner son maximum d'action en l'utilisant sous la forme condensée d'*ozone*, et actuellement la stérilisation de l'eau et du lait par l'ozone est entrée dans le domaine pratique. Pour les *solutions pharmaceutiques* : les altérations qui ne manqueraient pas de se produire sous cette influence oxydante rendent le procédé inapplicable.

Quant à l'*électricité*, son action s'accompagne de tant de phénomènes physiques et chimiques, qu'il est difficile de démêler dans ce chaos son rôle véritable. Dans tous les cas, elle ne saurait être utilisée pratiquement pour la stérilisation.

Il en est autrement de la *lumière*, mais on ne s'est que peu à peu rendu compte des raisons de son efficacité. On savait déjà depuis les expériences célèbres de Downes et Blunt (1877) que les rayons les plus microbicides du spectre solaire étaient les rayons les plus réfrangibles, mais c'est seulement depuis 1900, et grâce aux travaux de Finsen et Tappeiner et de leurs élèves, que la photothérapie s'est généralisée.

La lumière paraissant insuffisante, par suite de l'absorption par l'atmosphère terrestre des radiations les plus actives, on lui préféra la lumière artificielle. On utilisa dans ce but le principe des tubes de GEISSLER et de CROOKES à la fabrication de lampes susceptibles d'émettre sous l'excitation électrique peu de radiations calorifiques et beaucoup de radiations lumineuses.

Mais c'est surtout la *lampe à vapeur de mercure*, dont le principe est dû à WAY, en 1860, mais dont le premier modèle vraiment pratique remonte à ARONS (1892), qui se montra une source particulièrement riche en rayons *ultra-violets* très microbicides. Il semble que cette découverte doive être particulièrement féconde en applications de toutes sortes. La question cependant est loin d'être complètement élucidée; il faut se garder d'adopter d'emblée un procédé qui n'en est encore qu'à ses débuts, et de rejeter le mode de stérilisation par la chaleur qui a déjà fait ses preuves depuis de longues années; d'autant plus que la lumière paraît susceptible de produire des réactions chimiques non négligeables. On a étudié aussi l'action stérilisante des *rayons X* (1) qui sont doués de propriétés assez analogues à celles des rayons les plus réfrangibles du spectre, mais les résultats obtenus jusqu'ici sont variables et contradictoires. Quant aux *rayons du radium*, les expériences de CASPARI, ASCHKINASS, HOFFMANN, PFEIFFER, FRIEDBERGER, WICKHAM, M. et Mme FABRE, D'OSTROWSKY, etc... semblent prouver en faveur de leur pouvoir microbicide; mais si l'on a pu baser certaines méthodes thérapeutiques sur l'utilisation de ces deux espèces de radiations, on peut dire à l'heure actuelle qu'elles sont encore loin d'être entrées dans le domaine pratique de la stérilisation.

(1) ATKINSON, MINCK, SCHOLTZ, LORTET, GENOUD, COURMONT, DOYON, HOLTZKNECHT, etc. Voir *Rayons X*, par H. GUILLEMINOT. Paris, 1910.

PREMIÈRE PARTIE

Méthodes de Stérilisation

---

1. — OPÉRATIONS PRÉALABLES A LA STÉRILISATION

Je grouperai dans ce chapitre les précautions indispensables que le pharmacien est obligé de prendre, ainsi que les opérations préliminaires qu'il doit effectuer, avant la stérilisation proprement dite.

Tout d'abord, il devra naturellement faire usage de *produits rigoureusement purs*. Quant à l'*eau distillée*, elle devra être vérifiée avec soin. Cette question de la pureté de l'eau distillée destinée aux injections a même pris dans ces derniers temps une grande importance.

On avait remarqué depuis longtemps que les injections de sérum artificiel intraveineuses — et même sous-cutanées chez les enfants — déterminent fréquemment une réaction thermique pouvant atteindre 1 ou 2°. Cette réaction fébrile désignée sous le nom de fièvre chlorurée et constatée même après des injections de petites quantités de sérum, fut attribuée généralement au chlorure de sodium lui-même, ou bien encore à la concentration de la solution (isotonique).

Or, l'emploi récent des injections de Salvarsan, dont le véhicule est également constitué par du sérum chloruré-sodique, a permis d'observer des phénomènes analogues d'hyperthermie, et a conduit incidemment quelques médecins à une nouvelle interprétation de la fièvre chlorurée. Un médecin allemand WECHSELMANN (1) a émis l'opinion que la réaction fébrile (2) n'était pas due au chlorure de sodium, mais bien à l'impureté de l'eau distillée employée, et plus spécialement aux matières organiques provenant de la destruction

---

(1) *Deutsche med. Woch.*, 1911, n° 19 et *Münch. med. Woch.*, 1911; n° 28.
(2) Voir pour l'interprétation de ce phénomène dans le cas du Salvarsan, EHRLICH. *Ph. Ztg.* 1912, LVII.

au cours de la stérilisation par la chaleur d'une flore et d'une faune qui se développent dans les eaux distillées au cours de leur séjour plus ou moins prolongé dans les pharmacies (1). WECHSELMANN concluait en ces termes : il ne faut employer pour la préparation du sérum artificiel que de l'eau distillée le jour même et immédiatement stérilisée.

Un certain nombre de médecins adoptant l'hypothèse de WECHSELMANN admettent donc que les cadavres microbiens demeurent dans l'eau après sa stérilisation et avec eux les produits de sécrétion cellulaire (?) plus ou moins nuisibles qui ont été élaborés par ces bactéries. Il est seulement curieux que les phénomènes réactionnels soient constants avec les injections de solution chlorurée sodique et qu'on ne les observe jamais avec d'autres solutions hypodermiques faites avec des eaux distillées plus ou moins anciennes.

A l'heure actuelle, il faut donc n'admettre que sous les plus expresses réserves l'hypothèse de WECHSELMANN (2), ce qui n'empêche pas qu'en tout état de cause, le pharmacien consciencieux devra la considérer comme possible et s'efforcer de fournir des sérums artificiels ou des solutions hypodermiques répondant à toutes les exigences, d'autant plus que les critiques formulées à l'égard des eaux distillées des pharmacies sont généralement assez bien fondées.

Si la faune microscopique (protozoaires, infusoires, helminthes) peut être considérée comme inexistante (3), il n'en est pas de même pour la flore. PAUL TH. MULLER a constaté que dans la plupart des eaux distillées prélevées dans diverses pharmacies de Graz le nombre de germes oscillait entre 100.000 et 700.000 par centimètre cube, ces microorganismes (bactéries, algues, champignons) pouvant être introduits dans l'eau distillée par les poussières de l'air ou par l'eau employée au nettoyage des récipients (4).

(1) Suivant l'auteur, mais cette opinion n'est basée sur aucune expérience sérieuse, il y aurait en outre des bactéries qui échapperaient à la stérilisation. — Un autre auteur YAKIMOFF a attribué également les effets toxiques ou réactions thermiques observées à la présence dans le sang de certains malades de trop nombreux tréponèmes, ce qui exalterait la toxicité du Salvarsan.

(2) Voir *Journ. de Pharm. et de Chim.*, (7), v. 399, 1912. Salvarsan et Eau distillée, par RICHAUD.

(3) Il faudrait admettre une contamination tout à fait exceptionnelle par des matières fécales.

(4) Voir G. RIBIÈRE. *Journ. de Pharm. et de Chim.*, (7), VII, 490, 1912 et (7), v, 300, 1912.

Il s'agit là d'eaux distillées conservées sans précautions spéciales, dans des récipients qui, non seulement ne sont pas stérilisés, mais encore sont le plus souvent mal nettoyés et mal bouchés. Mais il arrive que des eaux distillées récemment soient également chargées de matières organiques dues alors à leur mode de fabrication. Certaines eaux distillées sont en effet des produits résiduaires, elles proviennent de la condensation de la vapeur des générateurs industriels (moteurs ou non). Or, l'industrie utilise souvent comme désincrustants, mélangés à l'eau, et dans le but d'éviter l'encrassement des chaudières, des sels divers additionnés de substances organiques végétales telles que bourgeons de sapin, betterave, résine, sciure de bois, etc...; d'autre part, les eaux de condensation sont parfois souillées par les lubréfiants des machines (graisses diverses).

Il en résulte que pour avoir une eau distillée pure et propre à la préparation des sérums ou des solutions hypodermiques, le pharmacien devra n'employer que de l'eau distillée à l'alambic (1), suivant les indications du Codex.

On évitera ainsi les impuretés organiques et dans une certaine mesure le développement ultérieur des microorganismes, une eau pure étant *a priori* un mauvais milieu de culture. On devra conserver l'eau distillée dans des récipients stérilisés, ou du moins lavés à l'eau bouillante, et bouchés très soigneusement. Il faudra n'utiliser que de l'eau distillée récente, et d'ailleurs il sera bon de vérifier toujours sa pureté au moment de l'employer. Cette vérification se fera suivant les indications du Codex :

1° Recherche des substances salines par les réactifs appropriés ;

2° Détermination de la réaction qui devra être neutre.

Les eaux distillées du commerce sont fréquemment acides ; G. Rebière en a trouvé (*art. cité*) qui, par litre, absorbaient jusqu'à 15 centimètres cubes de soude décinormale, acidité due en partie à l'acide carbonique, en partie peut-être aussi à des acides organiques (2).

Comme réactif indicateur je me suis servi généralement

(1) Éviter les condensateurs en cristal ou verre plombique qui risqueraient d'abandonner du plomb à l'eau de distillation si le verre surchauffé n'était pas suffisamment refroidi par l'eau du réfrigérant.

(2) Sans même tenir compte dans ce cas de l'existence de matières étrangères plus ou moins nuisibles, l'acidité, en tant que *réaction* peut offrir de gros inconvénients. Quand on dilue par exemple une solution de Salvarsan

d'un colorant beaucoup plus sensible que la phtaléine et le tournesol : l'*alizarine sulfoconjuguée* (alizarine-sulfonate de soude Poulenc en solution aqueuse saturée). Cet indicateur, en outre de son extrême sensibilité, a encore l'avantage de marquer la neutralité par une teinte spéciale (chamois), qui vire au rouge en milieu alcalin et au jaune en milieu acide.

3° Enfin, il faudra vérifier avec soin l'absence de matières organiques au moyen du permanganate de potasse.

Une solution hypodermique devra toujours être faite le plus proprement et le plus aseptiquement possible (1), à froid, ou en s'aidant de la chaleur si c'est nécessaire, mais il sera prudent de ne pas faire bouillir directement le liquide, d'abord parce qu'il pourrait en résulter une concentration de la solution, et ensuite parce que dans certains cas, que nous indiquerons ultérieurement, l'ébullition serait susceptible de provoquer une légère altération.

La solution sera ensuite filtrée au coton hydrophile ou au papier-filtre ; le coton devra être vérifié, car il est souvent notablement acide. Quant au papier-filtre, j'en ai trouvé de si nettement alcalin, qu'une solution de chlorhydrate de morphine devenait trouble après filtration, par suite de la précipitation de la morphine.

Les récipients : ampoules, flacons-canettes, flacons-émeri spéciaux (à large ouverture pour permettre l'introduction de la seringue), devront être non seulement lavés, ainsi que le recommande la *Pharmacopée suisse*, avec une solution de HCl à 1 p. 100, puis avec de l'eau distillée renouvelée à plusieurs reprises ; mais encore éprouvés au point de vue de leur résistance à l'action de l'eau, à 120°, à l'autoclave.

Pour le lavage des ampoules, THOMANN (2) recommande le procédé suivant : on les fait bouillir, ouvertes, dans un vase émaillé contenant de l'eau distillée ; pendant l'ébullition les ampoules surnagent, on éteint le feu et on verse au milieu sur les ampoules surnageantes de l'eau distillée froide ; par le refroidissement l'eau est aspirée dans les ampoules ; on

légèrement alcaline avec du sérum artificiel, ce dernier est supposé neutre et ne doit pas amener de modification dans la réaction du milieu. Or, si l'eau distillée employée à la préparation du sérum est acide, on sature plus ou moins cette alcalinité à laquelle les médecins attachent une grande importance.

(1) Le principe suivant devra toujours être observé : il faut effectuer la préparation à stériliser de façon à y introduire le moins de germes possible.

(2) Article cité, p. 256.

fait bouillir à nouveau, ce qui a pour effet de chasser la plus grande partie de l'eau des ampoules ; l'eau restant est chassée par des secousses, ou, si on fait le remplissage immédiatement, en exposant les ampoules dans la flamme d'un Bunsen pour expulser à la fois l'air et l'eau. Les ampoules sont plongées de suite dans la solution dont elles se remplissent. Si l'on veut au contraire conserver les ampoules lavées, on achèvera leur dessiccation en les exposant dans une étuve à 160° pendant une heure, puis on les conservera dans une boîte métallique stérilisée, jusqu'au moment de l'emploi. Ce procédé, on le voit, permet d'obtenir des ampoules à la fois *lavées* et *stériles*.

L'épreuve du verre des ampoules est aussi nécessaire que celle du verre des flacons.

Je reviendrai longuement sur cette question de l'altérabilité du verre ; pour l'instant, je me contenterai de rappeler que tous les verres cèdent à l'eau, à chaud et même à froid, une certaine quantité d'alcali. Ils en cèdent plus ou moins, et plus ou moins rapidement, suivant ce qu'on peut appeler leur résistance ou leur *qualité*. Celle-ci pourra être appréciée de la manière suivante : des ballons, flacons ou ampoules, en nombre suffisant pour réaliser une contenance totale à peine supérieure à 50^{cm3}, sont *remplis* d'eau distillée rigoureusement neutre, après avoir été lavés comme il a été dit précédemment ; puis on les chauffe *une heure* à l'autoclave à 120°. Après refroidissement on prélève exactement 50^{cm3} de cette eau qu'on additionne de III ou IV gouttes du réactif indiqué (alizarine sulfoconjuguée) et l'on titre avec une solution de HCl centinormale jusqu'à l'apparition de la teinte chamois (neutralité).

En rapportant à 100^{cm3}, c'est-à-dire en multipliant par 2 le chiffre obtenu, on constate ainsi qu'un très bon verre exige moins de 1^{cm3} de réactif ; j'ai trouvé quelques récipients remplissant ces conditions : avec un verre d'Iéna j'ai trouvé 0^{cm3},6, et avec un verre marque Senax à peine 1^{cm3}. Un bon verre exige moins de 5^{cm3}, un verre moyen moins de 10^{cm3} ; enfin on trouve dans le commerce des verres défectueux qui cèdent des quantités d'alcali très supérieures quand on les chauffe à l'autoclave ; Duffour (1) en a trouvé dont l'alcalinité cédée à l'eau atteignait après 2 heures de chauffage à 130° : 40^{cm3} de

(1) Thèse citée, p. 53.

soude *décinormale* pour 100^{cm3} d'eau. Ce cas, il est vrai, paraît exceptionnel.

Ce procédé qui permet de mesurer assez exactement l'alcalinité soluble d'un verre, et par suite ses qualités de résistance à l'eau, me semble supérieur aux moyens employés par Berlioz et Baroni, moyens que j'aurai l'occasion de décrire dans le chapitre spécial que je réserverai à l'altérabilité du verre.

Pour le *bouchage* des flacons, on devra écarter le liège. Bordas (1) a étudié spécialement la question de la stérilisation du liège, et il a constaté que l'on ne peut avoir de résultats suffisants que par une stérilisation *dans le vide* entre 120 et 130°. Dans un bouchon sain d'aspect, des filaments mycéliens ou des spores peuvent exister dans la profondeur du tissu, et les champignons ou moisissures se développer ensuite aisément, pour peu que le milieu soit favorable (2).

Le *remplissage* des flacons (à fermeture canette ou à fermeture émeri) ne présente aucune particularité. Les flacons pleins seront introduits dans l'autoclave incomplètement fermés (en interposant un fil entre le goulot et le bouchon de verre, ou en abaissant sans pression la fermeture canette) pour des raisons que j'indiquerai plus loin.

Les *grosses ampoules* (supérieures à 10^{cm3}) pourront être remplies directement au moyen d'un tube de verre et d'un tube de caoutchouc, en s'aidant d'une certaine pression ; ou bien, au contraire et de préférence, par aspiration au moyen de la trompe à eau, en reliant une extrémité de l'ampoule à la trompe par un tube de caoutchouc, et l'autre au récipient contenant la solution injectable. On aura soin évidemment d'interrompre la communication avec la trompe avant d'arrêter celle-ci et dès que l'ampoule sera pleine.

On pourra faire un ou deux remplissages préalables avec de l'eau distillée et filtrée afin de bien rincer les ampoules. Celles-ci, bien égouttées, seront de nouveau reliées à la trompe ; on remplacera l'eau distillée par le liquide injec-

(1) De la stérilisation du liège. *C. R. Ac. Sc.*, CXXXVIII, 1287 ; 1904. On met les bouchons dans une enceinte chauffée à 120° pendant 10 minutes, on fait ensuite le vide, puis on rétablit la pression en laissant pénétrer de la vapeur d'eau qu'on porte ensuite à 130° pendant 10 minutes.

(2) Pratiquement, on stérilise parfois les bouchons de liège placés au préalable dans un flacon bouché à la ouate par un chauffage d'une demi-heure à 120° à l'autoclave. Malheureusement, ce chauffage altère toujours un peu les bouchons.

table, puis on ouvrira *légèrement* le robinet de la trompe à eau pour obtenir une faible aspiration et éviter par suite l'entrée brusque du liquide dans l'ampoule.

Pour éviter d'entraîner les poussières qui se trouvent parfois sur la surface du liquide on évitera dé vider le vase qui sert au remplissage ; on aura soin également d'ailleurs d'opérer dans un local fraîchement arrosé et à l'abri des courants d'air.

L'ampoule étant remplie, on applique le doigt sur l'extrémité supérieure pour que le liquide ne s'écoule pas, puis on renverse l'ampoule. On ferme l'autre extrémité au chalumeau, on laisse refroidir sur un support, puis la pointe fermée étant refroidie, on renverse l'ampoule et si le volume ne dépasse pas 25^{cm3}, on ferme l'autre extrémité ; si le volume est supérieur, on recouvre la pointe ouverte d'un petit tube à essai.

Les ampoules étant introduites dans l'autoclave, placées sur des supports percés de trous, on les stérilise à la température voulue.

La stérilisation terminée, on retire le tube protecteur dans la flamme et on chauffe le verre ; lorsque celui-ci fond, on retire de la flamme tout en étirant à l'aide d'une pince en fer. On reporte la partie effilée dans la flamme du chalumeau pour bien fermer la pointe et lui donner plus de résistance.

Quand il s'agit des *petites ampoules*, deux cas se présentent pour le remplissage :

1° Les ampoules sont ouvertes à leurs deux extrémités : on pourra dans ce cas les remplir par aspiration, au moyen de la bouche ou d'une petite poire en caoutchouc, et par l'intermédiaire d'un tube en caoutchouc également (les ampoules d'huile peuvent être remplies par ce procédé).

2° Les ampoules, à une ou deux pointes, n'étant ouvertes qu'à une extrémité, un moyen pratique pour remplir assez rapidement plusieurs centaines d'ampoules, et n'exigeant aucun matériel spécial, est le suivant : On porte successivement le corps seulement de chaque ampoule dans la flamme du Bunsen pendant quelques secondes et on plonge cette ampoule dans un récipient contenant de l'eau distillée bouillie et filtrée (à une hauteur inférieure à celle de la pointe de l'ampoule). On plonge ainsi dans un ou plusieurs récipients toutes les ampoules qu'on veut remplir. La contraction de l'air pendant le refroidissement produit une diminution de pression à l'intérieur de l'ampoule, et une petite quantité d'eau y pénètre. On retire les ampoules en les renversant, de façon à ce qu'une partie du liquide vienne mouiller la pointe fermée ; puis on chauffe de nouveau l'ampoule, d'abord dans sa partie médiane, ce qui produit l'ébullition de l'eau ; la vapeur émise chasse le liquide voisin de l'ouverture ; à ce moment, en imprimant une légère secousse, ou encore en chauffant la pointe fermée, la petite quantité d'eau qui y restait adhérente s'échappe, et arrivant au contact de la paroi chaude, se vaporise et sort en fusant hors de l'ampoule. C'est à ce moment précis que celle-ci doit être plongée dans la solution par sa pointe ouverte ; pendant le refroidissement qui s'ensuit, le remplissage de l'ampoule se fait immédiatement. Il ne reste plus, et c'est d'ailleurs une opération assez délicate, qu'à fermer soigneusement la pointe ouverte ; car, ainsi que nous le verrons, la stérilisation se fera de préférence en ampoules complètement scellées.

Ce mode de remplissage, bien réglé et exécuté méthodiquement, est en somme assez rapide et très commode.

Certains praticiens indiquent d'opérer à la fois sur plusieurs ampoules dont on fait tremper les pointes ouvertes dans l'eau d'abord, puis au moment du remplissage, dans la solution, en promenant la flamme sur toutes les ampoules à la fois ; le procédé est peu pratique à mon avis, et n'abrège pas sensiblement la durée de l'opération.

Avant de fermer l'extrémité ouverte, on doit chasser la petite colonne de liquide qui reste dans cette pointe, soit en chauffant la pointe opposée qui est fermée, dans la flamme du Bunsen, — soit en opérant à la fois sur plusieurs ampoules, au moyen de la cloche à vide reliée à la trompe à eau ; on aura soin d'interrompre l'opération en faisant rentrer l'air dès que sera sortie la petite colonne de liquide.

Celle-ci aurait l'inconvénient de provoquer la casse au moment de la fermeture de la pointe, ou encore, quand il s'agit de composés organiques, de provoquer, par décomposition pyrogénée, un dépôt de charbon.

La *fermeture des pointes* à la flamme constitue une opération assez délicate, surtout quand il s'agit de grosses ampoules. Les verres qui sont les moins attaquables par l'eau sont en même temps les moins fusibles et se travaillent difficilement à la flamme (1). Il sera donc utile de vérifier la parfaite obturation des pointes. Des ampoules mal fermées sont d'une part exposées à une contamination ultérieure, et d'autre part il peut résulter de ce fait, au moment de la stérilisation, le gros inconvénient suivant :

Lorsqu'on stérilise les petites ampoules au bain-marie bouillant, celles-ci, plongées dans un récipient rempli d'eau, peuvent se vider de leur liquide sous l'influence de la chaleur et se remplir aux dépens de l'eau du bain-marie pendant le refroidissement.

On évitera cette grave cause d'erreur, et on se rendra compte en même temps de la parfaite obturation des ampoules en ajoutant à l'eau du bain-marie un colorant quelconque (éosine par exemple).

Quant il s'agit d'ampoules renfermant un liquide huileux la précaution devient superflue, le trouble que l'on constate dans le liquide huileux est un indicateur suffisant. Quand on opère la stérilisation à l'autoclave en grand, ainsi que nous le verrons plus loin, les ampoules sont alors disposées dans un panier ou sur un disque percé de trous ; on reconnaît aisément dans ce cas les ampoules mal fermées à ce qu'elles sont plus ou moins vidées au sortir de l'autoclave. Toutefois on peut également placer les ampoules dans un récipient quelconque contenant un liquide coloré, comme dans le cas du bain-marie, et l'on reconnaît alors les ampoules mal fermées à la coloration du liquide qu'elles renferment.

Pour le remplissage d'un grand nombre d'ampoules, on fait généralement usage d'*appareils spéciaux*.

Le procédé le plus répandu consiste à utiliser la cloche à vide ; on dispose sous celle-ci les ampoules, la pointe ouverte en bas et plongeant dans un petit cristallisoir, ou encore on les place de la même façon, mais sur un disque de porcelaine percé de trous à cet effet, au-dessus dudit cristallisoir.

Le bouchon de caoutchouc qui obture la cloche est percé de trois trous, l'un donne passage au tube qui est relié à la trompe, le deuxième à un autre tube qui communique avec l'air extérieur, par le troisième enfin on introduira le liquide à mettre en ampoules, au moyen d'un entonnoir.

---

(1) Employer toujours un petit chalumeau pour avoir un jet de flamme assez fin, ou un bec à chauffage intensif (Neveu) ; chauffer d'abord au milieu de la flamme pour fondre le verre ; et pour finir dans la partie extérieure afin de ne pas déformer la pointe.

On fait le vide ; quand la trompe commence à chanter et que le mercure du manomètre est monté à 70 centimètres environ, on interrompt par un robinet la communication ; puis on laisse tomber la solution dans le cristallisoir disposé à cet effet, on ouvre enfin doucement le robinet de communication avec l'air extérieur dont la rentrée dans la cloche produit la pression nécessaire à la rentrée du liquide dans les ampoules.

L'appareil d'EURY, pour les substances altérables par la chaleur, est une simple modification de cet appareil qui permet l'introduction d'un liquide stérile obtenu par filtration à la bougie. J'en reparlerai ultérieurement. Le dispositif BERLIOZ et DUFLOCQ(1) consiste en un récipient de métal nickelé où l'on introduit le liquide ; par-dessus est disposé un diaphragme métallique, percé de trous, par où s'engagent les pointes ouvertes des ampoules qui, tournées en bas, plongent dans le liquide. Le couvercle, percé d'un trou, laisse passer une tige munie d'un anneau ; on laisse 20 minutes à 120° à l'autoclave ; après refroidissement l'appareil est placé sous une cloche à vide, en 5 minutes le vide est réalisé par la trompe ; on ferme le robinet de communication, on laisse rentrer l'air filtré sur de la ouate stérile, et les ampoules se remplissent.

CAZAUX (2) introduit dans l'autoclave les ampoules, la pointe ouverte plongeant dans la solution. On laisse le robinet d'échappement ouvert jusqu'après le premier jet de vapeur qui doit entraîner tout l'air contenu dans l'appareil, on chauffe à la température et pendant le temps nécessaire à la stérilisation. On laisse refroidir l'appareil ; le vide s'est produit dans l'autoclave et dans les ampoules, il suffit alors d'ouvrir peu à peu le robinet, pour que, l'air pénétrant et faisant pression sur le liquide, les ampoules se remplissent.

Le dispositif CAZAUX a deux inconvénients : la condensation de la vapeur d'eau dans l'autoclave vient modifier la composition du liquide injectable, et d'autre part la rentrée d'air non stérile risque de contaminer la solution ; aussi aura-t-on avantage, ainsi que le recommande GÉRARD(3), à placer les ampoules dans un flacon à large ouverture qu'on

<hr>

(1) Voir GÉRARD, ouvrage cité, p. 78.
(2) G. CAZAUX. Stérilisation et remplissage des ampoules. *Bull. Comm.*, P. C., 33° année, n° 1, p. 33 ; 1905.
(3) Ouvrage cité, p. 82.

recouvrira d'un entonnoir. La douille de ce dernier sera obstruée par un tampon de coton; quant à la rentrée d'air dans l'autoclave, elle se fera au moyen d'un tube de verre garni de coton aseptique. Avec l'autoclave SOREL, qui possède un tube de platine pouvant être chauffé au rouge, la rentrée d'air stérile sera encore mieux assurée.

Cette rentrée d'air stérile peut d'ailleurs être appliquée utilement à la stérilisation des flacons ou canettes qu'on place non fermées à l'autoclave.

Je ne m'étendrai pas davantage sur les appareils de remplissage d'ampoules, je citerai seulement le *remplisso-doseur* de PAILLARD dans lequel le liquide passe par une série de petits tubes *gradués* munis de robinets et auxquels sont adaptées les ampoules; et l'appareil très pratique et fort ingénieux de BARILLE.

Il existe encore d'autres appareils du même genre mais leur description nous entraînerait à de trop longs développements (1).

Je dirai seulement deux mots du dispositif imaginé par REDDÉ qui permet de remplir les ampoules sans avoir recours à l'emploi du vide. Cet appareil, très pratique pour le pharmacien, se compose d'une sorte de pissette à laquelle est adaptée une poire en caoutchouc destinée à faire la pression nécessaire pour chasser le liquide dans chaque ampoule, par l'intermédiaire d'un petit tube très fin en platine. On peut également disposer au-dessus du bouchon de caoutchouc de la pissette un petit filtre poreux destiné à stériliser les liquides qui ne peuvent pas être chauffés. Le dispositif REDDÉ offre surtout des avantages pour la manipulation des produits volatils : *éther, nitrite d'amyle*, etc... Pour les produits visqueux, on facilitera leur écoulement en les réchauffant quelques minutes au bain-marie (2).

Je ne décrirai pas non plus les autres procédés de remplissage : appareil à soufflerie et aiguille de platine, pour ampoules d'éther, de nitrite d'amyle, et en général pour les liquides volatils ou inflammables ; ces catégories d'ampoules ne rentrant pas absolument dans le cadre que je me suis imposé, je renverrai à leur sujet aux ouvrages spéciaux (3).

(1) Voir : *Technique de stérilisation*, par E. GERARD. Paris. 2ᵉ édition. 1911, pages 97 à 123.
(2) Voir *Jour. de Pharm. et de Chim.*, (7), V, 396; 1912.
(3) Voir en particulier : *Formulaire des principales spécialités*, par R. CHBELAUD. Paris, 1912.

Dans tous les cas, il sera utile d'introduire dans l'ampoule une quantité de liquide un peu supérieure à celle qui doit être injectée (1^{cm3} 1/4 au lieu de 1^{cm3}) afin de compenser les pertes inévitables qui se produisent au moment du remplissage de la seringue.

Dans le cas des ampoules *auto-injectables* au contraire, on ne devra introduire que la quantité strictement nécessaire, et il sera préférable alors d'utiliser pour le remplissage les appareils doseurs indiqués plus haut.

Quand les liquides injectables ne devront subir qu'une stérilisation *relative*, la stérilisation préalable de la verrerie sera indispensable. Celle-ci se fera à l'autoclave; dans le cas des corps gras ou des huiles : à l'étuve sèche, ou mieux encore à l'autoclave, mais en récipients bien clos ou scellés.

J'ai dit précédemment que les solutions devaient toujours être filtrées; est-ce à dire que l'on ne puisse injecter que des liquides parfaitement limpides ? Assurément non ; on injecte couramment et avec succès, par voie hypodermique ou intraveineuse, des préparations *colloïdales* (collargol, métaux colloïdaux obtenus par électrolyse).

L'huile grise n'est qu'une émulsion de mercure; l'huile au calomel, une simple suspension de poudre fine dans l'huile de vaseline ; or, ces deux préparations servent journellement aux injections intramusculaires. J'ai préparé, pour ma part, un *amalgame de platine* liquide (1 p. 10 de Pt et 9 p. 10 de Hg), que j'ai mêlé aux excipients indiqués par le Codex pour l'huile grise, et un *amalgame d'argent* solide, que j'ai pulvérisé très finement, passé au tamis de soie n° 150 et réparti dans l'excipient indiqué ci-dessus. Les docteurs DEGUY et QUEYRAT ont employé avec succès ces préparations et ce dernier les a présentées à la Société médicale des hôpitaux (1). J'ai préparé récemment aussi, à la demande du Dr DEGUY, des suspensions huileuses d'argent métallique, de magnésium, de calcium, de fer, d'étain, de manganèse, d'arsenic, de bioxyde de manganèse, etc., destinées à des injections intramusculaires qui toutes étaient parfaitement indolores et fort bien tolérées (2).

Si l'on a observé consécutivement à des injections de corps

(1) Deux nouvelles préparations mercurielles. *Bull. et Mém. Soc. méd. des Hôp.*, [3], XXVI, 189 ; 1909.

(2) Exception faite du magnésium qui semble doué d'une action destructive très nette.

insolubles, le plus souvent mercuriels, un certain nombre d'accidents, il faut en rendre responsable soit l'exagération de la dose, soit l'imperfection de la technique suivie par l'opérateur (j'ai insisté précédemment sur la nécessité d'une asepsie rigoureuse pour ce genre d'injection), soit même la toxicité du mercure; mais il reste démontré que des préparations *insolubles* sont parfaitement injectables. Encore ne s'agissait-il dans mes expériences personnelles que d'injections intramusculaires, mais C. FLEIG (1) a observé que les sérums artificiels pouvaient être additionnés de sels de fer. La liqueur précipite dans ces conditions. On peut cependant sans inconvénient employer ce liquide trouble à dose massive, même en injections *intraveineuses*, après stérilisation à 110° à l'autoclave (en ampoules *scellées* pour éviter la décomposition des bicarbonates).

Cela s'explique, dit l'auteur, par l'état physique spécial de l'hydrate ferrique : corps gélatineux dont les particules doivent s'écraser facilement dans les capillaires ; elles ne pourraient produire d'embolies qu'en masse énorme ou en émulsion trop épaisse.

Avec d'autres substances gélatineuses : silice, hydrocarbonate de cobalt, oxyde de nickel, sesquioxyde de chrome hydraté, ou avec certaines substances très fines et très divisées : carbonate de chaux, oxyde mercurique, utilisées en suspensions étendues, l'auteur a obtenu des résultats analogues. Je décrirai en détail le mode opératoire à suivre pour la préparation des *injections insolubles* dans la seconde partie de ce travail.

Il me reste à dire quelques mots des opérations préalables à la *stérilisation des corps gras*.

La lanoline devra évidemment répondre aux essais du *Codex ;* il en sera de même de la vaseline dont on vérifiera avec soin la neutralité.

Pour les diverses huiles (huiles d'olives, d'amandes douces, etc.) on devra les purifier avant de les stériliser, c'est-à-dire les débarrasser des acides libres qu'elles contiennent.

Le *Codex* indique le procédé suivant pour l'huile d'olive :

Huile d'olive .... 100 grammes.
Alcool à 95°............................. 60   »

Mettre l'huile dans un flacon de 250cm3, ajouter 30 gr. d'alcool, mêler et

(1) Les sérums artificiels à minéralisation complexe et à sels insolubles injectables dans les veines. *C. R. Ac. Sc.*, t. CXLV, p. 286 ; 1907.

laisser trois jours en contact en agitant de temps en temps. Décanter l'alcool surnageant. Ajouter le reste de l'alcool, agiter et décanter de nouveau. Chauffer l'huile dans une capsule de porcelaine 10 minutes au bain de sable à une température qui ne devra pas dépasser 115°.

La quantité d'alcool employée et le double traitement sont utiles si l'on veut obtenir une huile privée d'acides.

Avec une quantité inférieure (200 gr. d'alcool pour un litre d'huile), et avec un seul traitement, même prolongé pendant huit jours, une huile d'olive que j'ai essayée, avait encore comme indice d'acidité : 0,90 p. 100 (en acide oléique) (1).

(1) Je ferai remarquer que, même en suivant le procédé du *Codex*, même en multipliant davantage encore le nombre ou la durée des lavages, on obtient difficilement une huile dont l'indice d'acidité soit tout à fait nul ; pour la plupart des échantillons que j'ai analysés, l'indice variait entre 0,25 et 1 (p. 100) en acide oléique. D'ailleurs, il est bon de faire remarquer que toute huile lavée à l'alcool a déjà subi elle-même un premier chauffage au delà de 100° pour être débarrassée de l'alcool de lavage.

Stérilisation par les antiseptiques

Les notions d'*asepsie* et d'*antisepsie* n'ont pas été toujours aussi nettement différenciées qu'elles le sont aujourd'hui, parce qu'on attribuait autrefois aux antiseptiques une puissance microbicide exagérée.

On a reconnu depuis que tel antiseptique, efficace contre un germe déterminé, restait sans effet sur d'autres germes.

Guttmann a observé que les spores du charbon pouvaient encore végéter après avoir séjourné pendant 37 jours dans une solution d'acide phénique à 50 pour 1000 (1). — Robert et Leseurre (2) citent également à ce propos les expériences de Truchot sur le virus de la septicémie puerpérale. Pour neutraliser ce dernier, suivant l'auteur, il faudrait un contact de 15 jours avec une solution de sublimé à 1 p. 1000, ou de 25 jours avec une solution d'acide phénique à 50 p. 1000.

Ne sait-on pas, d'autre part, que le phénol à 1 p. 1000 sert à l'isolement du bacille typhique, espèce pourtant peu résistante. « Non seulement, dit Miquel, les solutions phéniquées à 1 p. 20 et à 1 p. 40 ne parviennent pas à tuer les micro-organismes de vitalité faible, mais elles contiennent elles-mêmes fréquemment des germes vivants. Redard, Frankel, Geppert, Behring, Schimmelbusch sont arrivés aux mêmes conclusions (3).

Dans tous les cas, si l'on admet qu'après un contact plus ou moins long avec les solutions antiseptiques, les microbes sont détruits, il n'en est pas de même des spores (4).

---

(1) D'après Vinay. *Manuel d'asepsie*, p. 56, Paris.
(2) Ouvrage cité, p. 7.
(3) D'après Schwartz. *Pratique de l'asepsie et de l'antisepsie en chirurgie*, p. 90, Paris.
(4) On a donné au sujet de cette résistance des spores l'explication suivante : les bactéries possèdent une enveloppe de nature protéique, comme

Le chloroforme, l'alcool absolu, par exemple, exercent une action nettement microbicide sur les formes végétatives des bacilles et des cocci, tandis qu'ils restent sans effet vis-à-vis des spores.

En grande majorité, les substances chimiques sont donc loin d'agir aussi activement que la chaleur. Bien peu d'entre elles sont capables de détruire sûrement les spores du charbon dans les vingt-quatre heures, il leur faut souvent plusieurs jours, et même beaucoup n'exercent sur cet agent infectieux aucune action nocive.

Il va sans dire que les chiffres très différents obtenus par les auteurs pour la puissance microbicide des agents chimiques, résultent des conditions variables de leurs expériences, de nombreux facteurs entrant en jeu ; et l'on comprend que DUCLAUX, au lieu de classer les antiseptiques suivant leur valeur absolue, ait conseillé de les ranger tout simplement par ordre alphabétique.

Dans le cas des préparations injectables, les conditions se trouvent évidemment réunies pour faciliter le plus possible la pénétration, et par suite l'action de l'antiseptique. Dans ces milieux liquides on n'aura pas à redouter une agglomération de germes qui rendrait l'imprégnation lente et difficile. Il va sans dire évidemment que l'on devra écarter tout antiseptique qui pourrait former avec la solution à stériliser une combinaison chimique.

Toutefois, même dans ces conditions, il reste établi que la stérilisation par les antiseptiques n'est qu'une stérilisation *relative* (puisqu'elle laisse subsister certains micro-organismes et principalement leurs spores), et que par suite la stérilisation des *solutions antiseptiques* elles-mêmes n'est pas toujours, comme on pourrait le penser de prime abord, une opération superflue.

Au point de vue clinique, l'introduction d'un antiseptique n'est pas non plus sans danger. Les accidents dus à l'emploi du *phénol*, du *sublimé*, etc..., surtout chez des malades

le protoplasme qu'elle entoure ; or, l'action stérilisante des antiseptiques réside dans un processus d'insolubilisation. Il se formerait en présence de l'agent chimique une combinaison insoluble de celui-ci avec la matière albuminoïde, et cette combinaison se produirait surtout à la périphérie. En un mot, la membrane de la bactérie serait atteinte et non le contenu. Si pour une cause quelconque, la bactérie vient à se débarrasser de cette combinaison insoluble qui la protège, elle reprend sa vitalité et libère ses spores.

dont l'élimination rénale est imparfaite, sont trop connus pour qu'il soit utile d'insister (1) ; d'ailleurs, le seul fait de l'introduction d'une substance étrangère dans· le liquide à stériliser n'est-il pas déjà un inconvénient assez sérieux pour justifier l'emploi d'une autre méthode de stérilisation ?

Je me suis contenté, en citant des auteurs autorisés, d'exprimer, au sujet des antiseptiques, une opinion universellement admise aujourd'hui.

Il me reste à indiquer dans quels cas il faut cependant avoir recours à eux. NICOLLE et REMLINGER (2) s'expriment ainsi : « On conçoit que le rôle des antiseptiques doive se borner « à entraver le développement des microbes dans les liquides « de l'asepsie desquels on n'est pas absolument certain. »

On s'explique ainsi aisément la parfaite conservation aseptique de certains liquides à base d'alcool ou d'éther, des solutions d'iode, de sublimé, de phénol, etc..., assez concentrées, pour lesquels une stérilisation *unique* par la vapeur (une séance de trois quarts d'heure, ou trois séances de 15 minutes, trois jours consécutifs) est suffisante pour prévenir le développement des germes, même à la rigueur au contact de l'air.

Pour conserver les liquides en récipients non scellés, les solutés, par exemple, qui sont destinés à être utilisés en plusieurs fois, l'addition d'un antiseptique paraît tout à fait recommandable. Le rôle de l'antiseptique apparaît ainsi de plus en plus nettement : ne pouvant être un *stérilisateur*, il sera du moins un agent précieux de *conservation*.

On emploie souvent l'eau de laurier cerise pour la préparation des solutions de chlorhydrate de morphine, le phénol pour la préparation des solutions de cacodylate de soude (formule GAUTIER), ou de certains sérums artificiels (CHÉRON, BARDET, etc...). NICOLLE rappelle (3) qu'à l'Institut Pasteur on ajoutait autrefois dans les flacons de sérum antidiphtérique ou antitétanique une parcelle de thymol ou de camphre, et qu'actuellement encore, on additionne le sérum de la peste bovine de 0,4 pour 100 de phénol.

(1) Voir BRUN. Des accidents imputables aux antiseptiques ; *Thèse agrég.* 1886.

(2) NICOLLE et REMLINGER. *Traité de technique microbiologique*, p. 78. Paris, 1902. Notons aussi qu'on emploie des comprimés antiseptiques pour stériliser l'eau de boisson (à base de KI, iodate de Na, ac. tartrique, etc...).

(3) Ouvrage cité, p.78-79.

Stérilisation par la chaleur

On sait que la destruction des germes se traduit par une coagulation protoplasmique, et que, par suite, la température mortelle n'est pas la même pour tous les protoplasmes. Toute matière coagulable a sa température de coagulation qui dépend à la fois de la matière coagulable et du milieu(1). Il n'y a pas d'ailleurs de *température mortelle* proprement dite, non plus que de température de coagulation. Entre certaines limites, toute coagulation exige pour se produire un certain temps, d'autant plus court que la température est plus élevée. Il en est de même pour l'action bactéricide entre certaines limites de température ; c'est-à-dire qu'il y a en réalité une *zone* de températures mortelles, et qu'il est indispensable, dans tous les cas, de tenir compte à la fois de la température et de la *durée d'action*. D'après YERSIN, GRANCHER, LEDOUX-LEBARD, FORSTER, les cultures de B. de Koch, par exemple, perdent leur virulence quand on les chauffe 10 minutes à 70°. D'après DE MAN (2), les bacilles, en milieu liquide sont tués en 1 heure à 60°, en 15 minutes à 65°, en 10 minutes à 70°, en 5 minutes à 80°, en 2 minutes à 90°, en 1 minute à 95°.

D'autre part, une matière albuminoïde se coagule d'autant moins facilement qu'elle contient moins d'eau ; tout à fait sèche elle ne se coagule plus. Ainsi la dessiccation augmente le degré de résistance des microbes à la chaleur, et c'est une des raisons pour lesquelles la spore, pauvre en eau et riche en matières grasses, résiste davantage que le bacille adulte à l'action de la chaleur (3).

STERNBERG a constaté(4) que la température mortelle pour les bactéries sans spores (dans leur milieu de culture et pour 10 minutes d'action) paraît être comprise entre 50° et 65° ; mais DUCLAUX, rappelant les résultats obtenus par MIQUEL, VAN TIEGHEM (5) GLOBIG, LYDIA, RABINOWITCH, et par lui-

(1) Pour la plupart des matières albuminoïdes l'acidité abaisse et l'alcalinité élève la température de coagulation.

(2) Voir DUCLAUX, ouvrage cité, p. 282.

(3) Une autre raison de la résistance de la spore est l'existence d'une membrane d'enveloppe très résistante à tous les agents physiques et chimiques.

(4) *Manual of Bacteriology.* New-York, Wood et Cie, 1892.

(5) « Sur les Bactériacées vivant à 74° » (*Bull. Soc. Botan.*, 1881, p. 35).

même (sur les *tyrothrix*), a fait remarquer que ces températures mortelles deviennent pour certaines espèces thermo-
philes des températures de prédilection ; aussi, comme entre
ces espèces et d'autres plus fragiles il existe peut-être tous
les intermédiaires, la seule conclusion à tirer est celle-ci :
L'échelle des températures mortelles pour les bactéries *sans
spores* s'étend de 50 à 100°.

Ces chiffres s'appliquent à des bactéries contenues dans
leur milieu de culture, et non aux bacilles en milieu *sec*, qui
sont moins vulnérables. Nous savons en outre qu'il faut distinguer au point de vue de l'action bactéricide : la chaleur
sèche et la chaleur humide.

Quant aux spores : beaucoup supportent l'ébullition sans
dommage. « Nous savons, dit Schimmelbusch (1), qu'il existe
« des spores en assez grand nombre qui peuvent être sou-
« mises pendant des heures à l'action de l'eau bouillante et
« de la vapeur sans éprouver d'altération. Les spores du
« bacille du foin et du bacille qui existe dans la terre des
« jardins résistent à l'action de la vapeur pendant 2 heures
« et Globig nous a fait connaître un bacille se développant
« sur la pomme de terre et dont les spores conservent leurs
« fonctions vitales après une ébullition de quatre heures
« dans l'eau. » Il est vrai, ajoute le même auteur, que si nous
devions régler la puissance de nos méthodes de désinfection
d'après la résistance de ce bacille, nous créerions des exigences irréalisables dans la pratique. Heureusement, ces
espèces si rebelles aux méthodes de stérilisation ne sont
pas pathogènes pour l'homme.

Tyndall (2) a vu certaines liqueurs supporter sans devenir
stériles deux heures d'ébullition. Il existe des spores (3)
qu'une température de 160°, à *sec*, ne suffit pas à détruire.

On peut dire, en résumé, avec Duclaux, que la très grande
majorité des bactéries adultes périt au-dessous de 100°, tandis que la grande majorité des spores résiste à quelques minutes d'ébullition ; aussi considère-t-on habituellement comme
nécessaires pour la stérilisation :

Soit une température dans l'air sec de 150-160° pendant
3 heures ; soit une température dans l'air sec de 180° pendant
trois quarts d'heure ; soit une température de 115-120° (vapeur

(1) Ouvrage cité, p. 46.
(2) Voir Duclaux, ouvrage cité, p. 281.
(3) Id., ibid., p. 275.

d'eau sous pression) pendant 15 minutes ; soit enfin une température moins élevée, mais plusieurs fois renouvelée. Nous allons passer sommairement en revue ces différentes méthodes de stérilisation par la chaleur (1).

1° Chaleur sèche

La stérilisation par la chaleur sèche, au moyen des étuves ou des fours à flamber (four de Pasteur, four de Chantemesse, etc...) a été et est encore utilisée, surtout pour la verrerie et les objets de pansement.

Les pharmaciens dépourvus d'autoclave ont encore quelquefois recours à ce procédé. Je rappellerai brièvement plus loin les raisons de la supériorité d'action de la chaleur humide sur la chaleur sèche. Je me contenterai seulement de rappeler dès maintenant que l'*étuve à eau*, qui ne permet pas de dépasser 100°, doit être abandonnée ; que l'*étuve à air* convient parfaitement, mais exige l'emploi d'un régulateur (régulateurs de Roux, Chancel, d'Arsonval), ou tout ou moins une surveillance fréquente, si l'on veut éviter les élévations trop considérables de température. L'*étuve à huile* nécessite la même surveillance que la précédente, elle a le double inconvénient d'être longue à chauffer et de dégager pendant la chauffe une odeur d'huile désagréable. L'industrie fabrique des étuves en cuivre soudé à l'étain qui suffisent pour la dessiccation des précipités, mais ne peuvent servir pour la stérilisation ; aussi le pharmacien doit-il les rejeter et adopter de préférence les étuves en *cuivre brasé* qui supportent facilement 200° et plus.

Comme thermomètres, on emploie des thermomètres à mercure, spéciaux pour étuves, et gradués de — 10° à 300° ou 360°.

A défaut d'étuve, on peut utiliser un *four-à-poêle de cuisine*.

D'une façon générale, la stérilisation complète dans la *chaleur sèche* est obtenue après un séjour d'au moins une demi-heure à 180°. Avec une heure on a une certitude absolue.

---

(1) On a essayé aussi l'action du *froid* sur les bactéries. Schumacher, Frisch, etc., ont constaté par exemple que les bactéries résistaient aux températures de — 87° et même de — 113°. Pictet et Young ont pu exposer 20 heures à — 130° des spores charbonneuses, sans atteindre leur virulence. Il en résulte que la réfrigération ne saurait être utilisée comme méthode de stérilisation.

Robert et Leseurre ont fait une critique approfondie de
la chaleur sèche et des étuves (1). « La température élevée à
« laquelle il faudrait chauffer les étuves, en rend le réglage
« très difficile. Les pertes brusques de chaleur sont d'autant
« plus inévitables que la différence entre la température ex-
« térieure et la température intérieure de l'étuve est plus
« considérable. »

En outre, il n'existe pas d'étuve sèche où la chaleur se
répartisse régulièrement en tous les points. On observe des
différences pouvant atteindre au moins 30°.

« Dans ces étuves, c'est la conductibilité des parois qui
« agit principalement, la chaleur se transmet aux produits
« par rayonnement et par convection. » (2)

L'air, chauffé au contact direct de la paroi, transporte la
chaleur ainsi absorbée sur les produits à stériliser, les zones
plus froides viennent se substituer à l'air chaud dont la den-
sité est moindre. Suivant la distance qui le sépare du foyer
et de la paroi, l'objet à stériliser reçoit une somme très iné-
gale de chaleur ; dans tous les cas, la température y est très
inférieure à celle marquée par le thermomètre de l'étuve.
Dans le cas d'une solution hypodermique il est facile de s'en
assurer en y plongeant un thermomètre à maxima avant
d'effectuer le chauffage. Au contraire, nous le verrons, avec
la vapeur saturée : une série de condensations successives se
produit, et la pénétration de la chaleur se fait rapidement
jusqu'au centre.

Certaines spores résistant à des températures supérieures
à 160°, il faut, nous l'avons dit, dépasser cette température
et la maintenir assez longtemps pour que la répartition de la
chaleur se fasse en tous les points.

Cette action prolongée de la chaleur a pour effet d'atta-
quer, de décomposer certaines substances chimiques.

Ainsi : *mauvais réglage, mauvaise pénétration, altération
des produits, grande dépense de combustible :* tels sont les
multiples inconvénients des étuves sèches, inconvénients qui
sont d'ailleurs plus sensibles quand il s'agit de produits ou
de matériel de pansement, que lorsqu'il s'agit de solutions,
où les germes se trouvent *mouillés* et par suite plus vulnérables.

(1) Ouvrage cité, p. 12 à 17.
(2) Robert et Leseurre, ouvrage cité, p. 12.

On a perfectionné les étuves à air chaud par l'adoption de doubles parois entre lesquelles circule la vapeur d'un liquide bouillant à haute température (xylène, camphène, paraffine, etc.). Ces étuves donnent une chaleur plus égale, mais elles ont d'ailleurs tous les autres défauts des étuves sèches.

En résumé, la stérilisation par la chaleur sèche, au moyen des étuves (même munies de régulateurs) me paraît constituer un procédé assez peu pratique et par suite insuffisamment rigoureux (1).

2° Ebullition. — Bain-marie bouillant.

Il y a une vingtaine d'années, de nombreux auteurs admettaient que l'ébullition était le meilleur moyen de réaliser l'asepsie.

« Une ébullition pendant deux minutes suffit à tuer les « spores si résistantes du charbon. Si donc l'on fait bouillir « l'eau pendant cinq minutes, elle peut être considérée comme « suffisamment stérilisée pour les nécessités de la chirurgie», dit SCHIMMELBUSCH (2). Le nombre de germes qui se retrouvent dans l'eau portée à 100° est très restreint. D'après MIQUEL, sur 1.000 bactéries, 99,5 p. 100 y sont détruites rapidement. L'eau du Rhône, qui contient 33.000 germes par litre, en perd par ébullition 97 p. 100 ; le chiffre tombe à 941, d'après les recherches de DON et VINAY (3).

On sait cependant que les recherches de MIQUEL et LATTRAYE ont démontré qu'il ne fallait pas moins de cinq heures pour stériliser *complètement* un milieu de culture à 100°. TERRIER et MORAX ont constaté que l'eau déjà passée au filtre Chamberland devait être chauffée encore pendant une heure à l'ébullition, pour être *complètement* stérile (4). D'autre part, BREFELD et PERRONATO estiment qu'il faut soumettre les spores charbonneuses pendant deux heures à l'action de l'eau bouillante pour les tuer. Bien plus, MIQUEL et LATTRAYE ont dû maintenir l'ébullition pendant 5 heures pour détruire une culture de *bacillus subtilis*.

(1) GÉRARD (ouvrage cité, p. 8), a conseillé de contrôler la température des étuves, en introduisant dans de petits verres de montre un peu d'acide tartrique pulvérisé qui fond à 170-180° en donnant une masse spongieuse.

(2) Ouvrage cité, p. 143.

(3) D'après SCHIMMELBUSCH, ouvrage cité, p. 144.

(4) F. TERRIER. De l'asepsie en chirurgie ; *Revue de chirurgie*, t. XIV, p. 845.

Ces résultats et ceux déjà cités de Globig, ne sont d'ailleurs pas en contradiction avec ceux qu'avait signalés Schimmel-busch. La seule différence est dans l'interprétation qui s'attache à ces résultats.

Pour certains auteurs, une stérilisation *complète* doit être exigée ; pour les autres, elle n'est pas absolument nécessaire, car les germes qui pourraient subsister ne sont pas pathogènes pour l'homme.

Ajoutons que l'ébullition prolongée d'un liquide à l'air peut avoir deux inconvénients : 1° celui de concentrer le liquide (il est vrai qu'on peut remédier à cet inconvénient en remplaçant par de l'eau stérile celle qui a été évaporée) ; 2° celui d'altérer dans certains cas la substance ainsi chauffée.

Au lieu de chauffer le liquide lui-même, on peut utiliser indirectement la chaleur de l'eau bouillante, en ayant recours au bain-marie.

La stérilisation des solutions hypodermiques de l'ancien Codex se faisait au bain-marie bouillant.

« La stérilisation par l'eau bouillante, dit Gérard (1), est « utilisable pour les appareils de verrerie, de porcelaine, et « pour les divers instruments ; mais il est nécessaire que « l'ébullition soit maintenue une demi-heure et quelquefois « plus. Même dans ces conditions on ne réalise jamais une « asepsie absolue. » L'insuffisance de l'eau bouillante comme moyen de stérilisation provient de son degré de température relativement peu élevé (2) ; mais elle dépend surtout de ce qu'on peut appeler *la valeur de sa puissance calorifique ;* toute puissance calorifique, ainsi que l'ont rappelé Robert et Leseurre, étant en proportion, pour une même température (100° par exemple), de la *chaleur spécifique* du liquide considéré (3), et de la *chaleur latente de vaporisation* (4). L'importance de celle-ci est essentielle ; il est bien évident que la quantité de chaleur

(1) Ouvrage cité, p. 11.

(2) En additionnant l'eau de 2 % de carbonate ou de borate de soude, la température d'ébullition est portée à 104-105°, mais il est indispensable de laver ensuite les objets ainsi bouillis avec de l'eau stérilisée avant leur emploi. Le procédé est utilisable pour la stérilisation des instruments de petite chirurgie, bien que cette température n'assure pas absolument la destruction des spores du tétanos et du charbon ; il ne saurait suffire pour la préparation des objets de pansement ou des liquides injectables.

(3) Quantité de chaleur nécessaire pour élever la température de 1°.

(4) Chaleur nécessaire pour transformer le liquide en vapeur, la température restant invariable.

totale nécessaire pour porter l'eau à 100° est inférieure à celle qui est nécessaire pour la porter à la même température, mais à l'état de vapeur; par conséquent la quantité de calorique restituée lors du refroidissement est plus grande dans le deuxième cas que dans le premier, ou, ce qui revient au même, *l'eau bouillante a une puissance calorifique et par conséquent un pouvoir stérilisant moins considérable que sa vapeur.*

Nous avons vu pour quelles raisons la *chaleur humide* devait être préférée à la *chaleur sèche* en tant qu'agent stérilisant; nous venons de voir comment et pourquoi l'eau bouillante a un pouvoir stérilisant inférieur à la vapeur.

En résumé, l'ébullition directe et le chauffage au bain-marie bouillant, pour être complètement efficaces, devront être prolongés au moins une heure ou deux (ce qui est long et coûteux), et, même dans ces conditions, n'assureront pas toujours une asepsie *rigoureuse*, dans le sens bactériologique du mot.

Est-ce à dire que l'ébullition doive être rejetée comme moyen insuffisant de stérilisation? Certainement non. En dehors des cas où l'autoclave est absolument de rigueur (matériel et pansements pour la grande chirurgie, sérums artificiels à dose massive, injections intra-veineuses, solutions hypodermiques en ampoules destinées à une longue conservation), l'ébullition peut rendre de grands services; et d'ailleurs, n'est-ce pas le bain-marie bouillant pendant un quart d'heure, qu'indique le Codex de 1908, pour stériliser les solutions hypodermiques de caféine, morphine, cocaïne, etc..., *à défaut d'autoclave.*

3° Vapeur.

A. — Vapeur à la pression ordinaire.

La vapeur d'eau à la pression ordinaire présente déjà, nous l'avons vu, un grand avantage sur le bain-marie bouillant ou l'ébullition. On peut utiliser les stérilisateurs de Koch ou de Buddenberg-Wiessnegg, ou mieux encore l'autoclave ordinaire en laissant ouvert le robinet de l'appareil. On obtient ainsi rapidement (en une demi-heure), au moyen de la vapeur d'eau à 100°, une stérilisation suffisante dans la plupart des cas. Nous verrons ultérieurement que Thomann a préconisé ce mode de stérilisation à l'exclusion des autres.

Pour réaliser cependant une asepsie *parfaite* on sera obligé de répéter au moins trois fois le chauffage ; et encore, lorsqu'il s'agira d'objets de pansement, on ne sera pas absolument sûr du résultat.

Avec la vapeur sans pression (à 100°) et les appareils du type LAUTENSCHÄLGER, la température ne pouvant dépasser 100°, est insuffisante, ainsi que l'ont démontré les expériences de TERRIER sur la ouate poussiéreuse (1) et celles de BAUDOIN sur des voiles de *bacillus subtilis* exposés pendant une demi-heure à l'action de la vapeur d'eau à 100°.

B. — Vapeur surchauffée, air chauffé.

La stérilisation par la vapeur surchauffée n'est guère applicable en pharmacie.

La vapeur d'eau surchauffée, on le sait, est de la vapeur chauffée *à l'abri de son liquide générateur* au delà de sa température normale ; elle ne doit donc pas être confondue avec la vapeur saturée sous pression, laquelle est en contact en vase clos avec son liquide générateur. L'action de la vapeur surchauffée est sensiblement identique à celle de l'air chaud et sec, c'est-à-dire qu'elle est très inférieure à celle de la chaleur humide, et d'autant plus qu'elle est plus sèche. Il y a plus : RUBNER a constaté que les spores du charbon restaient vivantes deux fois plus longtemps dans la vapeur d'eau surchauffée à 110°, trois fois plus longtemps dans la vapeur surchauffée à 120° et dix fois plus longtemps dans la vapeur surchauffée à 127°, que dans la vapeur *saturée* à 100° (2).

C. — Vapeur sous pression

La stérilisation par la vapeur d'eau saturée sous pression constitue le procédé le plus sûr et le plus pratique d'assurer l'asepsie parfaite.

La vapeur saturée agit à la fois par sa *température élevée* et par son *humidité*. On sait que les spores sont très vivaces, surtout grâce à leur membrane ; or, l'humidité agissant

---

(1) *Revue de Chirurgie*, t. XIV, p. 899.

(2) Ce phénomène curieux est explicable en raison de ce fait que plus la vapeur est surchauffée plus elle s'éloigne de son point de saturation puisqu'elle n'est plus en contact avec son liquide générateur.

sur cette membrane, augmente sa perméabilité, et la vapeur d'eau, diffusant par osmose au travers de la membrane, vient insolubiliser par coagulation le protoplasma intérieur. Ce phénomène osmotique est d'ailleurs accru, ainsi que l'a démontré Baudoin, si on utilise la vapeur saturée *sous pression* comme agent stérilisant.

La vapeur saturée agit aussi par sa *puissance calorifique* (1) laquelle, on le sait, pour une température donnée, dépend à la fois de la *chaleur spécifique*, de la *chaleur latente de vaporisation* et de la *hauteur de la tension*.

J'ai dit précédemment que la chaleur latente de vaporisation permettait d'expliquer la supériorité de la puissance calorifique de la vapeur sur celle de l'eau bouillante, pour une même température. Nous allons voir maintenant que la puissance calorifique de la vapeur *saturée* est supérieure à celle de la vapeur *non saturée*, en empruntant à Robert et Leseurre l'explication suivante (2). Cette supériorité consiste surtout dans une plus grande rapidité d'action : *la restitution du calorique est immédiate avec les vapeurs saturées;* c'est-à-dire que l'effet utile de la chaleur latente de vaporisation se produit immédiatement.

En effet, si nous chauffons un autoclave de 1^{m3} de capacité, contenant une quantité d'eau *suffisante*, à mesure que la température s'élèvera, la pression et le poids d'eau vaporisée augmenteront dans les proportions suivantes :

TEMPÉRATURE	PRESSION	POIDS D'EAU VAPORISÉE
100°	1^{atm}	591 gr.
120°	2	1.115
134°	3	1.620
144°	4	2.108
152°	5	2.584

Supposons qu'arrivés à 134°, nous cessions de chauffer, la température par exemple descend de 14°. Il s'est condensé 1620 — 1115 = 505 grammes d'eau.

Considérons maintenant la vapeur *non saturée :* pour cela

(1) C'est l'eau qui de tous les liquides a la puissance calorifique la plus grande, l'alcool vient ensuite et c'est ce dernier qu'on utilisera pour les produits altérables par la vapeur d'eau (catguts, soies, laminaires).

(2) Ouvrage cité, p. 22 et suivantes.

mettons dans notre autoclave une quantité d'eau insuffisante, juste assez, par exemple, pour qu'il n'en reste plus à l'état liquide quand la température ayant atteint 120° l'aura entièrement vaporisée. Continuons de chauffer, la température et la pression s'élèvent, la vapeur se surchauffe et s'éloigne de plus en plus de son point de saturation. A 134° cessons de chauffer et laissons refroidir. Aucune condensation ne se produit immédiatement, il faut descendre à 120°, température à laquelle la vapeur redevient saturée, pour que cette condensation commence.

En comparant ces deux expériences, nous constatons que pour une chute de 14°, 505^{gr} d'eau liquide ont été restitués par la vapeur saturée, et 0^{gr} par la vapeur non saturée. La condensation, et par conséquent la *restitution du calorique*, avec les vapeurs non saturées est donc d'autant plus tardive que la surchauffe est plus grande, ou, en d'autres termes : *la rapidité avec laquelle une vapeur restitue son calorique est en rapport direct avec son degré de saturation.*

Enfin la *pression* à laquelle agit une vapeur saturée influe aussi sur la puissance calorifique. Un petit tableau que nous empruntons à Robert et Leseurre (1) va nous permettre de calculer la chaleur dégagée par la vapeur pour une chute de pression de 1 atmosphère :

CHUTE DE PRESSION	CHUTE DE TEMPÉRATURE	EAU CONDENSÉE	CHALEUR DÉGAGÉE PAR CETTE CONDENSATION	PUISSANCE CALORIFIQUE OU CHALEUR DÉGAGÉE PAR CHUTE DE 1° DE TEMPÉRATURE
De 2 à 1^{atm}	20°6	524^{gr},4	275^{cal}6	13^{cal}3
3 2	13°3	504 6	260 6	19 5
4 3	10°1	487 9	248 5	24 6
5 4	8°2	475 9	239 7	29 2

Pour une chute de 2 à 1 atmosphère, chaque chute de 1° de température dégage 13 calories ; tandis que pour une chute de 5 à 4 atmosphères la quantité de chaleur dégagée pour un abaissement de 1° est de 29 calories.

La puissance calorifique d'une vapeur saturée est donc en raison directe de la hauteur de sa tension.

En résumé, nous venons de voir les raisons de la supé-

(1) Ouvrage cité, p. 25.

riorité d'action de la vapeur saturée : *température élevée, humidité, puissance calorifique* (celle-ci dépendant de la *pression,* de la *chaleur spécifique,* de la *chaleur latente de vaporisation,* laquelle se trouve immédiatement restituée au moyen d'une série de *condensations successives* s'exerçant de proche en proche, et qui assurent une pénétration complète des objets à stériliser (objets de pansement).

Autoclaves.

La stérilisation par la vapeur d'eau sous pression s'effectue dans une sorte de marmite de Papin perfectionnée qu'on appelle autoclave.

La température doit y atteindre 115° à 120°, et la durée de chauffage doit être de 15 à 30 minutes.

Le type de cet appareil que je supposerai connu, sa description figurant dans tous les ouvrages classiques, est celui de CHAMBERLAND.

Je dirai deux mots seulement sur son fonctionnement.

On sait que la température intérieure est évaluée en fonction de la pression, c'est-à-dire d'après les indications d'un *manomètre.*

Si le gaz contenu dans une enceinte fermée est constitué uniquement par de la vapeur d'eau saturée, à une température donnée correspond une pression donnée qui est *la tension maxima de la vapeur d'eau à cette température.* En connaissant la pression on déduira donc aisément la température, mais les indications manométriques ne peuvent être exactes qu'autant que l'autoclave a été complètement purgé d'air; sinon la force élastique de celui-ci viendra s'ajouter à celle de la vapeur d'eau, et la température indiquée par le manomètre sera supérieure à la température réelle. Voici, par exemple, les résultats trouvés par DUFFOUR (1).

1° Un flacon de 60^{cm3} rempli d'eau est introduit, non bouché, dans l'autoclave. On ne ferme le robinet qu'une *demi-minute* après l'apparition du 1er jet de vapeur. On maintient une demi-heure à 128° (indication manométrique). Après l'opération le poids du liquide s'est abaissé de 6 p. 100; un thermomètre à maxima indique 127°5. Ainsi l'évaporation produite a été assez notable, mais d'autre part les indications thermométrique et manométrique sont restées sensiblement les mêmes, grâce à l'expulsion presque totale de l'air contenu dans l'appareil.

2° Répétons cette expérience en fermant le robinet de purge *dès l'appa-*

(1) Thèse citée, p. 23.

rition du 1er jet de vapeur, et chauffons une demi-heure à 134° (indication manométrique), la perte de poids est de 2 p. 100 ; le thermomètre marque 129°. Dans ce cas par conséquent la perte de poids est assez faible, mais la température manométrique est sensiblement supérieure à la température réelle.

3° Fermons le robinet *dès le début* de l'opération ; l'autoclave renferme ainsi la totalité de l'air. L'évaporation est *nulle*, mais l'indication fournie par le manomètre est 126°, tandis que celle du thermomètre est 113°.

Lorsque les solutions seront mises à l'autoclave, en *vase clos*, ce qui peut être, par exemple, le cas des petites ampoules dont le verre est assez fort pour résister à la pression qu'il supporte (la casse ne dépasse pas en général 1 p. 100), on aura avantage à expulser complètement l'air contenu dans l'autoclave, afin d'opérer la stérilisation à la température, exacte dans ce cas, fournie par le manomètre (manœuvre n° 1).

Au contraire, dans le cas où les solutions seront en flacons, flacons-émeri par exemple, la fermeture de ceux-ci, qu'il serait possible de réaliser en attachant solidement le bouchon, outre qu'elle pourra parfois produire la rupture par excès de pression, aura surtout l'inconvénient de causer pendant le refroidissement le scellement du bouchon de verre au goulot, ce qui rendra le débouchage très difficile. Il faudra donc alors stériliser ces flacons ouverts, ou du moins incomplètement fermés (en interposant par exemple un fil entre le bouchon et le goulot de la bouteille). Cela obligera l'opérateur à fermer celle-ci postérieurement à la stérilisation, c'est-à-dire *au contact de l'air*.

On utilise fréquemment aussi des flacons à *fermeture-canette* qu'on stérilise fermés (non sans risques de rupture), ou presque complètement fermés, ce qui permet à l'opérateur, en appuyant sur le levier, d'obturer complètement le flacon, à l'intérieur même de l'autoclave, la stérilisation terminée. Dans ce cas encore, le contact de l'air non stérile n'a pas été tout à fait évité.

Je conseillerai de procéder de la façon suivante : le flacon sera muni d'un bouchon de verre de préférence, celui-ci sera recouvert de coton non dégraissé que l'on maintiendra en l'attachant par un fil autour du goulot ; on aura eu soin d'interposer entre le bouchon et son goulot un petit fil pour empêcher l'adhérence ; l'extrémité de ce fil, dépassant sous le coton, pourra être facilement saisie avec les doigts. Après la stérilisation il suffira de tirer le fil interposé et on retirera ensuite le coton protecteur. Le contact de l'air aura été ainsi à peu près complètement évité.

La stérilisation en vase ouvert présente encore un second inconvénient : l'*évaporation* possible, et par suite le changement de concentration de la solution médicamenteuse. Cette évaporation serait réduite à son minimum, et deviendrait même négligeable si l'on opérait comme il a été dit plus haut (manœuvre n° 2), c'est-à-dire en fermant l'autoclave avant la sortie complète de l'air. On sait en effet que celui-ci ne peut être chassé entièrement que grâce à un fort courant de vapeur d'eau, lequel est fourni par l'eau de l'autoclave, mais un peu aussi au détriment de la solution à stériliser.

Or, nous avons vu que lorsqu'on enfermait dans l'autoclave un mélange d'air et de vapeur, l'indication du manomètre était inexacte ; certains auteurs conseillent donc de calculer dans ce cas (stérilisation en vase ouvert), *une fois pour toutes :* l'écart entre la température réelle et celle indiquée d'après la pression. Il suffit pour cela de comparer le chiffre de l'échelle manométrique avec celui d'un thermomètre à maxima placé dans l'autoclave au sein même de la solution.

Tout en opérant dans des conditions toujours semblables et bien déterminées (durée de chauffage, etc.), certains facteurs indépendants, tels par exemple que la pression du gaz (1), rendent forcément ces calculs très approximatifs.

Une autre cause, non négligeable, d'évaporation pour les solutions stérilisées en vase ouvert, consiste dans le fonctionnement de la *soupape de sûreté.* Celle-ci, on le sait, est destinée à éviter que la pression intérieure ne dépasse une certaine valeur que l'appareil ne pourrait supporter. Un ressort maintient cette soupape, et l'on peut, en en faisant varier la compression, régler la pression intérieure (2). Pendant la majeure partie de l'opération, il s'échappe de la vapeur d'eau par l'ouverture de la soupape, or cette vapeur est produite, non seulement par l'eau de l'autoclave, mais aussi par celle de la solution à stériliser ; et il en résulte pour celle-ci une concentration plus ou moins appréciable. On devra donc, dans ce cas, fermer la soupape au maximum de pression, et l'on ne pourra plus régler que par tâtonnements la chauffe

(1) On peut, il est vrai, adjoindre à l'appareil un régulateur.

(2) L'industrie fabrique aujourd'hui des soupapes à poids, réglables par le déplacement d'une boule sur une tige filetée. Il existe aussi des régulateurs automatiques de pression pour autoclaves.

de l'appareil. D'autre part, quand la soupape reste constamment ouverte, le courant continu de vapeur d'eau qui se produit dans l'appareil régularise la température dans toute l'étendue de l'enceinte. Dans le cas où la soupape reste fermée, ce courant ne se produit plus avec autant d'intensité. Toutefois, selon DUFFOUR (1), et j'ai vérifié le fait pour ma part, la régularisation de la température se fait encore assez bien dans ces conditions, et le thermomètre à maxima, placé dans les parties supérieures de l'autoclave, est à moins de un demi-degré au-dessous de la température existant au voisinage de l'eau.

La plupart des opérateurs, pour stériliser à l'autoclave les solutions en vase non clos, ferment donc la soupape, et d'autre part le robinet de purge, dès l'apparition du premier jet de vapeur; mais, pour être sûrs que la température nécessaire est atteinte, ils chauffent à un degré suffisant, supérieur au degré voulu (130° au manomètre par exemple), établi une fois pour toutes, ainsi que je l'ai dit précédemment. Ils peuvent vérifier d'ailleurs que le degré réel de 120° a bien été atteint, au moyen d'un thermomètre à maxima placé dans l'autoclave à côté de la solution, ou encore au moyen des *témoins de température* dont je vais maintenant parler.

On a utilisé quelquefois des métalloïdes cristallisés ou certains alliages de métaux purs, mais parmi les composés le plus souvent utilisés comme témoins de température, on peut citer surtout :

L'exalgine	qui fond à	101°
L'acétanilide	—	114°
La terpine	—	116°
La résorcine	—	119°
L'acide benzoïque cristallisé	—	121°
Le naphtol β	—	125°
Le sulfonal	—	123°
L'urée desséchée	—	132°
La phénacétine	—	135°

Un des élèves de TERRIER, LATHAM, a perfectionné le procédé en additionnant la substance fusible d'une matière colorante; on teinte très légèrement le corps fusible, à la température indiquée le mélange donne un composé très foncé.

(1) Thèse citée, p. 26.

Demandre (1) a constaté que les colorants ci-dessous, ajoutés en très faible proportion, colorent énergiquement leurs véhicules à des températures fixes :

Safranine (ou fuchsine) 0^{gr},40, et
 benzonaphtol 100^{gr}............. mélange rose devenant vineux à 110°.
Vert brillant 1^{gr}, et *acétanilide* 100^{gr}. — azuré dev. vert foncé à 115°.
Violet de méthyle 1^{gr}, et *terpine* 100^{gr}. — blanc violacé devenant bleu
 violet à 117°.
Vert brillant et acide benzoïque.... mélange fondant à 121°.
Violet de gentiane et urée......... — — 130°.

Dans le service de Terrier, dit Duffour (2), on emploie le mélange suivant :

> *Acide phtalique* (3)............................... 25^{gr}
> *— picrique*... 0^{gr},50
> *Hélianthine*...*....................................... 0^{gr},05

qui, légèrement jaune, devient rouge cinabre à 129°, point de fusion. Les mélanges fusibles sont donc introduits dans de petits tubes cylindriques, en verre blanc, de forme à peu près analogue à celle des petites ampoules; on les scelle à la lampe, et on en introduit trois ou quatre (car il peut s'en briser sous l'influence de la chaleur) au milieu des objets de pansement, par exemple; ou à côté des flacons contenant les solutions, ou dans les boîtes métalliques renfermant les instruments à stériliser.

Le thermomètre et les mélanges fusibles permettront en outre, dans le cas où le chirurgien ou le pharmacien confieraient à un aide le soin d'une stérilisation, de s'assurer que le degré utile a bien été atteint. On aura également recours à eux pour vérifier le fonctionnement du manomètre de l'autoclave, vérification qui devra se faire au moins tous les ans (4).

En résumé, *l'emploi de la vapeur d'eau saturée, à l'autoclave, sous pression, pendant 20 minutes et à 115-120° (température réelle) constituera la méthode de choix pour les stérilisations en général.*

(1) *Union pharm.*, p. 313; 1903.
(2) Thèse citée, p. 25.
(3) Il s'agit évidemment de l'anhydride.
(4) Douetteau a imaginé des ampoules (*Testampoules*) portant à leur extrémité un petit tube supplémentaire rempli d'un indicateur colorant qui sert de contrôle et permet de constater que la température de stérilisation a bien été atteinte. *Société de Thérap.*, 27 nov. 1912.

Dans le cas des récipients scellés, on ne fermera le robinet de purge que 1 minute environ après l'apparition du premier jet de vapeur; dans le cas des vases ouverts au contraire, on fermera dès que la vapeur commencera à sortir de l'appareil, on se basera sur l'écart trouvé entre le degré du manomètre et le degré réel (en opérant dans des conditions déterminées, toujours semblables), et on chauffera à une température suffisante pour que le degré réel atteint soit de 115-120° [en moyenne 125-130° au manomètre]. On aura eu soin, en outre, de fermer la soupape de sûreté. On pourra utiliser comme garantie des témoins de température; enfin il sera utile, malgré les précautions prises pour diminuer l'évaporation, de contrôler par pesée si la perte est restée négligeable et n'a pas besoin d'être compensée, auquel cas il faudrait additionner la solution d'eau stérilisée afin de la ramener au titre voulu.

Critique de l'autoclave Chamberland.

Le premier reproche qu'on peut adresser à l'autoclave Chamberland, comme d'ailleurs à la plupart des autoclaves, est que *l'air ne peut en être chassé totalement.*

Il en résulte toujours, nous l'avons vu, une erreur dans l'indication de température fournie par le manomètre. D'autre part, l'air résiduel offrirait aussi, suivant certains auteurs, l'inconvénient de faire obstacle à la pénétration parfaite des produits (objets de pansement surtout) par la vapeur d'eau ; il séjourne dans le fond de l'autoclave, formant une sorte de *matelas*. Le robinet de purge devrait donc toujours être placé de préférence au bas de l'appareil, tandis qu'il est généralement placé à la partie supérieure (1).

La résistance opposée par l'air à la pénétration de la vapeur causera encore des inégalités de température assez considérables (pouvant atteindre 30° ou 40°) entre le segment supérieur pénétré et le segment inférieur non pénétré. Dans l'autoclave de VAILLARD, le robinet de purge est situé au bas de l'appareil, de façon à assurer la circulation de vapeur de haut en bas; malheureusement, font remarquer ROBERT et

(1) Il résulte des expériences très rigoureuses de GRIMBERT, sur lesquelles nous reviendrons à la fin de ce chapitre, que la résistance de l'air à la pénétration de la vapeur d'eau a été très exagérée, et qu'on peut la considérer comme à peu près négligeable.

Leseurre (1), cet autoclave ne peut être chauffé au delà de 106°, ce qui est insuffisant, puisque les condensations ou restitutions de calorique sont d'autant plus rapides que la température est plus élevée.

Un deuxième inconvénient de l'autoclave Chamberland, en ce qui concerne surtout la stérilisation des objets de pansement, est l'impossibilité d'obtenir des produits secs. Je n'en parlerai pas dans ce travail consacré surtout aux *liquides injectables*.

Je ne décrirai pas non plus les modèles d'autoclaves perfectionnés dont les principaux sont dus à Sorel, Radais, Robert et Leseurre, Adnet, Neveu, Bellanger, Flicoteaux, etc... (2). Je rappellerai seulement que le premier de ces appareils, qui est à double paroi, permet de réaliser le chauffage préalable des pansements avant l'introduction de la vapeur, ce qui diminue les condensations, c'est-à-dire l'inondation des produits. La dessiccation, rendue plus facile est assurée au moyen de la trompe à eau ; et la rentrée d'air à la fin de l'opération, se fait par un tube de platine porté au rouge. Dans l'appareil Robert et Leseurre également, on effectue, grâce à une double paroi, le chauffage préalable des pansements, mais en outre le robinet de purge est situé au bas de l'appareil et la dessiccation parfaite des pansements est assurée grâce à un procédé spécial (détente en double paroi chaude) ; enfin la fermeture des boîtes métalliques se fait automatiquement dans l'autoclave fermé. Dans l'autoclave Radais (3) la circulation de la vapeur se fait aussi de haut en bas, ce qui facilite l'expulsion de l'air ; et la double paroi permet également le chauffage des produits avant l'arrivée de la vapeur ; l'appareil présente en outre de nombreux perfectionnements au point de vue du réglage du gaz, du maniement, du nettoyage, etc.

L'autoclave d'Adnet permet d'effectuer la stérilisation et le séchage des pansements en se passant de la trompe, et peut être utilisé dans les localités non pourvues d'eau sous pression ; le séchage se fait au moyen d'un serpentin placé à l'intérieur de l'autoclave.

---

(1) Ouvrage cité, p. 26.

(2) Voir Gérard, *Technique de stérilisation.* 2ᵉ édition, p. 23 et suivantes ; Adnet, *La Stérilisation pratique en pharmacie ;* et Robert et Leseurre, ouvrage cité, p. 42.

(3) Voir *Journal de Pharm. et de Chim.*, (6), XI, p. 165 ; 1900.

L'*étuve-autoclave* du même inventeur est formé de deux autoclaves accouplés ; le premier contient les boîtes à pansement, le second sert de générateur et d'autoclave de comptoir. On porte les pansements vers 100° dans l'air sec, on stérilise dans la vapeur 15 minutes à 134°, et on sèche en chauffant de nouveau dans l'air sec à la même température. Cet appareil ne nécessite ni la trompe, ni le serpentin de l'appareil précédent.

Citons encore l'*autoclave à serpentin réfrigérant* et l'*autoclave à immersion* de BELLANGER

Ces différents appareils présentent surtout des avantages quand il s'agit de la stérilisation des objets de pansement. Bien que cette dernière question sorte un peu du cadre de cet ouvrage, nous dirons quelques mots des expériences récentes de GRIMBERT.

Stérilisation des objets de pansement et des instruments de chirurgie.

La vapeur d'eau, à la température de 120°, et même 110° à la rigueur, pendant au moins 15 minutes suffit à détruire les germes les plus résistants à condition que les objets à stériliser soient au contact immédiat de la vapeur d'eau, ce qui n'est pas le cas, en général, quand il s'agit des produits de pansement, masses de gaze ou de coton plus ou moins tassées. Il faut tenir compte de la mauvaise conductibilité de ces objets et donner à la chaleur le temps de pénétrer dans toute la masse. Il faut en outre prendre certaines précautions que nous allons résumer brièvement. Tout d'abord, il faut bien entendu purger parfaitement d'air l'autoclave, afin que l'indication du manomètre (la température étant évaluée en fonction de la pression) soit exacte. Nous avons dit plus haut pourquoi l'air résiduel faussait l'indication manométrique.

GRIMBERT a constaté, par contre, que l'air emprisonné dans les tissus à stériliser ne fait pas sensiblement obstacle à la pénétration de la vapeur d'eau, et que d'ailleurs, même en l'absence de celle-ci, la stérilisation s'opère parfaitement, pourvu que le chauffage soit effectué à un degré et pendant un temps suffisants. C'est ainsi que GRIMBERT a introduit des tissus souillés de microorganismes très résistants dans des boîtes qu'il a fermées hermétiquement, et que même dans ces conditions, c'est-à-dire sans chasser l'air contenu dans les boîtes, et sans que la vapeur d'eau ait pu pénétrer dans ces dernières, la stérilisation s'est parfaitement effectuée en 1 heure à 120°.

Les spores du *bacillus subtilis* elles-mêmes ont été détruites en récipients clos ou scellés, *grâce à l'humidité naturelle du coton* au milieu duquel elles se trouvaient réparties, après 1 heure de chauffage à 120°.

Il en résulte que l'on peut à la rigueur stériliser à l'autoclave des objets de pansement (coton, compresses, etc...) même à l'intérieur de boîtes métalliques hermétiquement closes.

Grimbert en conclut que la température de 130° au maximum est parfaitement suffisante pour effectuer la stérilisation des objets de pansement; le temps de chauffe dépend du degré de température, ces deux facteurs (température et durée de chauffe) étant en fonction inverse l'un de l'autre, on chauffera 1 heure à 120° et moins longtemps (une demi-heure par exemple) à 130°.

Comme indicateur, Grimbert recommande les tubes à acide benzoïque.

On devra chasser l'air de l'autoclave, uniquement pour cette raison que les indications manométriques seraient inexactes s'il restait de l'air dans l'autoclave ; on pourra avoir recours à des boîtes percées de trous ou même à des boîtes complètement fermées puisque, même avec une circulation de vapeur défectueuse, l'humidité naturelle des produits de pansement suffit, dans les conditions de chauffe indiquées plus haut, à assurer la stérilisation complète.

Quant aux *instruments de chirurgie*, on les stérilise quelquefois par flambage, soit à sec, soit dans la flamme de l'alcool, mais ces procédés sont insuffisants, ainsi que l'ont démontré CLAUDOT, NICLOT, BÉRARD, A. LUMIÈRE, BAUDOIN, etc...

Certains praticiens utilisent l'ébullition dans une solution de borate, de benzoate ou de carbonate de soude à 2 p. 100 ; ce procédé encore imparfait est très suffisant pour les besoins de la petite chirurgie, et il offre l'avantage de ne pas rouiller les instruments. Toutefois, le procédé le plus rigoureux consiste à chauffer 1 heure à 200° dans l'étuve à air sec. On introduit dans celle-ci la boîte métallique renfermant les objets à stériliser ; et après la stérilisation on ferme cette boîte hermétiquement. Si l'on emploie l'autoclave, on fait plonger les objets dans une solution de borate ou de benzoate de soude (DESFOSSES), ou on les recouvre d'une compresse garnie de cette même solution (POZZI), afin d'éviter la rouille des instruments.

Les *seringues* pour injections, en verre ou en métal stérilisable, peuvent se stériliser à l'autoclave une demi-heure à 130°, introduites par exemple à l'intérieur de tubes à essai fermés à l'ouate; mais pour l'usage courant on se contente d'un flambage ou d'une ébullition prolongée. Les *aiguilles* en platine iridié peuvent se flamber à la lampe à alcool ou au Bunsen. Les aiguilles de nickel pur peuvent à la rigueur être flambées, celles en acier nickelé seront stérilisées par ébullition ; quant à celles d'acier, susceptibles de se rouiller, on les fera bouillir dans une solution de borate de soude à 2 p. 100. Les aiguilles peuvent être stérilisées au besoin à l'autoclave, en tube à essai fermé à la ouate (1).

4° Tyndallisation.

La stérilisation par les hautes températures, et même déjà à 100°, n'est pas applicable dans tous les cas. Certaines substances se trouveraient ainsi décomposées, on les chauffera donc d'une manière discontinue, plus longtemps, mais à une température inférieure.

Cette méthode doit son nom à ce qu'elle a été imaginée par TYNDALL (2). Ce savant avait réussi à rendre des liqueurs stériles par un chauffage de 1 minute à 100° répété trois jours de suite, alors que ces mêmes liquides pouvaient supporter trois heures d'ébullition continue sans être stérilisés. Pour faire disparaître cette apparente contradiction entre les résultats obtenus à une même température, on avait émis l'hypothèse suivante : les spores contenues dans les liqueurs résistent à l'ébullition, mais entre le premier et le second chauffage elles commencent, sinon à germer, du moins à amincir leur enveloppe et à y donner *une forme jeune* que le deuxième chauffage, fait après 24 heures, pourra détruire. Un troisième chauffage fait de même le troisième

(1) Pour les détails concernant la stérilisation des objets de pansement, instruments de chirurgie, soies, catguts, fils à ligature, etc., ainsi que pour la Stérilisation de l'eau et du lait, consulter GÉNARD, *Technique de stérilisation*, 2ᵉ édition. Paris, 1911. Vigot, édit.

(2) TYNDALL, Essays on the matter floating in air, 1881. Voir DUCLAUX, ouvrage cité, p. 290; TYNDALL, Les microbes (traduction française, 1881); et KOCH (*Berliner Klinischer Woch.*, 1882, n° 15).

jour, détruira les spores à évolution plus lente, et qui ne s'étaient *rajeunies* qu'après le second chauffage.

Duclaux (1) a trouvé cette hypothèse invraisemblable. La chaleur, dit-il, atteint et affaiblit toujours les spores, même les plus résistantes ; or, on ne voit pas bien celles qui ont subi 1 minute d'ébullition le premier jour, se hâtant d'évoluer, de se *rajeunir* en 24 heures, avant le second chauffage. Certains auteurs ont si bien senti la faiblesse de cette conception, qu'ils ont insisté sur la nécessité de maintenir les milieux à stériliser dans une étuve modérément chauffée, entre chacun des chauffages successifs, dans le but d'aider au développement et au rajeunissement des spores. Duclaux a fait remarquer cependant que l'on peut, sans rien changer aux résultats, laisser séjourner dans la glace la liqueur à stériliser, dans l'intervalle de deux chauffages, ce qui supprime presque toute possibilité de rajeunissement. Suivant Duclaux, il est donc plus probable qu'il s'agit d'un effet purement physique et en rapport avec la teneur en eau de la spore. Le chauffage à 100° gonfle celle-ci et en fait exsuder quelque chose, en revanche il y fait pénétrer un peu d'eau. L'équilibre entre cette eau et le protoplasma s'établit pendant les 24 heures de repos ; puis cette masse homogène et devenue plus coagulable en raison de la pénétration de l'eau, se coagule au deuxième chauffage qui recommence les effets du premier. Le troisième atteint les spores les plus résistantes, et l'expérience montre qu'il suffit habituellement. Il y a cependant des cas où il faut recommencer l'ébullition plusieurs jours, et c'est surtout quand il s'agit de liquides albumineux qui sont beaucoup moins osmotiques que l'eau.

On sait que la mort d'un protoplasma correspond à sa complète coagulation ; si celle-ci n'est qu'incomplète, les spores ne sont que malades, le coagulum est susceptible de se défaire et le microbe revient à la santé. A cet égard, l'action incomplète des antiseptiques est à rapprocher de l'action incomplète de la chaleur : les coagulations produites peuvent ne pas être totales et définitives, et par suite l'asepsie réelle n'est pas réalisée.

Quels doivent être le nombre et la durée des chauffages nécessaires pour avoir, quant à l'asepsie, une garantie suffisante ?

(1) Ouvrage cité, p. 290.

Duclaux s'exprime ainsi (1) : « Pour stériliser par la méthode de Tyndall, il suffit... de trois chauffages à 100° de 5 minutes chacun, et à 24 heures de distance l'un de l'autre. » D'autres auteurs font chauffer un quart d'heure au lieu de 5 minutes. Quelques-uns effectuent les trois chauffages dans la même journée, il est évident qu'en opérant ainsi la tyndallisation offre beaucoup moins de garantie.

Quoi qu'il en soit, en multipliant suffisamment le nombre et la durée des chauffages, on peut être à peu près certain de l'efficacité du procédé. — Pour les substances qui se décomposent déjà à 100°, la tyndallisation se fera à 80°, 70°, 60° et même 58° (sérum) ou 54° (certains sérums thérapeutiques).

Il est évident que moins la température sera élevée, plus il faudra augmenter le nombre et la durée des chauffages. Il ne faut pas oublier, en effet, que certaines bactéries, même non sporulées, même en milieu humide, résistent encore à la température de 60° prolongée pendant plus d'un quart d'heure ; quant aux spores, il faut admettre une transformation notable de leur constitution pour expliquer leur destruction à d'aussi basses températures.

Dans tous les cas, la température de 54-58° paraît être un minimum pour les tyndallisations, et il sera nécessaire de chauffer dans ces conditions pendant une heure au moins, à huit ou dix reprises différentes. A 60°, il faudra cinq ou six chauffages ; à 70-80°, trois chauffages d'une heure seront suffisants ; à 90-100°, la durée de chaque chauffage pourra au besoin être réduite de moitié.

On voit que les théories qui servent de base à la tyndallisation ne peuvent trouver leur complète application que dans certaines limites d'expérience, assez variables suivant les cas, et qu'on n'a pu régler que par tâtonnements.

Pour opérer la stérilisation par chauffage discontinu, on peut avoir recours au bain-marie spécialement construit à cet effet par Wiessnegg ; on peut aussi utiliser les appareils à chauffage électrique. On peut se passer d'un appareil spécial, à la condition de bien surveiller la température, employer par exemple une lessiveuse, un bain-marie quelconque. Quand on opère à 100°, on peut utiliser la vapeur d'eau à la place de l'eau bouillante, et employer alors l'autoclave, muni d'un *régulateur* de Roux, en laissant le robinet ouvert.

(1) Ouvrage cité, p. 101.

On devra de préférence se servir de flacons déjà stérilisés à l'autoclave, car sur les parois *non mouillées* de ces récipients, des germes pourraient subsister qui, en milieu sec, ne seraient pas tués, surtout si la tyndallisation est effectuée au-dessous de 100°. Pour les petites ampoules, qu'on stérilise à peu près pleines, les parois se trouvant complètement mouillées, la précaution sera superflue.

En résumé, ce procédé de stérilisation, applicable avec avantage aux substances altérables au delà de 100°, a l'inconvénient de demander beaucoup de temps; or, le plus souvent, le pharmacien est obligé d'exécuter ces préparations dans un court délai. D'autre part, la dépense de chauffage est assez élevée, et il faut opérer avec des *récipients stériles*. Si l'on joint à ces inconvénients, propres à la tyndallisation, celui de ne pas assurer toujours une aussi rigoureuse asepsie que la stérilisation par la vapeur sous pression à 120°, on conviendra qu'il faudra n'avoir recours à ce procédé que dans les cas de nécessité.

Stérilisation par filtration

La filtration, comme la tyndallisation, convient aux substances altérables par la chaleur. Mais ce nouveau procédé, étant moins pratique, ne trouvera son application en pharmacie que pour les substances qu'une température de 60° pourrait déjà altérer.

On sait depuis longtemps que l'action des filtres n'est pas due à la petitesse de leur pores; je n'insisterai pas sur la théorie de la filtration, qui est exposée d'ailleurs dans tous les ouvrages classiques.

La plupart des filtres ont la forme de bougies, leur fonctionnement s'explique aisément : le liquide à filtrer dans lequel la bougie est immergée, doit traverser de dehors en dedans toute l'épaisseur de celle-ci, pour en gagner le centre par où il trouvera son écoulement; la bougie étant creuse intérieurement. D'autres fois au contraire, comme dans le filtre de Kitasato, la filtration s'effectuera de dedans en dehors.

Dans tous les cas, pour effectuer cette traversée, dans un sens ou dans l'autre, le liquide devra parcourir une série de petits canalicules aux sinuosités sans nombre. Le courant viendra se briser de proche en proche contre les parois de ces canalicules et s'y débarrassera de ses germes, il en sortira finalement tout à fait purifié; mais il va sans dire que les premières voies (les plus superficielles soit en dedans, soit en dehors) seront les premières obstruées, c'est là que les germes se déposeront d'abord, formant bientôt une sorte de pellicule protectrice plus ou moins épaisse, obstruant le passage aux nouveaux germes et ne laissant pénétrer dans l'épaisseur de la porcelaine qu'une eau déjà épurée.

Le dépôt se fait donc surtout à la surface de la bougie; l'abondance de celui-ci va, bien entendu, en augmentant; la rapidité de la filtration s'en trouve à son tour progressivement diminuée. Cela explique la nécessité d'entretenir les bougies régulièrement, et même parfois de les *régénérer* comme nous le verrons plus loin.

Mais d'autre part, les microbes ainsi *immobilisés* ne sont pas tués, ils peuvent continuer à croître, et, tout en restant collés aux parois, s'allonger dans le tunnel où ils se trouvent; ils peuvent même finir par traverser ainsi toute l'épaisseur du filtre sous la poussée du liquide.

Bourquelot et Galippe, qui déjà, en 1883, avaient essayé en vain de stériliser à froid les liquides organiques, au moyen de vases en terre poreuse affectant une disposition analogue à celle du filtre Pasteur (dû, on le sait, à Klebs et Tiegel), tentèrent la même expérience, en 1885, avec le filtre, nouveau à cette époque, de Chamberland (1). Ils en modifiaient seulement le dispositif, de façon à effectuer la filtration de dedans en dehors, c'est-à-dire qu'ils introduisaient la bougie dans un appareil à filtration par le vide. Cet appareil était stérilisé à 150-160°, puis scellé au mastic de Golaz. Les auteurs constatèrent que les liquides organiques (salive, urine) cultivaient même après filtration, et que d'ailleurs il existait des différences notables dans les bougies au point de vue de leur pouvoir de filtration; celle-ci pouvant être plus ou moins rapide et plus ou moins parfaite (2).

« Un filtre quel qu'il soit, — dit Duclaux, — finit toujours « par donner de l'eau contenant quelques germes. » (3)

(1) Chamberland. Sur un filtre donnant de l'eau physiologiquement pure. *C. R. Ac. Sc.*, t. XCIX, 247; 1884.

(2) Bourquelot et Galippe. Emploi des filtres en terre poreuse pour la stérilisation à froid des liquides organiques. *C. R. Soc. Biol.* (8), II, 111, 120; 1885.

(3) Ouvrage cité, t. I, p. 547.

D'après Terrier et Morax (1) l'eau déjà passée au filtre Chamberland exige encore une ébullition prolongée pour être privée de tout germe.

Le *contrôle* et l'*entretien* des filtres seront donc indispensables, qu'il s'agisse du filtre de Chamberland (porcelaine dégourdie), du filtre Garros (porcelaine d'amiante), du filtre de d'Arsonval (alumine), ou des bougies de Berkefeld en terres d'infusoires.

Quelle que soit la bougie employée, une première précaution à prendre consiste à vérifier son *homogénéité ;* pour cela on peut la plonger, son extrémité fermée en bas, dans une éprouvette pleine d'eau ; on relie la tétine à une poire en caoutchouc destinée à y insuffler de l'air. S'il se produit des bulles c'est que la bougie est fêlée, et dans ce cas on doit la rejeter.

Une bougie étant bonne, devra être cependant entretenue régulièrement, si l'on veut la conserver telle. On brossera la surface, tous les deux jours environ, sous un courant d'eau bouillante ; la désinfection sera faite de temps en temps (au moins tous les mois), à froid et sans démonter la bougie, avec une solution de permanganate de potasse à 10 p. 100, puis une solution de bisulfite de soude à 15 p. 100.

Quand il y aura obstruction des pores par des dépôts calcaires, on devra faire un lavage à l'eau acidulée.

Lorsque les bougies commencent à s'encrasser, ce qu'on reconnaît à la diminution du débit, il faut les *régénérer ;* un des meilleurs procédés consiste à les porter au rouge dans la flamme du chalumeau, ou mieux dans un four à moufle, mais il ne faut les soumettre à la chaleur que quand elles sont tout à fait exemptes d'humidité.

Tout ce qui vient d'être dit s'applique à l'usage industriel et domestique des filtres poreux ; pour le pharmacien, quand il s'agira de préparer des solutions hypodermiques, les précautions d'asepsie qu'il devra prendre seront encore plus minutieuses.

Chaque fois qu'il utilisera la bougie, il devra d'abord la brosser avec une brosse dure et la laver à grande eau, ou mieux : la plonger quelque temps dans l'eau chaude, pour la débarrasser des produits solubles enfermés dans les pores du filtre. La bougie sera ensuite séchée à l'étuve entre 37° et

(1) Voir Gérard, ouvrage cité, p. 5o. 1re édit.

40°, puis on la *stérilisera à l'autoclave*, en recouvrant la tétine de coton, et en la coiffant d'un tube de verre effilé et fermé à la lampe (1).

Je rappellerai enfin que la *Pharmacopée suisse* pousse sa méfiance à l'égard des filtres jusqu'à recommander de vérifier leur imperméabilité au passage des bactéries, en recevant quelques centimètres cubes du filtrat dans des bouillons de culture (gélatine et bouillon).

La filtration à la bougie étant assez lente, il faut la faciliter, soit en soumettant le liquide à une certaine *pression*, soit au contraire en produisant une *aspiration*.

L'appareil de CHAMBERLAND, celui de KITASATO, celui de MARTIN (pour les laboratoires de bactériologie), sont des appareils à aspiration.

Au contraire, l'appareil spécial de CHAMBERLAND, qui est relié à une pompe aspirante et foulante de GAY LUSSAC, et est utilisé surtout dans l'industrie pour filtrer les eaux de boisson, est un appareil à pression. La filtration s'y opère très rapidement, mais elle nécessite des instruments compliqués et assez coûteux. Je ne décrirai pas ces appareils bien connus, et me contenterai seulement de dire quelques mots des petits appareils qui servent en pharmacie à la stérilisation et au remplissage des ampoules.

1° Quand il s'agit de quelques ampoules, on utilise une petite bougie placée sur un vase à ouverture latérale B, qui

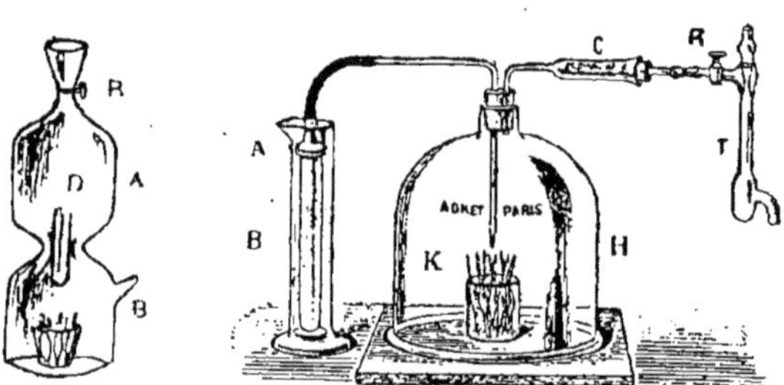

Fig. 1.   Fig. 2.

servira, reliée à la trompe, à faire le vide. Celui-ci provoquera le passage du liquide au travers de la bougie, le filtrat

(1) Quelques auteurs indiquent, au lieu de la stérilisation à l'autoclave, le procédé moins sûr, mais plus commode, qui consiste à porter la bougie au rouge dans la flamme d'un Bunsen.

tombant dans le vase qui contient les ampoules. La filtration terminée, on laissera rentrer l'air par la tubulure B garnie de coton aseptique, après avoir fermé le robinet, et les ampoules se rempliront (1).

2° L'appareil d'Eury (figure 2) se compose d'une éprouvette A, d'une bougie B, d'une cloche rodée H sur plan de glace, d'un cristallisoir K, d'un tube C contenant de la ouate, d'une trompe à eau, munie d'un robinet.

On stérilise l'appareil à l'autoclave. Les ampoules placées dans le cristallisoir, on remplit l'éprouvette avec le liquide à filtrer. On fait le vide ; le liquide tombe dans le cristallisoir. Pour terminer l'opération, on ferme le robinet, on arrête la trompe, on rouvre le robinet ; l'air rentre, filtré sur le coton, les ampoules se remplissent.

L'appareil d'Eury a été modifié par certains auteurs. Dans l'appareil de Hubac, par exemple, le bouchon de la cloche à vide laisse passer un tube contenant la bougie poreuse qui servira à filtrer le liquide aspiré au moyen de la trompe. Le dispositif de Neveu est à peu près semblable, mais il comporte en outre un indicateur de vide, ce qui permet de déterminer à l'avance le niveau auquel on veut faire monter le liquide dans les ampoules par rapport à leur capacité totale. Enfin, la *bougie pipette* de Lütz (2), dont la forme

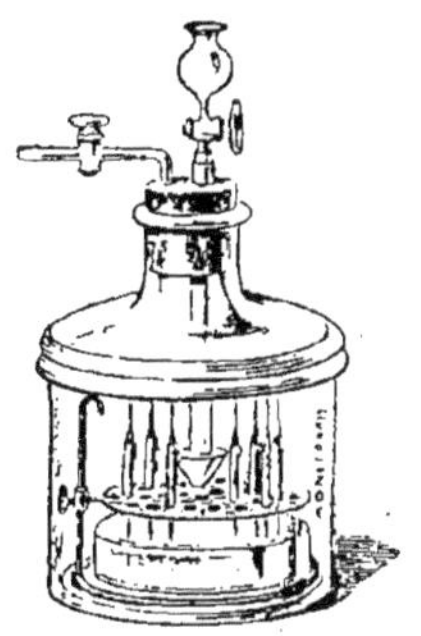

Fig. 3.

est un peu différente mais qui repose sur le même principe que les appareils précédents, a l'avantage de comporter une

(1) Les ampoules sont placées, bien entendu, la pointe ouverte en bas.
(2) *Bull. Sc. Pharm.* (IV), p. 99 ; 1901.

extrémité effilée exactement graduée en fractions de centimètre cube, ce qui permet la répartition en quantité rigoureusement dosée du liquide filtré dans les ampoules. Je noterai pour finir l'appareil de D'ARSONVAL qui sert à filtrer les liquides opothérapiques (1), le petit dispositif imaginé par REDDÉ dont nous avons parlé plus haut, et les petites *ampoules-filtres* récemment utilisées pour les solutions de Salvarsan par exemple (2).

Nous recommanderons seulement un appareil de filtration et de remplissage d'ampoules très pratique pour le pharmacien : *l'appareil spécial du professeur* LÜTZ (figure 4) qui comprend :

1° Un récipient cylindrique (R') dans lequel on place les ampoules verticalement; ce récipient est bouché par un bouchon de caoutchouc portant deux trous : dans l'un passe un tube courbé muni d'un robinet et d'un élargissement en forme d'ampoule contenant de la ouate hydrophile. Ce tube T peut être relié à la trompe au début de l'opération; et à la fin il sert pour la rentrée de l'air.

Par le econd trou s'engage l'extrémité (en forme de tube) d'un autre récipient cylindrique R bouché à sa partie supérieure par un bouchon de caoutchouc; ce dernier laisse passer une bougie filtrante.

L'appareil tout entier est stérilisable au four à flamber (ou à l'autoclave en ayant soin d'ajouter quelques gouttes d'eau dans les récipients); on verse le liquide injectable (au moyen d'un entonnoir) à la partie supérieure du récipient R, on fait jouer la trompe, le liquide passe au travers de la bougie puis tombe dans le récipient R', et le vide se produit dans les ampoules. En ouvrant le robinet, l'air entre dans le tube T, filtre sur le coton et la pression fait monter le liquide dans les ampoules.

Citons encore l'appareil de LEUNE qui est plus compliqué et sert au remplissage d'un grand nombre d'ampoules.

A défaut des appareils LEUNE, LÜTZ, EURY, etc... on pourrait utiliser les appareils de remplissage à pression (à soufflerie) de REDDÉ ou autres; en engageant dans le goulot des réci-

---

(1) La filtration dans cet appareil est favorisée par une pression d'acide carbonique, et les bougies sont en alumine.

(2) L'ampoule-filtre est une ampoule où l'on a fait le vide; en brisant l'extrémité, la solution injectable y pénètre et passe d'abord dans un filtre poreux microscopique, il ne reste plus qu'à adapter l'aiguille.

pients (flacon à deux tubulures ou matras-pissette) un petit
filtre poreux.

Quand on n'a à sa disposition ni trompe, ni pompe de
compression, on peut dans certains cas y suppléer de la
façon suivante : on prend un ballon dans le goulot duquel

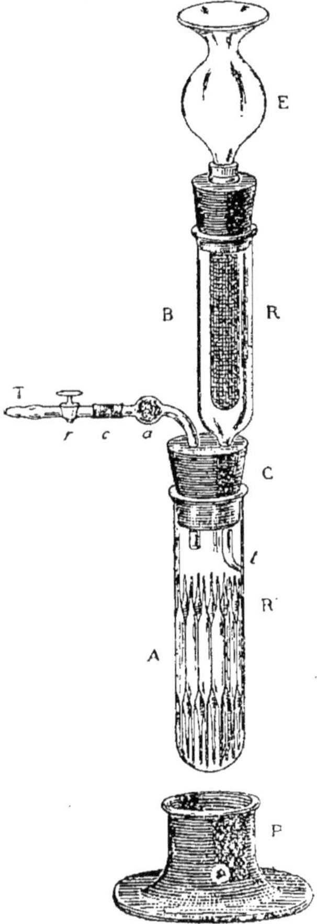

Fig. 4.

on fixe, à l'aide d'un bouchon de caoutchouc, la bougie filtrante.
Dans le ballon on met une petite quantité du liquide à stériliser, ou d'eau (si le liquide est altérable par la chaleur),

et l'on porte à l'ébullition avant de fermer par le bouchon qui porte la bougie. On remplit celle-ci du milieu à purifier et on abandonne tout le système au refroidissement. Par suite de la condensation, un vide partiel se produit et la filtration s'opère.

Ce procédé ne pourra convenir que pour de petites quantités de produit à filtrer.

Une fois la filtration terminée, il reste à effectuer le *transvasement*. Celui-ci s'effectuera tout seul, et d'une façon automatique, ainsi qu'on l'a vu, lorsqu'il s'agira des petites ampoules; malgré tout, il restera encore à fermer les pointes à la lampe.

Quand il s'agira de récipients ou flacons divers, le transvasement devra se faire avec toutes les précautions possibles, et de préference au moyen des matras-pipettes, munis d'une tubulure effilée scellée à la lampe, dans lesquels on reçoit le liquide au sortir de la bougie.

Toute la verrerie destinée à contenir le liquide stérile devra être, elle-même, stérilisée à l'autoclave; au moment du transvasement, on ôtera le coton qui bouche les récipients, on flambera le goulot dans la flamme, on y introduira la tubulure effilée du matras préalablement ouverte et flambée (1). On pourra évidemment utiliser pour les transvasements la tubulure effilée du matras des appareils MARTIN ou CHAMBERLAND, la bougie-pipette de LÜTZ ou la tubulure du filtre KITASATO.

Dans l'impossibilité où nous sommes de discerner immédiatement s'il y a ou non contamination, nous ne pouvons admettre comme stériles que les liquides qui, postérieurement à la stérilisation, *n'ont jamais subi le contact direct de l'air*. En d'autres termes, on ne peut pas, s'il faut en croire certains auteurs, considérer les microbes de l'air comme inoffensifs.

Il semble qu'il y ait, en ce qui concerne les solutions hypodermiques, un peu d'exagération dans cette manière de voir. Théoriquement, un liquide stérile qui aura subi quelques secondes le contact de l'air ne sera plus aseptique; pratiquement, on ne saurait cependant lui refuser cette épithète.

Quoi qu'il en soit, le contact inévitable de l'air peut être

(1) Les matras-pipettes possédant une autre tubulure (celle qu'on relie à l'aspirateur) qui n'est fermée qu'au coton, le liquide s'écoulera facilement par l'autre tubulure.

considéré comme un premier inconvénient de la stérilisation par filtration.

Un deuxième inconvénient est inhérent à la qualité et à l'état du filtre. Nous avons vu combien était délicat l'entretien des bougies poreuses. Même en admettant qu'on ait à sa disposition un filtre bien entretenu, et parfait quant à la régularité et à la petitesse des pores, on ne sera jamais absolument certain que le liquide filtré n'a pas entraîné quelques germes.

Un troisième inconvénient, au point de vue pharmaceutique, tient à la longueur et à la complexité du procédé.

Un quatrième, enfin, résulte de la modification subie par les solutions au cours de la filtration (perte de liquide, modifications de titre). En même temps qu'elle arrête les microbes, la paroi filtrante retient souvent, et par le même mécanisme, certaines substances chimiques. Quand on filtre des liquides contenant en suspension de fines particules, celles-ci se trouvent, comme les microbes, attirées par les parois; si l'on filtre des solutions, les résultats varient selon que la solution est plus ou moins parfaite, c'est-à-dire plus ou moins éloignée de l'état de coagulation.

Ainsi, parmi les albuminoïdes : le sérum passe intégralement, mais l'albumine étendue de son volume d'eau, et surtout la caséine, sont partiellement retenues. Parmi les diastases : la pepsine filtre très bien, la trypsine très mal ; entre ces deux ferments on trouve tous les intermédiaires. Il en est de même pour les toxines végétales ou microbiennes.

On ne devra donc pas filtrer, autant que possible, les solutions de ferments, les sérums thérapeutiques qui doivent leur activité à des diastases, des toxalbumines, des antitoxines.

La filtration, d'ailleurs, cause souvent une perte plus ou moins accentuée. CORDIER (1) a montré que pour une solution de morphine au cinquantième filtrée à la bougie, la solution peut être affaiblie du vingt-cinquième.

Les solutions alcalines passent plus lentement que les solutions acides, parce qu'elles *mouillent* les canaux des filtres.

---

(1) Les bougies, dit CORDIER, retiennent une certaine quantité de *sel* variable avec la concentration de la solution. *Bull. Sc. Pharm.*, II, p. 13; 1900.

En résumé, la filtration constitue un mode de stérilisation très complexe et souvent fort long, applicable dans les laboratoires de recherches, mais qui, en raison des précautions minutieuses et délicates que le pharmacien sera obligé de prendre, ne devra être réservé que pour quelques cas assez rares de substances très altérables par la chaleur. Chaque fois que cela sera possible, on devra lui préférer la tyndallisation.

Stérilisation par l'électricité

L'action microbicide de l'électricité constitue une question beaucoup plus complexe encore que celle de la chaleur, aussi la question n'est-elle point encore élucidée (1).

C'est à l'*électricité dynamique* qu'on a d'abord songé, mais une première difficulté se présentait : quand un courant électrique passe au travers d'un milieu de culture, il n'agit sur les microbes que s'ils sont plus conducteurs que le liquide qui les contient. S'ils sont au contraire dans un milieu nutritif surtout riche en sels, l'électricité les contourne et n'agit que sur le milieu ambiant.

En admettant que le courant atteigne les microbes, il faut encore qu'il les traverse *tous*, et pénètre dans les coins des récipients.

L'action électrique sera donc souvent incertaine, et d'ailleurs, admettrait-on qu'elle s'exerce réellement, qu'il faudrait encore prouver qu'elle est due au courant lui-même, et non aux effets secondaires chimiques ou calorifiques qui en sont la conséquence. Les décompositions chimiques résultant du courant : production d'ozone ou d'eau oxygénée quand il s'agit de l'eau pure, de chlore et d'hypochlorites quand il s'agit de solutions chlorurées, de l'acide au pôle $+$ et du métal au pôle $-$ quand il s'agit, en général, des solutions salines, ont pour effet d'abord de masquer, par leur action plus ou moins antiseptique, l'effet bactéricide propre au courant lui-même, et ensuite de détruire l'homogénéité du liquide électrisé.

On peut éviter en partie ces décompositions électrolytiques en employant des courants alternatifs rapides au lieu de courants continus, les dislocations et recombinaisons

(1) Voir Duclaux, ouvrage cité, p. 297.

moléculaires arrivent alors à se neutraliser, mais il reste à tenir compte de l'élévation de température.

Quand le courant est faible, on peut éliminer ce dernier facteur par immersion dans la glace; mais pour un courant un peu intense, les rapides élévations de températures locales qui se produisent, notamment au voisinage des électrodes, sont à peu près inévitables.

Il en résulte qu'aucun des auteurs qui se sont occupés de cette question n'a pu réussir à mettre en évidence l'action stérilisante du courant électrique.

Dans le but de supprimer les effets chimiques du courant, on a essayé les *courants d'induction*. Les effets obtenus ont été très médiocres.

Quant à l'*électricité statique*, dit DUCLAUX, son action n'a pas été étudiée.

Il résulte de ces différents travaux que la stérilisation par l'électricité est toujours incertaine, et que, d'autre part, la composition des liquides ainsi traités se trouvant modifiée de façon notable, on ne pourra songer à stériliser par ce moyen les solutions médicamenteuses (1). Le courant électrique peut cependant être utilisé comme bactéricide, en tant que producteur d'*ozone* ou de *lumière ultra-violette*.

Stérilisation par l'ozone

Il était naturel que l'ozone fût un puissant agent microbicide, puisqu'il agit, et plus fortement encore, à la façon de l'oxygène, qui, on le sait, est un grand agent naturel d'épuration.

OPPERMANN avait appris que l'électricité agissait comme bactéricide surtout grâce à l'ozonisation de l'air. OHLMULLER (1893) montra, le premier, que la stérilisation électrique des eaux de rivière destinées à l'alimentation pouvait être économique. Il s'était servi d'un petit ozonisateur peu différent des tubes de SIEMENS, et il utilisait un moteur à gaz d'un cheval-vapeur et une dynamo de 65 volts et 8 ampères. La

(1) On a récemment utilisé l'électricité pour la stérilisation de l'*air*. Une pièce de 100^{m3} serait stérilisée en 2 heures avec un courant de 10 ampères et 110 volts. L'air stérilisé est ensuite rejeté au dehors, après filtration sur tissu d'amiante (A. SARTORY, *C. R. Soc. Biol.*, LXV, p. 302, 373; 1908 — et LXVI, p. 298; 1909). L'ozone formé doit vraisemblablement jouer le rôle principal.

quantité d'ozone produite varie dans ces conditions avec la vitesse de circulation de l'air.

Dans ses expériences, l'auteur constata l'impossibilité d'atteindre aussi les microbes répandus dans les poussières sèches, sur les parois des murs ou la surface des objets. La stérilisation n'est vraiment possible qu'en milieu liquide, et en y faisant barboter l'air ozonisé. Ainsi, en faisant passer pendant 10 minutes, 5 litres d'air dosant $15^{mgr},2$ d'ozone par litre, dans un litre d'eau distillée contenant 3.717.000 spores charbonneuses par centimètre cube, le liquide est stérilisé complètement.

La quantité de matières organiques contenue dans l'eau peut mettre obstacle à la destruction des germes; plus le titre en permanganate est élevé et plus grande est la quantité d'ozone nécessaire pour la stériliser. L'ozone, dans ce cas, est utilisé non seulement comme microbicide, mais aussi comme oxydant des matières organiques. Au contraire, il semble que le nombre des microbes renfermés dans l'eau soit sans grande influence.

Dans l'industrie, le baron TINDAL a utilisé l'ozone pour l'épuration des eaux du vieux Rhin (à Oudshoorn, près de Leyde) (1). Ces eaux, d'abord épurées par filtration sur le sable, entraient ensuite dans les ozonisateurs que parcouraient des courants de haute fréquence.

Van ERMENGEN (1895) a constaté que dans l'eau ainsi traitée, la proportion d'eau oxygénée formée est négligeable, et que l'ozone n'y persiste pas au delà de quelques heures, soit qu'il y ait oxydation, soit qu'il y ait décomposition. Quant aux microbes, leur destruction est quelquefois complète, mais le plus souvent quelques espèces résistantes subsistent (*b. subtilis*).

La stérilisation est assez rapide; en opérant dans de bonnes conditions, 10 minutes suffisent.

On sait que l'oxygène, pour se transformer en ozone, réclame 29,6 calories par molécule d'ozone, la réaction est donc endothermique; l'ozone ne peut naître spontanément et sa formation nécessite une dépense d'énergie.

Pratiquement, c'est à l'électricité qu'on a le plus souvent recours.

C'est l'*étincelle électrique* qu'avait utilisée VAN MARUM; c'est l'*effluve électrique* qui fut employée par BERTHELOT; les

(1) Voir DUCLAUX, ouvrage cité, p. 306.

appareils connus sous le nom d'*ozonateurs* ou *ozonisateurs* sont essentiellement constitués par des condensateurs dont les armatures sont soumises à des potentiels égaux et de signes contraires. Ils utilisent l'action de la décharge électrique sur l'air ou l'oxygène.

Dans sa forme élémentaire, un ozonateur se composera donc d'une surface placée vis-à-vis d'une pointe ou d'une autre surface, l'air ou l'oxygène circulant dans l'espace intercalaire.

Pratiquement, et suivant les usages auxquels ils sont destinés, on modifie un peu ces appareils : c'est ainsi que pour éviter la production d'arcs voltaïques, on intercale dans certains ozonateurs des *diélectriques* entre les électrodes. De Moncel a, le premier, démontré la propriété que possède l'étincelle d'induction de traverser le verre sans le rompre, et ainsi de produire de l'ozone. Ce phénomène tient, dit-il,

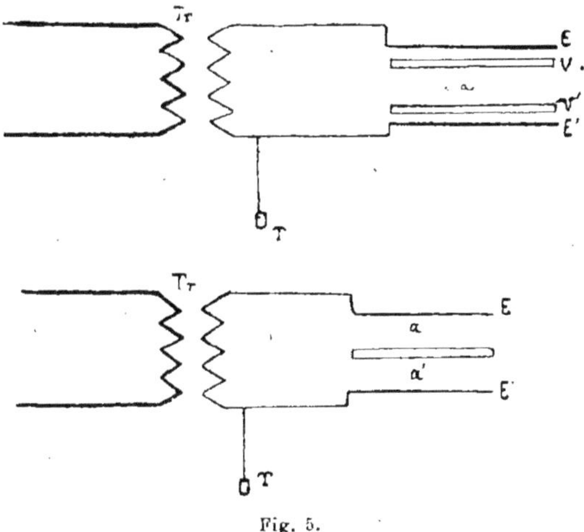

Fig. 5.

à ce que sous l'influence de la condensation, les molécules de la substance isolante sont polarisées, de même que les molécules liquides dans l'électrolyse. Un appareil de ce type sera constitué schématiquement par deux électrodes métalliques EE', fixées sur deux lames diélectriques VV' séparées par un intervalle suffisant a ; on pourra imaginer aussi un autre appareil dans lequel un seul diélectrique séparera les deux électrodes, à égale distance de chacune (1).

Le plus souvent, l'énergie électrique est partiellement absorbée par des influences étrangères à la production de l'ozone, ce qui diminue un peu le rendement.

Parmi ces facteurs étrangers, on peut citer l'élévation de température ; aussi l'air à ozoniser doit-il être laissé un temps relativement court au contact des électrodes.

Pour éviter les diminutions de rendement, on cherche aujourd'hui : 1° à obtenir une grande surface électrique, malgré les dimensions réduites des électrodes ; 2° à supprimer l'élévation de température ; 3° à éliminer les poussières et l'humidité de l'air, en le filtrant d'abord, et en le dirigeant ensuite dans un dessiccateur ; 4° à éviter toute oxydation des électrodes, en les recouvrant d'un vernis.

C'est dans cet esprit qu'ont été construits les OZONEURS DOUZAL. Je ne décrirai pas ici ces divers appareils (2), dont les applications sont multiples, mais dont je ne retiendrai que ce qui a trait à la stérilisation de l'eau. Le fonctionnement des modèles domestiques est très simple : le robinet de canalisation de l'eau est réuni à l'ozoneur ; si l'on ouvre ce robinet, l'eau qui s'écoule fait appel d'air, et celui-ci se trouve conduit sur le trajet des décharges électriques engendrées par un circuit fermé automatiquement par la manœuvre d'ouverture du robinet d'eau. Il est transformé en ozone et se mélange à l'eau dont il assure ainsi la stérilisation. De même qu'en ouvrant le robinet d'eau le courant a été établi, de même en fermant le robinet le courant se trouve supprimé.

Si l'on possède le courant électrique du secteur d'éclairage, on branche directement l'appareil sur le conducteur en intercalant une résistance n'absorbant qu'un dixième d'ampère. Dans ces conditions, l'eau reviendrait à une somme assez modique (3). Faute de cette source électrique, on peut employer de petits accumulateurs ou une batterie de piles alimentant une bobine. Il faut 4 volts et 2 ampères.

Quelle est la valeur d'une stérilisation ainsi pratiquée ?

BÉPIN (4) a écrit que la stérilisation des eaux par l'ozone

---

(1) Ces appareils sont décrits en détail dans l'ouvrage de ET. DOUZAL : *Production électrique de l'ozone et applications*. Ed. Béranger ; Paris, 1909.

(2) Ouvrage cité, p. 39. Citons aussi les appareils OTTO.

(3) Environ à 1 centime le litre.

(4) *Revue gén. des Sc. pures et appl.*, 15 juillet 1896.

vient de recevoir une consécration définitive à la suite des expériences de Van Ermengen en Belgique, et de Marmier en France (à l'Institut Pasteur).

D'après E. Bonjean et Ogier (1), aucun antiseptique n'est comparable à l'ozone pour assurer la destruction des germes dans l'eau ; cette puissance d'action, chose curieuse, s'exerce seulement *dans l'eau*, il suffit de $0^{gr},60$ d'ozone pour stériliser 1 mètre cube d'eau de source. L'ozone n'y introduit aucun élément étranger nuisible, au contraire ; l'oxygène qui résulte de la dissociation de ce gaz après son action d'épuration rend l'eau plus légère et plus digestible.

Douzal rapporte (2) qu'une commission composée de Calmette, Staes, Brame, Buisne et Bourier a conclu que l'ozonisation de l'eau présentait de grands avantages.

L'eau souillée se trouve notablement épurée ; non seulement les germes y sont détruits, mais les matières organiques et les toxines y sont oxydées, l'acide sulfhydrique ou l'ammoniaque, quand ils existent, sont transformés en sulfates et en nitrates, les carbonates et sulfates alcalino-terreux sont partiellement précipités.

L'ozone détruisant le ferment lactique, on a essayé aussi de l'employer à la stérilisation et à la conservation du lait.

D'après Douzal, il y aurait seulement dissociation du gaz oxydant et formation d'oxygène, mais les principes gras ne seraient pas modifiés (?).

Il existe des *ozoneurs* pour stériliser le *lait* ; mais à mon avis la question a besoin d'être étudiée davantage.

Pour les liquides médicamenteux, dans tous les cas, on ne peut guère songer à les stériliser par l'ozone, qui les modifierait trop notablement.

En résumé, l'ozone ne paraît guère être applicable à l'heure actuelle qu'à la stérilisation de l'eau (3).

Stérilisation par la lumière

L'étude de l'action microbicide de la lumière, comme celle de l'électricité, est très complexe.

En effet, d'autres facteurs que la lumière elle-même sont

(1) *La Nature*, 8 avril 1905.
(2) Ouvrage cité, p. 95.
(3) Pour la bibliographie de la question, outre les ouvrages de Duclaux et de Douzal mentionnés, on pourra consulter celui de H. de la Coux : *L'Ozone et ses applications industrielles*. Paris, 1910; et *Ann. Inst. Pasteur*, t. XIII, p. 356.

susceptibles d'intervenir : l'élévation de température, les modifications chimiques du milieu, par exemple.

On peut éliminer le premier de ces facteurs secondaires en séparant dans le spectre, au moyen d'écrans colorés, les rayons calorifiques des rayons lumineux, mais il en résulte une diminution notable d'intensité. Il subsiste d'ailleurs encore d'autres causes d'erreur : par exemple l'influence du *verre* des récipients utilisés, qui absorbe les rayons ultra-violets, phénomène qui avait déjà conduit MARSHALL WARD à remplacer le verre par du quartz dans ses expériences.

Quant aux modifications chimiques du milieu où se trouvent les germes, elles exercent aussi une influence notable; on sait que la lumière solaire détruit les matières organiques avec production intérimaire d'acide formique ; qu'il se forme souvent aussi de l'ozone, de l'eau oxygénée, autant de substances dont le pouvoir antiseptique n'est pas négligeable.

DUCLAUX a relaté les recherches principales effectuées sur l'action stérilisante de la lumière (1), recherches qui sont dues notamment à DOWNES et BLUNT (1877), à TYNDALL (1878), DUCLAUX (1885), ARLOING (1885), ROUX (1887), BÜCHNER (1892), MARSHALL WARD (1893). Il résulte de cet ensemble de travaux que l'action nocive de la lumière solaire sur les microorganismes est hors de doute (même en dehors de toute élévation de température), mais qu'il faut distinguer dans cette action deux degrés, suivant qu'elle aboutit à la destruction complète des germes, ou simplement à l'arrêt de leur développement. La stérilisation exige un temps d'action très prolongé, des semaines ou des mois; tandis que l'action simplement retardatrice est assez rapide; toutefois l'action bactéricide de la lumière en général est très complexe; un grand nombre de facteurs étrangers interviennent, dont je n'ai dit que quelques mots, et qu'il me reste maintenant à passer rapidement en revue.

1° *Influence des diverses radiations du spectre :* DOWNES et BLUNT, puis JANOWSKI, KOTLIAR, GALEOTTI, DIEUDONNÉ, GEISLER (qui remplaçait la lumière solaire par celle d'un arc électrique de 1.000 bougies environ, placé à 1 mètre de la culture), KRUSE, etc..., sont tous d'accord sur ce point que ce sont les rayons violets qui agissent à l'exclusion des autres.

2° *Influence de l'intensité :* Elle est évidente, mais elle a été peu étudiée. DIEUDONNÉ a comparé l'action de la lumière

____

(1) Ouvrage cité, p. 330.

en différentes saisons, à différentes heures, et par des temps différents. Il a constaté l'action très faible de la lumière diffuse (1893).

3° *Influence de la résistance individuelle :* Elle a été étudiée par Duclaux, Roux et Pansini. Ce dernier, en effectuant les numérations au microscope, a constaté que la destruction des germes exposés au soleil (spores et bactéries charbonneuses), est rapide surtout pendant les premières minutes, mais qu'un petit nombre *d'individus* plus résistants mettent trois ou quatre fois plus de temps à éprouver les effets de l'action solaire. A plus forte raison, observe-t-on des différences de résistance quand on compare entre elles diverses *espèces* microbiennes.

4° *Influence de la dessiccation :* Momont a constaté que les spores charbonneuses supportent plus de cent heures d'insolation à l'état sec, mais périssent après quarante-quatre heures, si elles sont en suspension dans l'eau.

5° *Influence du milieu :* Si, au lieu d'eau, on utilise un autre milieu liquide, la résistance peut devenir égale, ou même supérieure (suivant le milieu considéré), à celle qu'on observe à l'état sec, car l'action de l'air se fait sentir aussi sur le milieu, ainsi que nous allons le voir.

6° *Influence de l'air :* L'oxydation s'exerce à la fois sur les microbes et sur leur milieu de culture ; les modifications chimiques subies par celui-ci peuvent être multiples : oxydation et saponification des corps gras, oxydation des sucres. Il peut se former aussi certaines substances antiseptiques (acide formique, eau oxygénée) (1). Toutefois, l'action de la lumière s'exerçant même dans le vide, il est certain que son effet stérilisant n'est pas sous la dépendance exclusive des changements survenus dans le milieu de culture. Les rayons chimiques, en particulier, exercent sur les germes eux-mêmes une action *protoplasmique,* ainsi que l'ont établi d'abord les recherches de Laurent (2), de d'Arsonval et Charrin (3) ; et plus récemment, celles de Maquenne, Demoussy et Raybaud (4).

(1) On sait que Richardson, Marshall Ward, Berthelot, ont constaté la production d'eau oxygénée dans la décomposition des substances organiques par la lumière.

(2) Etude sur la variabilité du bacille rouge de Kiel. *Ann. Inst. Pasteur,* IV, p. 465 ; 1890.

(3) Influence des agents atmosphériques sur le b. pyocyanogène. *C. R. Ac. Sc.,* CXVIII, 151 ; 1894.

(4) Nous indiquerons plus loin de quels travaux il s'agit.

L'action de la lumière sur le milieu nous intéresse d'ailleurs particulièrement, puisqu'elle explique pourquoi la lumière solaire ne saurait être utilisée pratiquement à la stérilisation.

Hérissey (1) a rappelé dans un travail récent les nombreues recherches faites notamment par P. Chastaing, G. Ciamician et P. Silber, sur l'action décomposante de la lumière.

Stérilisation par les rayons ultra-violets

J'ai dit dans le chapitre précédent que la lumière solaire avait un pouvoir bactéricide certain, mais que son action était trop lente et trop complexe pour qu'elle pût être utilisée à la stérilisation avec autant de sûreté que la chaleur; d'autant plus que l'action prolongée, s'exerçant aussi sur le milieu, altérerait celui-ci trop profondément.

Mais on peut renforcer (et par suite abréger) l'action de la lumière, en en éliminant les radiations les moins actives, pour conserver seulement celles dont le pouvoir bactéricide est le plus accentué, c'est-à-dire les *rayons chimiques ;* ou plutôt : on peut utiliser, au lieu de la lumière solaire, d'autres sources lumineuses très riches en radiations actives, ainsi que nous le verrons plus loin. On sait que Scheele (1770) observa la décomposition du chlorure d'argent par les rayons violets du spectre solaire, et que Wollaston, un peu plus tard, constatant que cette action s'étendait bien au delà du spectre visible, en conclut qu'outre les rayons qui agissent sur notre rétine, il existe des rayons plus réfrangibles, invisibles pour nous, qui furent appelés *ultra-violets.*

On observa que cette région ultra-violette était composée de radiations de longueur d'onde très courte, et de plus en plus courte à mesure que l'on s'éloignait du violet. Toutefois, pour obtenir des longueurs d'onde plus courtes encore que celles fournies par le soleil, c'est aux sources artificiel-qu'il fallut avoir recours.

On comprit très vite en effet les analogies qui existaient entre la lumière solaire et les autres sources de radiations.

Faraday, puis Maxwell (1868), avaient, les premiers, pressenti ces analogies. On sait que les découvertes de Helmholtz et surtout de Hertz, fournirent la vérification des

(1) Altérations et conservation des médicaments chimiques et galéniques. *Thèse agrégation (Pharm.),* Paris, 1909. Levé, édit. Voir aussi : Action de la lumière sur les sels ferriques. (*Biochem. Ztschr.,* XLIV, p. 494, 501. 1912.)

théories de Maxwell sur l'analogie de la lumière et de l'électricité.

La lumière solaire qui nous arrive n'est jamais composée exactement de la même façon ; quand notre atmosphère contient beaucoup de vapeur d'eau, une partie des radiations calorifiques est arrêtée au passage et ne nous parvient pas. Le soleil est sans doute une source très riche également en rayons ultra-violets, mais l'atmosphère terrestre, avec la vapeur d'eau et les poussières qu'elle renferme, forme écran pour les radiations de courte longueur d'onde, dont nous ne recevons ainsi qu'une infime quantité. C'est pourquoi, en biologie comme en thérapeutique, on a cherché à remplacer les rayons émanés du soleil par les sources de lumière artificielle, dont les radiations obéissent aux mêmes lois et se propagent à peu près de la même façon.

On sait que les lumières artificielles sont constituées par l'incandescence d'un corps conducteur solide, liquide ou gazeux ; qu'il s'agisse d'huile, de gaz, de pétrole, d'acétylène ou des filaments de charbon ou d'autres substances portées à l'incandescence par le courant électrique ; qu'il s'agisse des molécules de charbon volatilisées qui, dans l'arc voltaïque, sont transportées d'un pôle à l'autre et réciproquement, et dont la chaîne continue vient augmenter par son incandescence l'éclat du conducteur gazeux : le même phénomène est toujours en jeu; la lumière produite est constituée par des radiations qui se propagent, comme celles de la lumière solaire, en ondulations, et qui obéissent aux mêmes lois (réflexion, réfraction, etc.).

Seulement, ces diverses lumières ne sont pas composées des mêmes radiations ; celles que fournissent le pétrole, l'huile, la bougie, le gaz d'éclairage, même muni du manchon Auer, les filaments de charbon de la lampe à incandescence, sont riches en rayons calorifiques, mais pauvres en rayons ultra-violets ; l'arc électrique est déjà plus riche, mais on peut augmenter la quantité de rayons chimiques émis par l'arc voltaïque en employant des charbons creux dans lesquels on a glissé une baguette de fer, de magnésium, de zinc ou d'aluminium. Les rayons ultra-violets donnés par le métal à l'état de vapeur incandescente, s'ajoutent alors aux rayons ultra-violets émis par le carbone à haute température. C'est le principe des appareils photothérapiques de Bang et de Broca-Chatin. L'étincelle électrique et l'effluve électrique sont des sources assez puissantes de rayons ultra-violets, mais ni l'une ni l'autre n'ont reçu d'application pratique.

On sait que toute espèce de lumière fournit un spectre caractéristique et que l'étude de ces divers spectres a fait l'objet de recherches importantes. Je ne m'étendrai pas sur ces faits bien connus, et me contenterai de rappeler que c'est PLUCKER qui, en 1856, étudia le premier les spectres des gaz; or, ses observations semblent être le point de départ d'une série de recherches qui ont abouti de nos jours à la découverte de la *lampe à vapeur de mercure*, source lumineuse particulièrement riche en rayons ultra-violets de très courte longueur d'onde. PLUCKER avait constaté la *fixité* du tube de GEISSLER. On sait ce que sont les tubes de GEISSLER : des tubes de verre contenant une vapeur ou un gaz très raréfiés, et dans lesquels on fait passer la décharge électrique. Le gaz ou vapeur étant introduits, on fait le vide avant de sceller le tube (à 2 ou 3 millimètres de mercure, au moyen de la machine pneumatique à mercure). Aux deux extrémités de ce tube sont soudés deux fils de platine, qui y pénètrent de 1 ou 2 centimètres, et qu'on peut relier aux pôles de la bobine de Rhumkorff. Il se produit alors dans toute la longueur du tube des stries lumineuses séparées par des bandes obscures; mais l'éclat, la couleur, la forme de ces stries, ainsi que la *nature de ces radiations* et le *spectre qu'elles fournissent* après leur passage au travers du prisme, varient suivant la nature des gaz ou des vapeurs considérés.

PLUCKER, qui a étudié la lumière des tubes de GEISSLER, a observé qu'elle dépendait uniquement du milieu traversé et pas du tout de la substance dont sont constituées les électrodes.

Si le degré de vide est poussé plus loin, on arrive au vide de CROOKES, et l'on constate que l'anode devient peu à peu complètement obscure, tandis que la lumière de la cathode se concentre en une sorte de pinceau constituant les *rayons cathodiques* découverts par HITTORF en 1868.

Le *tube de Crookes* est constitué par une ampoule de verre munie de deux électrodes, l'une reliée au pôle négatif, l'autre au pôle positif de la source. Il y a généralement dans les modèles actuels deux anodes réunies par une *connexion*; l'une de ces anodes, appelée *anticathode*, est destinée à recevoir le faisceau de particules cathodiques venu de la cathode. Les rayons jaillissant de la cathode sous l'influence de la décharge électrique, vont frapper la paroi de verre de l'anticathode.; les rayons cathodiques proprement dits y sont réfléchis, ils illuminent tout le tube en phosphorescence, tandis qu'en même temps prennent naissance de nouveaux rayons : les *rayons X*, qui constituent un groupe de radiations dont la longueur d'onde est inférieure à $O\mu005$. Ces radiations peuvent être aussi produites spontanément par certains corps, tels que le *Radium*, et constituent une fraction de leur rayonnement total, connue sous le nom de rayons γ.

Je rappellerai, pour finir, la découverte des *ampoules de Tesla*, dans lesquelles des courants électriques de haute fréquence permettent également de réaliser l'illumination des gaz raréfiés (dans de longs tubes de verre enroulés en spirale), et fournissent ainsi abondamment des rayons *actiniques* sans chaleur.

Les *rayons X*, les *rayons du radium*, les *rayons ultra-violets* possèdent un grand nombre de propriétés communes, surtout au point de vue de leur action chimique, mais ils se différencient par leur *longueur d'onde* (λ); on peut d'ailleurs les répartir dans un tableau général, où l'on groupera du même coup les autres radiations (1). De toutes ces radiations, seules celles qui ont un pouvoir bactéricide pouvant être utilisé nous intéressent, ce sont les rayons X, les rayons du Radium (2), les rayons ultra-violets. L'action microbicide des deux premières sortes de radiations est encore peu connue et incomplètement étudiée; pour les rayons ultra-violets au contraire, la question a fait de grands progrès.

Il faut en attribuer la plus grande part tout d'abord à deux savants étrangers : FINSEN (de Copenhague), et TAPPEINER (de Münich) et à leurs élèves. Je ne m'étendrai pas sur les

(1) Nous prenons pour unité le μ ou millième partie du millimètre.

Rayons X et rayons γ du radium............	$\lambda < 0{,}005$ probablement
Rayons ultra-violets......................	$\lambda = 0{,}11$ à $0{,}40$
Spectre lumineux........................	$\lambda = 0{,}40$ à $0{,}80$
Infra-rouge. Rayons Rübens. Bec Auer......	$\lambda = 0{,}80$ à 40 et 60
Rayons hertziens. Rayons électriques.......	$\lambda = 5.000$ et davantage, plusieurs mètres, plusieurs kilomètres.

Rayons X et radiations diverses, par H. GUILLEMINOT. Paris, 1910.

(2) Suivant BECQUEREL (*Revue gén. des Sc. pures et appl.*, 15 août 1912), ce sont les radiations α qui produiraient les actions abiotiques les plus énergiques; le mélange des radiations β et γ à très haute dose produirait aussi une décomposition et une coagulation des substances protoplasmiques. Les radiations α ont un pouvoir pénétrant beaucoup moins accentué que les radiations β et surtout que les radiations γ.

recherches de ces auteurs et me contenterai de décrire l'origine et le développement des *lampes à vapeur de mercure*.
Si le principe de construction en avait sans doute été donné
par Way, en Angleterre (1860), on peut dire que la lampe à
vapeur de mercure a été en réalité inventée par le savant
allemand Arons, en 1892. Sa lampe consistait en un tube
en forme d'U renversé, où l'on avait fait le vide partiel, et
dont les extrémités fermées contenant du mercure renfermaient les électrodes (fils de platine scellés dans le verre
amenant le courant électrique). Cette lampe fonctionnait
avec une bobine d'induction de faible puissance fournissant
une étincelle de 10 centimètres de longueur.

Peter Cooper-Hewitt, de New-York, perfectionna l'appareil
en le rendant plus puissant, et put ainsi le faire entrer dans
le domaine industriel. Sa lampe, que construit la Société
Westinghouse, se compose d'un tube cylindrique dans lequel
on a fait le vide aussi parfait que possible; chaque extrémité
de ce tube constitue un réservoir contenant du mercure et
qui est en relation, par deux fils de platine, avec une source
de *courant continu* (1). Aux deux fils de platine sont fixées
deux électrodes en charbon, et le tout est maintenu par deux
calottes en métal qui forment les bornes de la lampe. Pour
établir l'incandescence de la vapeur de mercure, on fait
couler le métal d'une électrode à l'autre, par basculement;
on forme ainsi un filet liquide continu qui détermine un
court-circuit momentané ; la vapeur devient aussitôt lumineuse et conductrice. C'est de la lumière *froide*, et la vapeur
de mercure ainsi illuminée manque absolument de rayons
rouges, elle est blanche et spectrale.

La lampe étant mise en action, la lumière persiste, même
après que la lampe a été replacée dans sa position première,
tout le temps que le courant passe. La lumière de cette
lampe est très riche en rayons violets et ultra-violets; on y
note des longueurs d'onde de 0,238.

Toutefois Nogier et Thévenot, étudiant cette lumière en
1905 et en 1906 (2), au point de vue de son pouvoir bacté-
cide, avaient constaté que ce pouvoir était à peu près nul,
sans doute, disaient-ils, parce que la paroi de ces lampes
était en *verre ;* or l'on savait déjà, depuis les expériences de

(1) Lorsqu'on ne possède pas le courant continu, il faut un transforma-
teur pour convertir le courant alternatif en courant continu.

(2) *Arch. Elect. méd.*, p. 651. Bordeaux, 1907.

Marshall Ward, dont j'ai parlé plus haut, que le verre absorbe les rayons ultra-violets de courte longueur d'onde.

Mais pendant ce temps la lampe à mercure subissait de nombreux perfectionnements. Kuch, physicien attaché à la maison *Heraeus* de Hanau, avait songé (1905), à utiliser au lieu du verre le *quartz transparent* (cristal de roche fondu), qui est très difficilement fusible et ne s'amollit pas avant le chauffage à blanc (1). Le quartz, dont le coefficient de dilatation est presque nul, laisse passer les rayons ultra-violets, et de plus, permet d'élever la vapeur mercurielle à un degré beaucoup plus élevé qu'on ne pourrait le faire avec le verre ordinaire ; car le quartz se maintient à l'état solide à une température qui amollirait ou liquéfierait le verre. Par suite de ce degré élevé de température, le faisceau de rayons ultra-violets émis par la vapeur de mercure éprouve une forte augmentation.

La *lampe Heraeus* fut donc construite en quartz et resta le modèle type de ces sortes de lampes ; la *lampe Cooper-Hewitt* modifiée également (en remplaçant le verre par du quartz), constitue un deuxième modèle très répandu.

Pour toutes ces lampes, il est utile d'intercaler une résistance (rhéostat), entre le courant (continu) et la lampe, afin de régler le voltage que l'on veut obtenir aux électrodes. D'une façon générale, ces lampes fonctionnent à 110 ou

---

(1) On ne peut pas utiliser le cristal de roche ou *quartz naturel* parce que le travail en serait trop coûteux et que l'on n'obtiendrait ainsi que des cristaux de dimension insuffisante. On emploie donc le résidu de ce qui est utilisé pour les lentilles d'optique. Ce résidu, traité par la chaleur du four électrique, sert d'abord à faire des tubes qui, travaillés au chalumeau oxhydrique, fournissent les appareils (ballons, creusets, etc...). La Maison *Heraeus* s'est spécialisée dans cette industrie du quartz transparent obtenu par fusion de la silice pure. Récemment, en France, Billon-Daguerre serait également parvenu à obtenir un produit analogue au moyen d'un four électrique utilisant les courants triphasés. Il ne faut pas confondre le *quartz transparent* (cristal de roche pur fondu) avec la *silice fondue opaque* que l'on trouve également dans le commerce. Celle-ci paraît provenir de la fusion des sables quartzeux naturels (trouvés dans les filons par exemple), additionnés de fondant. Le produit obtenu contient des traces d'alcali, il est laiteux, opaque ou translucide et ne laisse passer qu'imparfaitement les rayons chimiques. D'autre part, en ce qui concerne la construction des lampes à vapeur de mercure, cette silice fondue est souvent poreuse, ce qui empêche de faire le vide dans les lampes. Toutefois, d'un prix moins élevé que le quartz transparent, cette silice fondue peut-être utilisée pour certains appareils ou objets divers, car elle présente encore vis-à-vis de la chaleur, de l'eau, ou des divers réactifs, une résistance bien supérieure (ainsi que nous aurons l'occasion de le voir) à celle des meilleurs verres.

220 volts, et avec une intensité de 2 ou 3 ampères et demi. Des rhéostats de réglage permettent d'obtenir aux électrodes toutes les tensions depuis 25 volts au minimum ; si l'on ne désire pas descendre aussi bas comme voltage, on emploie un rhéostat plus petit qui permet d'atteindre au moins 90 volts pour un courant à 220 volts, et 45 volts pour un courant à 110 volts (1).

Quant à la valeur de la lampe, elle est sous la dépendance du courant bien entendu (voltage et intensité), mais aussi sous celle du quartz employé (2).

On ne peut avoir recours qu'au courant fourni par le secteur d'une ville, parce que, seul, il fonctionne sous un voltage suffisant. Avec les courants que nous pourrions réaliser, même avec plusieurs éléments de pile, la différence de potentiel serait insuffisante.

C'est en France surtout, et dans ces dernières années que l'étude des propriétés bactéricides de la lumière ultra-violette, et leur application à la destruction des germes, ont été approfondies.

J'ai dit comment Thévenot et Nogier, opérant avec des lampes en verre, avaient cru un instant à l'inefficacité de la vapeur de mercure ; mais déjà en 1906, au *Congrès de l'Association française pour l'avancement des sciences*, à Lyon, ils avaient indiqué que l'intensité lumineuse par unité de longueur de tube devait être trop faible, et que la paroi de ces tubes, étant en verre, devait absorber une partie des rayons.

En 1907, G. Dreyer et Olav Hanssen (3), employant non pas la lampe à vapeur de mercure, mais la lampe électrique de Bang (avec électrodes de fer et réfrigération d'eau pour éviter l'élévation de température), et réalisant l'éclairage dans des chambres de quartz, purent observer que les rayons ultra-violets ainsi émis ont, pour une durée d'action prolongée, un pouvoir coagulant très net vis-à-vis des sub-

(1) Depuis quelque temps, l'allumage de ces *lampes* se fait automatiquement, par contact, comme un allumage électrique.

Au début, on avait construit des lampes pour immersion : on introduisait dans les liquides à traiter un long tube à vapeur de mercure. Aujourd'hui encore, certains fabricants utilisent des procédés de ce genre.

(2) La maison Shott et Genossen, d'Iéna, a tenté de remplacer le quartz, si coûteux et si difficile à travailler, par un verre résistant qui a été nommé *Uviol*. Ce verre ne laisse passer qu'une petite partie des rayons ultra-violets (les moyens seulement) ; aussi est-il déjà abandonné, et l'on peut dire que dans cette voie tout reste à faire.

(3) *C. R. Ac. Sc.*, CXLV, p. 234 ; 1907.

stances albuminoïdes (toxines, enzymes, albumines du sérum
et de l'œuf, vitelline, globuline, etc...).

Au contraire, les solutions de caséine, d'albumines trans-
formées (syntonine, peptone), ne troublent pas, elles jaunissent un peu seulement; la solution de lécithine (jaune) se
décolore sans qu'il se produise de triméthylamine appréciable à l'odorat.

Dans une autre note (1), les mêmes auteurs ont observé
l'action sur des enzymes (présure, trypsine, papayotine),
des toxines (ricine, abrine) et des immun-sérums (coli-agglu-
tinine), et mesurant le pouvoir hémolytique, l'action enzyma-
tique, le pouvoir agglutinant, ils ont observé l'affaiblissement
de ces substances, la coagulation des albumines, sous l'influence d'un *fort éclairage*.

En 1908, Nègre et Mlle Cernovodeanu (laboratoire Dastre)
communiquaient les résultats favorables qu'ils avaient
obtenus par l'action des rayons ultra-violets sur le cancer
des souris (2).

La même année, renouvelant leurs expériences de 1906,
mais en employant cette fois la lampe de quartz (modèle
Kromayer), Nogier et Thévenot purent mettre en évidence
les propriétés bactéricides des rayons ultra-violets. Ils expo-
saient à quelques centimètres de la lampe (125 volts, 5 ampères), des boîtes de Pétri ou des tubes contenant de la
gélose ensemencée avec du staphylocoque, du bacille
d'Eberth et du bacille de Löffler. Leurs résultats furent
communiqués au *Congrès pour l'avancement des sciences*,
de 1908, à Clermont-Ferrand.

Dans le courant des années 1908 et 1909, Nogier et Courmont essayèrent d'appliquer les propriétés bactéricides des
rayons ultra-violets à la stérilisation de l'eau potable (3). Au
moyen d'un long tube métallique à fermeture de quartz, qu'ils
plaçaient devant la lampe de Kromayer (fonctionnant sous
135 volts, 3 ou 4 ampères), ils constatèrent l'action stérilisante des rayons de courte longueur d'onde jusqu'à 0^m,30 de
distance et en une minute environ. Opérant sur de plus
grandes quantités d'eau *limpide*, au moyen d'un tonneau
cylindrique en tôle galvanisée de 115^{lit}, et dans lequel était
suspendue une lampe de 0^m,30 de long (135 volts, 9 ampères),

(1) *C. R. Ac. Sc.*, **CXLV**, p. 564; 1907.
(2) *C. R. Soc. Biol.*, **LXVI**, p. 212; 1909.
(3) *C. R. Ac. Sc.*, **CXLVIII**, p. 523; 1909.

la stérilisation obtenue fut, suivant les auteurs, complète en une ou deux minutes, sans qu'il se soit produit d'élévation de température, et sans que l'eau, privée de l'une quelconque de ses qualités, fût devenue nuisible ou impropre à la consommation.

L'eau irradiée n'était pas rendue antiseptique : de nouveaux germes y étant ensemencés y cultivaient de nouveau, des algues également ; l'eau irradiée n'était pas devenue nuisible pour la germination des graines ou pour l'existence des plantes adultes, elle n'était pas non plus toxique pour les animaux.

Au début de mars 1909, VICTOR HENRI (1) communiquait les résultats qu'il avait obtenus avec STODEL pour la stérilisation du *lait*. Les auteurs avaient stérilisé complètement du lait naturel du commerce, et du lait ensemencé avec du coli, du bacille lactique, etc... Comme il fallait opérer sur des couches *très minces* (quelques fractions de millimètre), le rendement était assez faible, aussi ce procédé de stérilisation n'a-t-il pas encore reçu d'application industrielle, bien qu'il soit susceptible de présenter certains avantages.

On sait en effet que la chaleur détruit, en même temps que les germes du lait, ses ferments, et précipite certains sels. BABILLÉ l'a récemment démontré à propos des carbonophosphates, et il a constaté que le lait stérilisé par les rayons ultra-violets n'était pas modifié, quant à ses éléments minéraux (2).

En même temps que l'on étudiait la destruction des germes, on recherchait aussi ce que devenaient les *toxines* sous l'influence des rayons.

COURMONT et NOGIER (3) n'avaient observé qu'une légère atténuation de la toxine tétanique ; mais VICTOR HENRI et Mlle CERNOVODEANU (4), opérant sur de la toxine tétanique *diluée* (avec une solution de NaCl à 8 p. 1000), en constatèrent la destruction complète, et attribuèrent à la présence du bouillon, dans lequel se trouvait la toxine pure, l'insuccès des précédents expérimentateurs.

Les rayons ultra-violets les plus actifs sont en effet absorbés par le bouillon, et l'action sur la toxine se trouve du même

(1) *C. R. Ac. Sc.*, CXLVIII, p. 582 ; 1909.
(2) *Journ. de Pharm. et de Chim.* [6], XXX, 444 ; 1909.
(3) *C. R. Ac. Sc.*, CXLVIII, p. 655 ; 1909.
(4) *C. R. Ac. Sc.*, CXLIX, p. 365 ; 1909.

coup contrariée. La dilution a pour effet de rendre le milieu
plus perméable aux rayons. Les auteurs constatèrent d'ailleurs que l'action des rayons est proportionnelle à la dilution ;
ils observèrent en outre que cette action croît plus vite que
la durée de l'irradiation (qu'elle est même proportionnelle
au carré de la durée), que la température et la présence d'air
sont sans influence, enfin que les rayons actifs sont ceux qui
sont absorbés par la toxine en solution, c'est-à-dire ceux qui
ont une longueur d'onde inférieure à 0,3021.

Les liquides plus ou moins colorés, les liquides troubles,
ou imparfaitement limpides, contenant des substances en
suspension, etc. ne sont pas stérilisables parce que les rayons
n'y pénètrent pas. Une *émulsion* comme le *lait*, je l'ai dit plus
haut, est peu perméable ; un milieu liquide, même limpide
comme le bouillon, mais renfermant des substances *colloïdes*
est peu perméable également. Au lieu d'atteindre $0^m,30$ et
plus, la pénétration des rayons n'y dépasse pas quelques fractions de millimètre (1). Il faut opérer sur des dilutions, ainsi que V. Henri l'a fait pour la toxine tétanique ;
ou, comme le même auteur l'a réalisé pour le lait, sur des
couches extrêmement minces.

La lenteur et la difficulté de l'opération rendent ainsi la
stérilisation onéreuse et peu pratique. Il en est de même
pour *la bière* (2), *le cidre* (3), *le vin* (4).

En résumé, c'est surtout avec un liquide incolore et limpide, comme l'eau, que la pénétration des rayons est facile
et la stérilisation complète pratiquement réalisable.

La question qui se posa d'abord fut de savoir si l'on ne
devait pas attribuer l'action stérilisante des rayons aux produits antiseptiques formés par la décomposition du liquide
irradié.

Tout d'abord se formait-il des substances antiseptiques,
et quelles étaient ces substances ?

Van Aubel, qui a étudié spécialement cette question, en a
fait un court exposé bibliographique (5). C'est Lénard qui,
le premier, en 1900, avait observé la production d'ozone aux

(1) Courmont et Nogier. *C. R. Ac. Sc.*, CXLIX, p. 364 ; 1909.
(2) Courmont et Nogier. *Soc. méd. des Hôpitaux de Lyon*, 2 mars 1909.
(3) Maurain et Warcollier. *C. R. Ac. Sc.*, CXLIX, p. 155, 1909.
(4) V. Henri et Schnitzler, *C. R. Ac. Sc.*, CXLIX, p. 312 ; 1909. Maurain
et Warcollier. *C. R. Ac. Sc.*, CL, p. 343 ; 1910.
(5) *C. R. Ac. Sc.*, CXLIX, p. 983 ; 1909.

dépens de l'oxygène dans un tube de quartz sous l'influence de la lumière ultra-violette (1). Le fait fut confirmé par GOLD-STEIN (1903), REGENER (1904), FRANZ FISCHER et BRŒHMER (1906). REGENER montra même que la lumière ultra-violette n'agit pas seulement sur l'oxygène pour l'ozoniser, mais désozonise aussi l'ozone formé, de sorte qu'il se produit une sorte d'équilibre entre l'oxygène et l'ozone formé.

Mais un premier mémoire de BORDIER et NOGIER (2), et un second de COURMONT, NOGIER et ROCHAIX (3), vinrent mettre en doute la formation d'ozone dans l'air irradié.

FRANZ FISCHER (1909) (4), critiqua les expériences de ces auteurs; et KERNBAUM à son tour (5) constata la formation d'eau oxygénée dans l'eau irradiée, selon la formule suivante, probablement : $2H^2O = H^2O^2 + H^2$.

E. VAN AUBEL (6) fit observer que l'ozone ne se dissout pas dans l'eau, mais agit sur ce liquide pour donner de l'eau oxygénée, et il constata la formation d'ozone dans l'air irradié. Il employait une lampe munie d'un globe protecteur, dans l'intérieur duquel il plaçait une capsule contenant de l'huile d'olive (bon dissolvant de l'ozone). Il constata, après 2 heures 15, la décoloration de l'huile et la présence d'ozone. Dans de l'eau irradiée pendant 14 heures, VAN AUBEL constata la présence d'eau oxygénée.

Enfin, selon LOMBARD (7), il y aurait réduction des nitrates avec formation de nitrites sous l'influence de l'hydrogène (fourni par la réaction KERNBAUM), ce qui est en contradiction avec des conclusions antérieures de COURMONT, NOGIER et ROCHAIX (8) qui prétendent que les rayons sont sans action sur les *nitrates* de l'eau. Ces trois derniers auteurs n'ont pas trouvé non plus de différences notables quant aux dosages des *matières organiques*, de l'*ammoniaque* et des *nitrites*, entre l'eau irradiée et l'eau non irradiée (9). Toutefois ces expériences ne paraissent pas encore tout à fait concluantes.

Pour l'ozone en particulier, KERNBAUM a fait observer (10) que

(1) EDER. *Photochemie*. 3e édition, p. 110; 1906.
(2) *C. R. Ac. Sc.*, CXLVII, p. 354 ; 1908.
(3) *C. R. Ac. Sc.*, CXLIX, p. 160 ; 1909.
(4) D'après VAN AUBEL. *C. R. Ac. Sc.*, article cité.
(5) *C. R. Ac. Sc.*, CXLIX, p. 273; 1909.
(6) Article cité.
(7) *C. R. Ac. Sc.*, CL, p. 227; 1910.
(8) *C. R. Ac. Sc.*, CXLIX; p. 160; 1909.
(9) Ils opéraient sur de l'eau additionnée de ces diverses substances.
(10) Article cité.

si Courmont, Nogier et Rochaix n'en avaient pas trouvé dans leurs essais, cela tenait à ce qu'ils n'avaient pas assez prolongé l'exposition à la lumière, et que la quantité d'eau oxygénée ainsi formée avait été trop faible.

V. Henri et Mlle Cernovodeanu ont essayé dans une série d'expériences de tirer la question au clair (1). Ils ont constaté que la quantité d'eau oxygénée formée dans l'eau en 30 minutes par la lampe *Westinghouse-Cooper-Hewitt* (220 volts) à 20^{cm}, est environ de 1/5 de milligramme par litre. Or, l'eau oxygénée n'exerce une action stérilisante, sur une émulsion de b. coli par exemple, qu'à une concentration 400 fois plus forte. Cette même émulsion additionnée de la même quantité d'eau oxygénée et soumise ensuite aux rayons ultra-violets, on n'observe pas d'accélération dans l'action microbicide. Il en résulte que, selon les auteurs, ce n'est pas l'eau oxygénée produite qui cause la destruction des germes. D'ailleurs, la formation d'ozone dans l'air ou d'eau oxygénée dans l'eau est peu rapide, tandis que la stérilisation est généralement obtenue en quelques minutes.

Les mêmes auteurs constatèrent, en outre, que les différents microbes n'offrent pas tous la même résistance, que la température ne joue aucun rôle, mais que la distance du milieu irradié à la lampe a beaucoup d'importance, l'action bactéricide des rayons décroissant plus vite que le carré de la distance.

Les rayons les plus actifs sont ceux qui ont une longueur d'onde inférieure à 0,28, c'est-à-dire ceux précisément qui sont absorbés par les protoplasmes des cellules (2).

Ainsi l'on peut considérer comme démontré que ce n'est pas à l'eau oxygénée ou à l'ozone produits qu'il faut attribuer l'action microbicide des rayons; mais quel est alors le mécanisme de cette action?

Courmont et Nogier (3) avaient déjà signalé au *Congrès de l'Association française* (Clermont-Ferrand, 1908), qu'une *cellule végétale* cesse de vivre après être restée quelques instants exposée aux rayons ultra-violets. Elle n'assimile plus, elle perd de sa turgescence, et les organes floraux surtout semblent atteints.

(1) *C. R. Ac. Sc.*, CL, p. 51; 1910.
(2) On emploie souvent comme unité, au lieu du μ ou millième partie du millimètre, l'unité Angström ou millionième partie du millimètre.
(3) *Arch. d'Elect. méd.*, Bordeaux, p. 605; 1908.

Si les *cellules microbiennes* sont plus fragiles encore que les cellules des végétaux supérieurs, cela tient probablement à ce qu'elles sont plus petites, plus isolées et dépourvues de la chlorophylle qui constitue un écran protecteur.

RAYBAUD (1), après avoir rappelé les expériences antérieures de TAPPEINER et HERTEL sur la nocivité de certaines radiations, a exposé le résultat de ses recherches sur les *champignons* : Phycomyces nitens, Rhizopus nigricans, Sterygmatocystis nigra. Utilisant une lampe en quartz à vapeur de mercure (220 volts, 3 à 5 ampères), il constata, en projetant le spectre de la lumière ultra-violette sur les cultures, que les champignons y dessinaient un spectre biologique coïncidant sensiblement avec le spectre photographique. Il observa que l'action de nocivité semblait proportionnelle à l'action chimique sur le papier aux sels d'argent, la zone 0,3030 à 0,2480 étant la plus active. Il y avait cependant, en allant vers les extrémités du spectre, des différences dans les deux sortes d'action, et RAYBAUD observa que les radiations de grande longueur d'onde (relativement), 0,3130 (ultra-violet) à 0,4350 (violet), ne sont plus nocives sur les champignons, mais impressionnent encore le papier-citrate.

MAQUENNE et DEMOUSSY (2), utilisant une lampe *Heraeus* (110 volts, 3 ampères), ont étudié, à leur tour, l'action des rayons ultra-violets sur la végétation des *plantes vertes*, et ont observé la mort rapide des cellules végétales ; toutefois cette action serait surtout superficielle et ne s'exercerait pas dans la profondeur des tissus ; les feuilles par exemple noirciraient ou changeraient de pigmentation. Les *tissus animaux* eux-mêmes ne sont pas insensibles à la lumière ultra-violette; notre épiderme et nos yeux (3), en particulier, la supportent très mal (coup de soleil électrique, conjonctivites).

---

(1) *C. R. Ac. Sc.*, CXLIX, p. 634; 1909.
(2) *C. R. Ac. Sc.*, CXLIX, p. 756; 1909.
(3) MONPILLARD a constaté (*Société ophtalmologique*, séance du 5 avril 1910) que, même sous une épaisseur de 8 millimètres, une glace blanche laisse encore filtrer un certain nombre de rayons ultra-violets. Les verres bleus et les verres fumés, les verres jaunes peu teintés sont également d'insuffisants protecteurs pour les yeux. Il faut employer des verres jaunes de teinte 4 au minimum, ou des verres *Euphos* (à partir de la teinte 2), ou encore de préférence les verres à l'*esculine*. Ces derniers ont l'avantage d'être incolores, de permettre ainsi la perception des couleurs et de ne rien diminuer de l'acuité visuelle. En associant les verres à l'esculine au verre fumé, on peut d'ailleurs, si on le désire, atténuer l'ensemble des radiations visibles du spectre.

L'action des rayons semble donc s'exercer à la fois sur l'épithélium des végétaux supérieurs, l'épiderme des tissus animaux et les microorganismes; le degré d'action, seul, varie par suite de la résistance opposée par ces différents tissus. Suivant RAYBAUD, HERTEL, le premier, a démontré que l'action nocive des rayons n'est pas due, comme on pourrait le croire, aux modifications chimiques apportées dans le milieu nutritif par l'irradiation.

J'ai rappelé plus haut que DREYER et HANSSEN, en 1907, avaient déjà observé l'effet coagulant des rayons de la *lampe de Bang* sur les albuminoïdes.

RAYBAUD (1) renouvela ces expériences, mais cette fois avec la lumière de mercure, sur les albumines de pois, de haricot, sur la gélatine et le blanc d'œuf. Il constata que les radiations de longueur d'onde inférieure à 0,3030 surtout, provoquaient cette coagulation, qui ressemble d'ailleurs à la coagulation ou fixation produite par la chaleur.

Quand on fait agir ces deux agents : chaleur ou lumière ultra-violette, sur des champignons par exemple, on observe une contraction du protoplasme, qui devient *granuleux;* mais dans le cas des rayons ultra-violets, le retrait est si prononcé que la membrane albuminoïde interne se sépare de la membrane cellulosique externe, et qu'il se forme ainsi une sorte de cordon plasmique rempli de noyaux, entouré d'un manchon de liquide hyalin et inactif.

Toutefois, même dans ces conditions, le champignon peut encore continuer à se développer.

Il est impossible d'arriver à un résultat tout à fait semblable avec la chaleur; car sans doute, dans ce cas, certaines réactions chimiques indispensables à la vie de la cellule sont arrêtées avant que l'on ait atteint la température où se produit cette différenciation. Dans tous les cas, l'effet général des rayons, comme de la chaleur, consiste en une *fixation* des albuminoïdes correspondant à la mort du protoplasme.

La membrane albuminoïde de la cellule, étant très vite coagulée par la lumière ultra-violette, arrête les communications biologiques que les parties les plus internes du végétal, restées encore momentanément vivantes, avaient avec le dehors, et cela explique l'absence de plasmolyse observée par MAQUENNE et DEMOUSSY chez les plantes irradiées.

(1) De l'influence des radiations ultra-violettes sur le protoplasme. *C. R. Soc. Biol.*, LXVIII, p. 381; 1910.

V. Henri et Mlle Cernovodeanu (1) ont étudié aussi en détail l'action microbicide des rayons ultra-violets. Leurs expériences ont porté sur des émulsions aqueuses de micro-organismes et aussi sur des préparations desséchées sur lames, en comparaison avec des préparations du même genre fixées par l'alcool ou par la chaleur. La moitié seulement de la lame était irradiée, l'autre moitié était recouverte avec un carton noir ou un écran de verre. Les auteurs observèrent ainsi à l'ultra-microscope que le protoplasme devenait brillant et granuleux, et que ces changements correspondaient à un début de coagulation analogue à celui de l'albumine de l'œuf ou de l'albumine du plasma sanguin.

Les microbes (bacille typhique, b. coli, staphylocoque, b. du charbon, b. du tétanos, b. de Koch, spirilles, amibes, trypano-somes, levures, infusoires, globules blancs ou rouges, etc.) sont *fixés* sous l'influence assez prolongée des rayons ultra-violets (2).

Les microbes qui ont été exposés aux rayons prennent mal les colorants ; et même, si l'action a été prolongée, ne se colorent plus du tout. En revanche, certains éléments (spores) qui normalement ne se coloraient pas sans mor-dançage préalable, prennent les colorants directement après avoir été irradiés. De même, les bacilles qui prenaient le Gram ne le prennent plus après avoir subi l'action des rayons. En résumé, comme on le voit, *ces derniers produisent dans le protoplasma des transformations chimiques et physiques importantes qui modifient complètement les réactions de colo-ration* ; or, la chaleur, l'eau oxygénée et les fixateurs ordi-naires ne produisent pas de modifications semblables (3).

V. Henri et Mlle Cernovodeanu (4) ont démontré que l'action *abiotique* des rayons est surtout marquée à partir des radiations 0,2800 et 0,2900 ; les rayons de longueur d'onde inférieure à cette limite sont donc nettement incom-

---

(1) *C. R. Ac. Sc.*, CL, p. 729 ; 1910.

(2) Il est à remarquer que les rayons n'influencent pas également tous les microorganismes : amibes, infusoires, bactéries ; aussi pourrait-on les em-ployer à des séparations microbiennes ; d'autre part l'action sur les fer-ments est moins rapide que sur les germes : d'où la possibilité de détruire ceux-ci sans atteindre ceux-là.

(3) Bordier et Horand (*C. R. Ac. Sc.*, CL, p. 634, 886 ; 1910) ont con-staté également la suppression des mouvements chez les trypanosomes, et la granulation de leur protoplasme qui devient transparent et hyalin après l'irradiation.

(4) *C. R. Ac. Sc.*, CL, p. 549 ; 1910.

patibles avec la vie; or, j'ai dit plus haut que la terre ne recevait pas ces radiations; il est à présumer que la vie, telle que nous la concevons du moins, serait impossible s'il en était autrement.

La lampe à vapeur de mercure ne constitue pas, nous l'avons dit, la seule source de rayons ultra-violets ; l'arc électrique à charbons (utilisé dans les appareils médicaux : Finsen, Lortat-Genoud, Marie, etc.) fournit une lumière assez voisine de la lumière solaire ; l'arc électrique à électrodes de fer (appareils de Bang, Broca-Chatin) est plus riche en ultra-violet, l'effluve électrique préconisé par Leduc' également.

Récemment, Ed. Urbain, Scal et Feige (1) ont réalisé un arc très riche en radiations comprises entre 0,1860 et 0,2900 en employant comme mèche .des charbons : un mélange de charbon et d'alumine.

Billon-Daguerre (2) prétend avoir de son côté obtenu une source de rayons de très courte longueur d'onde. Suivant l'auteur, la région du spectre entre 0,1030 et 0,1100 comprend des radiations dont l'action chimique est 25 fois supérieure à celle des rayons ultra-violets de la lampe à mercure. On sait que certains gaz (CO, CO^2, SO^2, H^2S) donnent des spectres riches en bandes dans la région comprise entre 0,2000 et 0,1000, c'est-à-dire riches en radiations puissamment photochimiques. En illuminant dans des tubes de quartz (au moyen d'un courant induit par exemple) certains de ces gaz raréfiés, on obtiendrait, suivant l'auteur, un rendement très supérieur à celui des lampes à vapeur de mercure. L'auteur a donc utilisé comme gaz l'*hydrogène*, et comme courant induit celui d'une bobine de Rhumkorff reliée au secteur, ou à une série de trois accumulateurs.

La supériorité de cette source de rayons ultra-violets sur la lampe à mercure tiendrait à ce que, dans cette dernière, 20 p. 100 seulement de l'énergie électrique sont utilisés pour fournir de l'ultra-violet; le reste produit inutilement des rayons visibles non abiotiques.

Au contraire, la *presque totalité* de l'énergie dans la lampe Billon-Daguerre servirait à la production de rayons invisibles de très courte longueur d'onde et puissamment bactéricides.

(1) *C. R. Ac. Sc.*, CL, p. 548; 1910.
(2) *C. R. Ac. Sc.*, CXLIX, p. 810; 1909 ; et CL, p. 479; 1910.

Malheureusement, selon Schumann, l'eau, sur un centimètre d'épaisseur, et le quartz lui-même, ne laissent pas passer de radiations inférieures à 0,1820. Il en résulterait donc qu'il est inutile de chercher à obtenir des radiations de longueur d'onde inférieure à 0,1850 (1).

Schumann a calculé également la perméabilité de l'air : un millimètre d'air absorbe toutes les radiations au-dessous de 0,1650 ; 20 centimètres absorbent en partie les radiations inférieures à 0,1930, — cela explique la nécessité de faire agir la lampe à une faible distance du milieu à stériliser.

La distance de la lampe au liquide à stériliser doit donc être faible : quelques centimètres seulement ; plus la distance sera grande, plus il faudra prolonger l'exposition. Toutefois, il n'est pas absolument démontré qu'il soit avantageux d'immerger complètement la lampe dans le milieu liquide à stériliser.

En effet, il y a deux façons de faire fonctionner les lampes à mercure :

a) Ou bien à *température basse,* la lampe étant immergée dans le liquide à stériliser et refroidie par elle (procédé Courmont et Nogier, appareils Billon-Daguerre) ;

b) Ou bien à *haute température,* lampe non immergée (système Westinghouse, appareils Cooper-Hewitt).

Or, il semble résulter des expériences de V. Henri (*Acad. des Sc.,* 14 août 1911) que, pour une même dépense de courant, les lampes à vapeur de mercure donnent à haute température une lumière plus riche en rayons ultra-violets (2). Nous dirons seulement quelques mots des nouveaux appareils Cooper-Hewitt.

L'appareil à stériliser B2, pour un débit de 600 litres à l'heure, comprend trois parties principales : la lampe en quartz à vapeur de mercure, le récipient stérilisateur, le tableau d'allumage.

La lampe (tube en forme de W dans lequel on a fait le vide) contient du mercure réparti à chacune des deux extrémités et constituant les deux électrodes de la lampe. L'allumage s'opère, après avoir mis le courant, en basculant légèrement la lampe de façon à mettre en contact le mercure des deux électrodes. En laissant ensuite revenir la

(1) D'après Urbain, Scal, Feige (article cité).

(2) Voir *C. R. Ac. Sc.,* août 1911. Parmi les raisons de cette différence d'action, on doit signaler l'incrustation de la surface des tubes de quartz due aux sels calcaires contenus dans l'eau par exemple ; cette incrustation rend le quartz plus ou moins imperméable aux rayons.

lampe, on rompt le filet de mercure qui dégage une étincelle enflammant la vapeur de mercure.

Le *stérilisateur* est un cylindre de tôle émaillée, auquel aboutit latéralement et à la partie inférieure, le tube d'adduction d'eau à stériliser. Dans l'intérieur de ce récipient

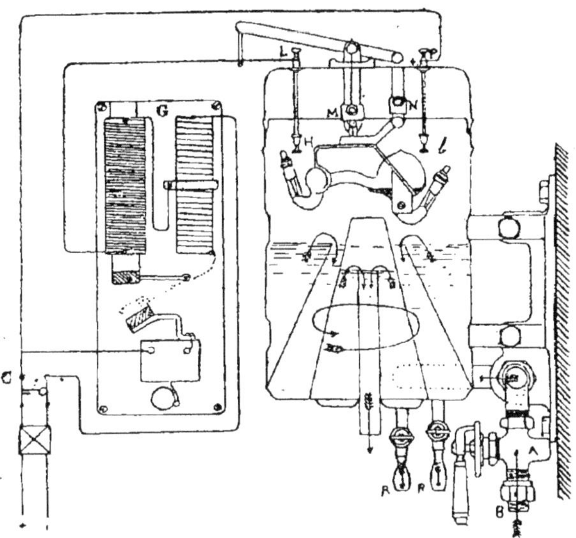

Fig. 6.

RR, Robinets de vidange ; — G, Résistance et self nécessaire au fonctionnement de la lampe. Une sonnerie est placée sur le circuit C, interrupteur.

L'eau arrive de la canalisation par le raccord B et passe par le robinet de réglage A, dont le débit peut être réglé de 0 à 600 litres à l'heure. L'eau pénètre ensuite tangentiellement à la partie inférieure de l'appareil et se trouve par suite animée d'un mouvement giratoire. Elle se déverse en lame mince au-dessus du rebord de la première chicane, passe dans la seconde pour remonter dans la troisième, d'où elle s'écoule en lame mince dans le tube de sortie placé au centre de l'appareil.

existent plusieurs entonnoirs concentriques formant chicanes. L'eau pénètre tangentiellement à la partie inférieure de la cuve et pendant son parcours, prolongé à dessein, est constamment exposée aux rayons lumineux.

Le *tableau d'allumage* comprend : un rhéostat, un interrupteur bipolaire, une sonnerie d'alarme qui se met en marche quand le courant vient à cesser dans la lampe ; on peut ainsi fermer de suite le robinet d'arrivée d'eau.

Il existe un appareil plus simple (B5) pour usages domestiques (débit : 100 litres à l'heure). Tous les organes principaux (robinet d'arrivée d'eau, cuve-récipient, lampe, résistance, fusibles, interrupteur) sont réunis en un seul corps fixé sur un tableau de marbre. La cuve possède un déversoir régulateur de débit ; la lampe a la forme d'un U renversé. Une calotte en verre opalin permet de se rendre compte du fonctionnement de la lampe pour les yeux. Il suffit : 1° de fermer l'interrupteur ; 2° de basculer la lampe, pour opérer la rupture du filet de mercure qui fait jaillir l'étincelle d'allumage ; 3° d'ouvrir le robinet d'eau.

J. TANTON a utilisé avec succès l'appareil B2, pour la stérilisation en campagne, aux colonies par exemple, de l'eau d'alimentation et de l'eau chirurgicale (1).

Tout au contraire, selon COURMONT et NOGIER (2), les appareils à lampe immergée présentent sur les appareils à lampe non immergée les avantages suivants :

1° Action plus rapide, *instantanée* même, puisque la distance du liquide à la lampe se trouve ainsi réduite au minimum ; or, on sait que la quantité de lumière reçue par unité de surface à stériliser varie en raison inverse du carré de la distance (loi de Kepler).

2° Avec les lampes immergées, le voltage aux bornes est *fixe* dès l'allumage, aussi bien que l'intensité, c'est-à-dire que les lampes prennent immédiatement leur *régime d'équilibre ;* avec les autres lampes au contraire, ce ne serait qu'au bout de 10 minutes que ce régime optimum serait atteint, et à ce moment seulement (où le voltage aux bornes serait de 80 volts et l'intensité du courant de 4 ampères) on serait sûr que l'eau qui s'écoule est bien stérile. Cet inconvénient serait surtout sérieux quand on emploie l'eau de façon fréquente et discontinue (buffet d'une gare par exemple) ; la perte d'eau serait considérable si on laissait constamment l'appareil en fonctionnement, et la perte de temps énorme s'il fallait attendre 10 minutes avant chaque nouvelle prise d'eau.

(1) *Revue d'Hygiène et de Police sanitaire,* 20 janvier 1913. — Voir aussi au sujet de ces appareils *Presse médicale,* 19 avril 1913, p. 453. P. DESFOSSES.
(2) Voir *Presse médicale,* article de Nogier ; 24 mai 1913, p. 612.

3° Avec les lampes immergées, l'utilisation des rayons est plus parfaite, tandis qu'avec les autres, il y aurait 50 p. 100 des rayons émis qui seraient perdus.

4° Dans les appareils à lampe immergée, il n'y a pas de chicanes dont le nettoyage est difficile.

5° Les débris ou corps étrangers qui flottent souvent à la surface de l'eau à stériliser forment écran à la lumière lorsque celle-ci est au-dessus du liquide, ce qui ne se produit pas avec les lampes immergées.

6° Toujours suivant NOGIER, les lampes immergées vieillissent moins vite que les lampes qui fonctionnent à haute température.

7° La lampe immergée serait plus économique, elle donnerait 420 litres pour 0 fr. 17, tandis qu'avec la lampe non immergée, le prix dépasserait 0 fr. 40.

Enfin, selon NOGIER, il n'y aurait pas production d'eau oxygénée ou d'ozone avec les lampes immergées, au contraire de ce qui se passe avec les lampes non immergées: NOGIER conclut enfin que la lampe COOPER-HEWITT est préférable pour l'éclairage et la lampe immergée pour la stérilisation.

Nous nous bornerons à constater que les deux systèmes en présence ont leurs avantages et leurs inconvénients et qu'il faut attendre encore avant de se prononcer d'une manière définitive; mais dans tous les cas, l'essentiel est qu'il existe dès maintenant des appareils stérilisateurs d'un maniement pratique et d'une efficacité certaine, aussi bien pour les usages industriels que pour les usages domestiques.

Il sera indispensable, quel que soit l'appareil employé, de bien surveiller et vérifier de temps en temps la qualité des lampes qu'on emploie (1).

La conclusion générale que l'on peut tirer de l'ensemble de ces travaux est que les rayons ultra-violets constituent une source précieuse d'énergie applicable, et d'ailleurs appliquée déjà, en médecine ; d'autre part, elle est sans doute appelée par ses propriétés *abiotiques* à être utilisée à la destruction des germes. Pour l'*eau des villes* en particulier, l'emploi des rayons ultra-violets semble présenter de réels

---

(1) BORDIER (*Bull. et Mém. Soc. de Radiol.*, p. 47, février 1910) a proposé d'évaluer la quantité de rayons ultra-violets par le poids d'argent réduit dans une solution décinormale d'azotate d'argent ; en pratiquant ces évaluations, il a observé que les lampes en quartz à vapeur de mercure ne sont pas inusables; elles laissent, au bout d'un certain temps, passer les rayons en moins grande quantité.

avantages sur le procédé de filtration actuellement en usage. V. Henri a pu récemment, avec ses collaborateurs, réaliser la stérilisation de grandes quantités d'eau (1).

Quant aux autres applications, elles ne paraissent pas devoir sortir du laboratoire, du moins à l'heure actuelle.

Action des rayons ultra-violets sur les solutions pharmaceutiques.

J'ai voulu expérimenter l'action des rayons ultra-violets sur un certain nombre de solutions assez fréquemment employées en pharmacie (2). J'ai eu pour cela recours à la lampe *Cooper-Hewitt* (société Westinghouse) (3 ampères, 110 volts), fabriquée à Paris.

Je me suis proposé de répondre aux deux questions suivantes :

1° Les rayons ultra-violets pénètrent-ils dans les liquides examinés aussi bien que dans l'eau ; ou mieux : quel est le degré de perméabilité de ces diverses solutions ?

2° Le passage des rayons au travers de ces liquides produit-il une altération quelconque des substances en solution ?

a) Pour une durée faible d'action lumineuse (1 à 5 minutes);

b) Pour une durée prolongée (15 à 30 minutes) (3).

Ces altérations sont possibles *a priori*, soit qu'on les attribue à l'action chimique propre aux rayons, soit qu'on admette la formation secondaire, aux dépens de l'air et de l'eau, de traces d'ozone, d'eau oxygénée ou d'hydrogène (Kernbaum).

1° **Pénétration.** — Nous avons effectué la comparaison, au point de vue des rayons, entre l'eau distillée et les divers

---

(1) *C. R. Ac. Sc.*, CL, p. 932; 1910. V. Henri et Helbronner ont construit aussi des lampes à mercure en quartz qui marchent sur des courants de 220 et même de 500 volts, ce qui permet de réaliser la stérilisation de grandes quantités d'eau et d'effectuer de nombreuses réactions chimiques.

(2) Ces résultats ont été communiqués à la *Société de Pharmacie*, dans la séance du 4 mai 1910.

(3) Nous n'avons pas, dans cette série d'expériences, prolongé davantage la durée de l'irradiation parce que la stérilisation, quand elle est pratiquement possible, est assurée en un temps très court, et que la décomposition, pour un temps trop long, pourrait être attribuée à d'autres facteurs que la lumière.

liquides, au moyen de deux petits récipients de même capacité et constitués tous deux par un anneau de verre collé sur une lame de quartz. Ces petits récipients sont disposés côte à côte sur une feuille de papier sensible au citrate d'argent (mat). On introduit l'eau distillée dans l'un, le liquide à essayer dans l'autre, et on expose aux rayons pendant un temps déterminé ; la teinte prise par le papier sert à l'évaluation colorimétrique de la perméabilité.

Lorsque la teinte obtenue après 15 secondes n'est pas semblable des deux côtés, si elle est par exemple plus foncée sous le récipient d'eau distillée que sous celui du liquide essayé, on peut en conclure que les rayons photochimiques émis par la lampe de quartz traversent beaucoup mieux l'eau distillée que l'autre liquide. En recouvrant d'un carton noir le récipient d'eau distillée, et en continuant à laisser agir les rayons sur l'autre récipient jusqu'à ce que la teinte du papier devienne comparable à celle qu'il avait prise sous l'eau distillée en 15 secondes, on obtient une évaluation colorimétrique assez précise de la perméabilité.

Si par exemple, le temps nécessaire est de 30 secondes, on peut en déduire que la perméabilité est deux fois inférieure à celle de l'eau, etc...

Si le papier reste blanc, c'est-à-dire n'est pas impressionné du tout, ni en 15 secondes, ni même en un temps plus long, cela signifie que le liquide est imperméable et arrête complètement les rayons au passage.

Il n'y a pas, à la vérité, de proportionnalité absolue entre l'action photochimique et l'action bactéricide. Les tracés graphiques représentant ces deux sortes d'action, sont de même sens, mais ils ont une courbure différente.

Sans vouloir exprimer cette double action avec une rigueur mathématique, on peut cependant se l'imaginer grossièrement de la façon suivante.

Si l'on porte en abscisse les longueurs d'onde des diverses radiations (comprises entre 4.000 et 2.000 unités Angström) — et en ordonnée : l'intensité d'action photochimique ou l'intensité d'action bactéricide (1), on obtient deux courbes

____

(1) On peut séparer les diverses radiations ultra-violettes au moyen d'écrans ; c'est ainsi que V. Henri (C. R. Ac. Sc. 1910, 28 février, p. 549), s'est servi d'un écran de viscose pour ne laisser passer que les radiations comprises entre 4.000 et 2.534, d'un écran d'acétate de cellulose pour lais-

présentant à peu près l'aspect suivant. Comme on le voit, la courbe d'action bactéricide s'élève très rapidement au-dessous de 3.000 unités A (vers 2.800), tandis qu'elle reste presque horizontale jusqu'à cette limite ; au contraire, la courbe d'action photochimique croît assez régulièrement dès la radiation 4.000. Il en résulte que certains rayons (vers 3.000) peuvent avoir une action photochimique suffisamment nette, tout en ne possédant qu'un pouvoir bactéricide excessivement faible ; et que par contre, les rayons ultra-

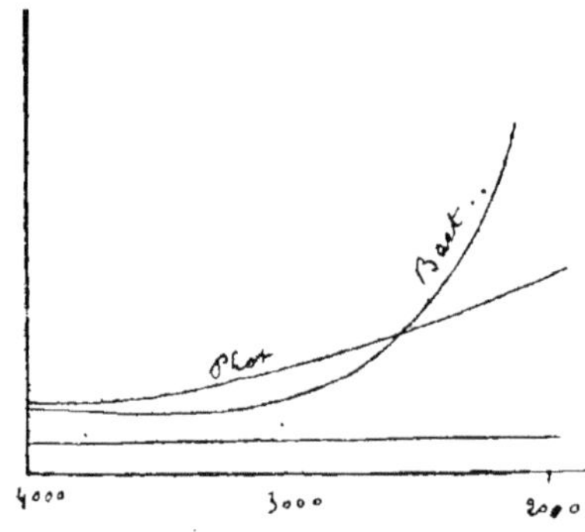

Fig. 7.

violets de courte longueur d'onde (au-dessous de 2.800) peuvent exercer une action bactéricide très intense, sans que leur pouvoir photochimique soit très notablement accru (1).

Il résulte de ces données, qu'en présence d'une action photochimique accentuée, on peut conclure à une action bacté-

ser agir les radiations entre 4.000 et 2.804, d'un écran en verre blanc de 1ᵐᵐ pour celles comprises entre 4.000 et 3.022, et en verre *euphos* pour celles comprises entre 4.000 et 3.908.

L'*intensité photochimique* peut s'évaluer de différentes manières, par exemple : d'après la quantité d'argent réduite dans une solution de nitrate d'argent en un temps déterminé, pour une surface et une épaisseur déterminées ; ou bien encore d'après une échelle chromométrique réalisée au moyen de papier au ferrocyanure de potassium ou au citrate d'argent.

L'*intensité bactéricide* peut s'évaluer approximativement d'après l'action produite en un temps donné sur un liquide-type contenant un nombre déterminé de bactéries semblables.

(1) Aucun ouvrage n'ayant encore paru sur cette question d'actualité, je me contente d'indiquer les grandes lignes du phénomène, sans viser à aucune précision d'ordre mathématique. Ces indications m'ont été aimablement fournies par V. HENRI.

ricide certaine, mais que pour une action photochimique modérée, l'action bactéricide est le plus souvent peu sensible. On verra plus loin que mes expériences personnelles sont tout à fait d'accord avec cette manière de voir.

Je vais indiquer maintenant les résultats que j'ai obtenus au point de vue de la perméabilité des divers liquides examinés.

Je classerai ceux-ci en quatre groupes principaux (1) :

1° Les solutions de *cacodylate de sodium* (2), de *sublimé*, de *nitrate d'argent*, de *glycérophosphate de calcium*, *d'aucubine*, de *chlorhydrate de pilocarpine*, de *benzoate de mercure*, et les *sérums Chéron et Huchard*, sont pénétrés par les rayons à peu près aussi bien que l'eau distillée elle-même.

2° Les solutions de *chlorhydrate de cocaïne*, de *chlorhydrate de morphine* et de *cacodylate de gaïacol* sont environ trois fois, et les solutions *d'arbutine* et de *méthylarbutine* environ cinq fois moins perméables que l'eau distillée.

3° Les solutions *d'adrénaline*, de *gentiopicrine*, *d'atoxyl*, de *salicylate d'ésérine* et de *chlorhydrate d'apomorphine* (toutes incolores), celles de *caféine* (légèrement colorées), ainsi que *l'huile d'olive* (lavée à l'alcool ou non) sont de cinq à dix fois moins perméables que l'eau distillée.

Les rayons ultra-violets sont donc en partie arrêtés par les substances des groupes 2 et 3 ; nous verrons plus loin qu'il y a, en outre, pour certaines, une altération chimique correspondante.

Quand il s'agit de ces solutions peu perméables, on peut obtenir une action photochimique suffisante en *augmentant la durée* de l'irradiation ; mais il n'est pas démontré, ainsi que je l'ai expliqué plus haut, que l'effet bactéricide obtenu soit suffisant, et l'on court le risque, dans ces conditions, d'accentuer la décomposition chimique.

Il est préférable de diminuer l'épaisseur de la couche irradiée ; avec *l'huile d'olive* par exemple, la pénétration des rayons s'effectue assez bien pour une épaisseur de deux ou trois millimètres.

On n'a pas oublié d'ailleurs que V. Henri et Stodel ne sont parvenus à stériliser le lait qu'en opérant sur des nappes excessivement minces.

---

(1) Par suite de la hauteur des récipients, mes essais de pénétration n'ont pu être faits que sur une épaisseur de 1^{cm}.

(2) Le titre de chacune de ces solutions sera indiqué plus loin au paragraphe : *Altération*.

On peut aussi obvier à la faible perméabilité de certains liquides à l'égard des rayons en les diluant (1). C'est ainsi que Courmont et Nogier, faisant agir la lampe de Kromayer sur de la toxine tétanique, même pendant un temps prolongé, n'avaient pas observé d'atténuation notable, tandis que V. Henri et Mlle Cernovodeanu, diluant cette même toxine avec une solution de chlorure de sodium à 8 p. 1.000, obtinrent aisément sa destruction.

Toutefois, il est bien entendu que le liquide servant à la dilution possède une influence capitale, il faut qu'il soit lui-même très perméable, ce qui est le cas de l'eau ou de la solution chlorurée ; si la toxine au contraire était diluée avec du bouillon, milieu peu perméable, l'action des rayons demeurerait à peu près nulle.

4° Les solutions de *bisulfate* et de *bichlorhydrate de quinine*, de *biiodure de mercure* et de *méthylarsinate de fer* (très colorée) sont à peu près imperméables. L'absorption des rayons est presque totale.

2° **Altération:** — Pour me rendre compte des altérations causées par les rayons ultra-violets, j'ai introduit dans des petits cristallisoirs non couverts, de 5 ou 6^{cm} de diamètre, les solutions à essayer. La source lumineuse était à 13^{cm} de distance environ, et l'épaisseur de la couche exposée variait de 1/2^{cm} à 2^{cm}1/2. Il est à noter que l'action de la lampe n'élève pas sensiblement la température des liquides ; au bout de 30 minutes celle-ci atteint seulement 35 à 40°.

Ajoutons qu'il est possible de maintenir la température à 15° environ, en immergeant les récipients exposés aux rayons dans de l'eau courante froide pendant toute la durée de l'irradiation.

1° *Solution de chlorhydrate de cocaïne* (à 2 p. 100) (2). — 3 essais : 1′, 15′, 30′. Épaisseur de la couche irradiée : 2^{cm}.

Le témoin consiste en une autre partie de la même solution, non soumise à l'action lumineuse.

Les trois échantillons irradiés, examinés comparativement au témoin, ne présentaient aucune altération appréciable : ni odeur, ni coloration, ni précipité.

Au polarimètre, la déviation était de — 2·54′ pour les quatre échantillons ($l = 22^{cm}$.)

(1) Avec l'huile il va sans dire que le procédé est inapplicable.
(2) Le titre indiqué pour chacune de nos solutions n'est qu'un titre approché ; les pesées ayant été faites au simple trébuchet.

2° *Solution de chlorhydrate de morphine* (à 2 p. 100). — 3 essais : 1', 15', 30'. Epaisseur de la couche irradiée : 2ᶜᵐ.

Après 1' : pas de coloration appréciable; après 15' : coloration jaunâtre à peine sensible; après 30' : très légère coloration jaune.

Au polarimètre, pour les trois essais et le témoin : la déviation était identique (— 3°46').

3° *Solution de chlorhydrate d'adrénaline* (à 1 p. 1.000). — 2 essais : 1', 30'. Epaisseur : 1/2ᶜᵐ.

Après 1' : rien d'appréciable ; après 30' : coloration nette.

J'ai effectué l'irradiation des solutions de chlorhydrate de morphine et d'adrénaline en présence d'un excès d'acide. Celui-ci n'a produit qu'un léger retard dans l'altération.

4° *Solution de chlorhydrate d'apomorphine* (à 0,5 p. 100). — 3 essais : 1', 3', 15'. Epaisseur : 1/2ᶜᵐ.

En 1' : pas de coloration appréciable ; en 3' : teinte verte très légère; en 15' : coloration verte assez prononcée.

5° *Solution de salicylate d'ésérine* (à 0,5 p. 100). — 3 essais : 1', 3', 15'. Epaisseur : 1/2ᶜᵐ.

En 1' : pas de coloration appréciable; en 3' : teinte rose très légère, en 15' : teinte rose nette.

Je ferai remarquer d'ailleurs que deux échantillons de ces solutions (ésérine, apomorphine) avaient été abandonnés à l'air, mais à l'obscurité, dans des petits cristallisoirs; or, au bout de 30' : aucune coloration ne s'était manifestée dans chacun de ces deux liquides. Deux échantillons identiques ne s'étaient pas colorés non plus en 1/2 heure à la lumière diffuse.

6° *Solution de chlorhydrate de pilocarpine* (à 1 p. 100). — 2 essais : 1', 30'. Epaisseur 2ᶜᵐ.

Aucun changement dans la déviation polarimétrique : + 1°56' (tube de 22ᶜᵐ); aucune altération appréciable à l'œil.

7° et 8° *Solutions de bisulfate et de bichlorhydrate de quinine* (5 p. 100). — Ces deux solutions étaient très légèrement colorées.

2 essais : 1', 5'. Epaisseur : 1ᶜᵐ.

Aucun changement notable dans la coloration. Pour les essais polarimétriques, j'ai utilisé les solutions à 1 p. 100 (à peu près incolores).

8° bis. *Solution de bichlorhydrate de quinine* (à 1 p. 100). — 2 essais : 15', 30'. — Epaisseur : 2ᶜᵐ.

Aucun changement appréciable au polarimètre (— 3° 56').

9° *Solution d'arbutine* (à 1 p. 100). — 3 essais : 1', 15', 30'. Epaisseur : 2ᶜᵐ. La solution, incolore avant l'irradiation, a légèrement jauni au bout de 15', mais la déviation observée au polarimètre est restée sensiblement identique à celle du témoin : — 1°16'.

9° bis. *Solution de méthylarbutine* (à 1 p. 100). — 3 essais : 1', 15', 30'. Epaisseur : 2ᶜᵐ.

La solution, incolore avant l'irradiation, a pris au bout de 1/2 heure une teinte jaunâtre à peine sensible.

10° *Solution d'aucubine* (à 1 p. 100). — 4 essais : 5', 15', 30', 40'. Epaisseur : 2ᶜᵐ.

La solution ne s'est pas colorée, même après 40'; et la déviation polarimétrique n'a pas été sensiblement modifiée (— 3° 26').

11° *Solution de gentiopicrine* (à 1 p. 100). — 4 essais : 5', 15', 30', 40'. Epaisseur : 2^{cm}.

La solution ne s'est pas colorée, même après 40', et la déviation polarimétrique est restée identique à celle du témoin (— 3° 38').

12° *Solution d'atoxyl* (à 10 p. 100). — 3 essais : 1', 5', 15'. Epaisseur : 2^{cm}.
Après 1' : pas de coloration; après 5' : coloration jaune légère; après 15' : coloration jaune nette.

13° *Solution de cacodylate de sodium* (à 5 p. 100). — 2 essais : 1', 30'. Epaisseur : 2^{cm}.
Aucune modification ne s'est produite, et l'essai indiqué au Codex de 1908, a donné des résultats identiques pour les deux échantillons et le témoin.

14° *Solution de cacodylate de gaïacol* (à 1 p. 100). — 4 essais : 1', 5', 15', 30'. Epaisseur : 1^{cm} 1/2
Pour les deux premiers échantillons : pas d'altération appréciable; pour les deux derniers : légère coloration.

15° *Solution de méthylarsinate de fer* (à 5 p. 100). — 2 essais : 1', 30'. Epaisseur : 1^{cm}.
La solution, très nettement colorée en rouge, le devient davantage encore après 30'.

16° *Solution de caféine* (25 p. 100), *et benzoate de soude* (35 p. 100). — 2 essais : 1', 5'. Epaisseur : 2^{cm}.
Je n'ai pas observé d'accentuation sensible de la coloration.

17° *Solution de biiodure de mercure et d'iodure de sodium (aa. 2 p. 100).* — Mêmes observations que pour la solution de caféine.

18° *Solution de benzoate de mercure* (2 p. 100) *et de chlorure de sodium* (2,5 p. 100). — 3 essais : 1', 5', 15'. Epaisseur : 2^{cm}.
Ni coloration, ni précipité; aucune altération appréciable.

19° *Solution de bichlorure de mercure* (à 1 p. 100). — 3 essais : 1', 15', 30'. Epaisseur : 2^{cm} 1/2.
Ni coloration, ni précipité, ni changement dans le dosage.

20° *Solution de glycérophosphate de calcium* (à 10 p. 100). — 2 essais : 1', 5'. Epaisseur : 2^{cm}.
Ni dissociation, ni changement de réaction; les solutions irradiées répondent toujours aux essais de pureté du Codex.

21° *Solution d'azotate d'argent* (à 1 p. 100). — 2 essais : 1', 5'. Epaisseur : 2^{cm}.
Après 1' : pas d'altération; après 5' : réduction appréciable (coloration brune).

22° *Sérum de Huchard* (1). — 2 essais : 1', 30'. Epaisseur : 2^{cm}.
Aucun précipité, aucune différence dans le dosage des chlorures, phosphates, sulfates.

(1) Pour les formules des sérums, voir au paragraphe des sérums artificiels.

23° *Sérum de Chéron.* — Mêmes observations que pour le sérum de Huchard.

24° *Huile d'olive lavée à l'alcool.* — 2 essais : 1', 3o'. Epaisseur : 1/2^{cm}.

En 1' : aucune altération appréciable; en 3o' : décoloration de l'huile très prononcée. J'ai effectué la recherche des indices dans l'huile irradiée pendant 3o' et dans l'huile témoin (non exposée aux rayons) :

	HUILE TÉMOIN	HUILE IRRADIÉE
Indice d'iode.	84,83	84,58
Indice d'acidité (en ac. oléique).	0,90 p. 100	0,93 p. 100
Indice de saponification.	193,67	195,65

Comme on le voit, les écarts sont très faibles et pourraient presque rentrer dans la limite des erreurs d'expérience, si l'indice d'acidité, étant donnée la précision de ce dosage, n'était pas cependant en légère augmentation après une irradiation prolongée.

25° *Huile d'olive non lavée.* — 2 essais : 1', 3o'. Epaisseur : 1/2^{cm}.

En 1' : rien d'appréciable ; en 3o' : décoloration assez notable. Les indices n'ont pas été calculés.

Au sujet de l'huile lavée, je ferai remarquer qu'elle présente encore une acidité appréciable; le lavage à l'alcool n'avait donc pas été tout à fait assez prolongé.

En résumé : 1° Il y a altération pour *l'azotate d'argent,* le *salicylate d'ésérine,* le *chlorhydrate d'apomorphine,* l'*adrénaline,* l'*atoxyl,* qui se colorent pour moins de 5' d'irradiation.

Des essais témoins, non irradiés, maintenus à l'air, à l'obscurité et même à la lumière diffuse, pendant le même temps, ne subissent aucune altération.

2° Pour les solutions de *chlorhydrate de morphine, d'arbutine,* de *cacodylate de gaïacol,* l'altération se traduit, pour une durée d'exposition un peu plus prolongée (15 à 30'), par une très légère coloration (sans modification au polarimètre pour les deux premières substances). Pour 1' ou 2' d'irradiation : les solutions restent incolores.

3° Avec les solutions de *chlorhydrate de cocaïne, benzoate et bichlorure de mercure, cacodylate de sodium, glycérophosphate de calcium, bichlorhydrate de quinine* (à 1 p. 100), *chlorhydrate de pilocarpine,* et les *sérums Chéron* et *Huchard,* il n'y a aucune altération appréciable après 30' d'irradiation, ainsi que l'établissent, suivant les cas, l'examen polarimétrique, les réactions ou dosages, l'absence de coloration ou de précipité.

4° *L'huile d'olive* se décolore notablement après 30' d'irradiation, mais les écarts trouvés pour les indices d'acidité, d'iode et de saponification sont très minimes, et l'altération demeure presque infinitésimale (acidification très légère).

5° Avec nos solutions de glucosides : *aucubine* et *gentiopicrine*, après 30' d'irradiation, je n'ai observé aucune modification ni de la teinte ni de la déviation polarimétrique (1).

Conclusions.

Nous avons vu que les travaux de ces dix dernières années avaient définitivement établi l'action nocive des rayons ultra-violets sur les microorganismes, bactéries, trypanosomes, champignons ou moisissures, plantes vertes, etc..., et d'une façon générale sur tous les protoplasmes vivants.

Nous avons vu que l'action de ces rayons, que DASTRE a nommés *abiotiques*, avait été observée sur les bouillons de culture, les toxines, les ferments, et qu'après avoir constaté leur effet coagulant sur certaines matières albuminoïdes, on avait rattaché à cet effet le mode d'action des rayons sur les protoplasmes. Le procédé, nous l'avons vu, n'est guère applicable à l'heure actuelle à la stérilisation des solutions employées en pharmacie, mais il était intéressant de savoir dans quels cas et dans quelles conditions il pourrait le devenir.

Je me propose, d'ailleurs, de répondre ultérieurement à cette troisième question : L'action des rayons ultra-violets, suffisamment prolongée, peut-elle servir efficacement à une stérilisation intégrale, aussi rigoureuse que celle qu'on obtient à l'autoclave, des liquides pharmaceutiques, et notamment des solutés injectables ?

Il est permis de le supposer, tout au moins pour une durée d'irradiation suffisante, et pour les liquides dont la perméabilité aux rayons est analogue à celle de l'eau.

Le grand inconvénient du procédé, à l'heure actuelle, consiste dans l'impossibilité de stériliser les solutions en vases clos (par exemple en ampoules scellées), le verre absorbant les rayons ultra-violets de courte longueur d'onde, c'est-à-dire précisément les rayons les plus actifs.

On peut bien imaginer un dispositif spécial permettant le remplissage des ampoules par le vide au sein de la solution

---

(1) DREYER et HANSSEN (*C. R. Ac. Sc.*, CXLV, p. 564 ; 1907), opérant avec la lampe de Bang à *électrodes de fer*, ont observé pour un éclairage très prolongé un dédoublement de la saponine et de la cyclamine. Je dirai un peu plus loin les résultats que j'ai obtenus après une irradiation prolongée de l'aucubine et de la gentiopicrine.

stérilisée, ou encore le transvasement aseptique des liquides dans les flacons appropriés, mais il faudra opérer au préalable la stérilisation des récipients à l'autoclave.

Sans préjuger de la valeur d'une stérilisation ainsi pratiquée, on voit, d'après ce qui précède, que l'action bactéricide des rayons ultra-violets, qui se produit sans élévation de température, serait susceptible de rendre d'utiles services pour la stérilisation des substances dissociables par la chaleur (glycérophosphates) ou très oxydables, surtout à chaud (morphine, adrénaline), ou hydrolysables à l'autoclave sous l'influence de l'alcalinité des récipients (cocaïne, atropine, etc.), ou précipitables par le plomb (chlorures), la chaux (phosphates), ou encore l'alcali (sels de mercure, sels d'alcaloïdes), abandonnés par les verres aux températures élevées.

Il en serait de même pour la stérilisation des eaux minérales, puisque les rayons respectent les carbonates et les bicarbonates.

Pour les autres substances, facilement stérilisables à l'autoclave, le procédé présenterait moins d'intérêt; toutefois il aurait encore l'avantage d'être très rapide, si l'on s'en rapporte aux résultats déjà obtenus avec l'eau (1).

Il existe malheureusement certaines substances dont la stérilisation par l'ultra-violet semble impraticable, soit qu'elles arrêtent les rayons, soit qu'elles soient, par eux, trop rapidement décomposées; ce sont par exemple : les solutions de sels de quinine, de biiodure de mercure, d'atoxyl, d'ésérine, d'apomorphine, de gentiopicrine, les solutions opaques et plus ou moins colorées, les préparations insolubles (huile grise, huile au calomel) et même les *solutions colloïdales*. Toutefois, nous l'avons vu, V. Henri et Stodel ont pu stériliser le *lait* en opérant sur des nappes excessivement minces, et nous savons que Barillé (2) a préconisé également ce mode de stérilisation qui présenterait au moins, entre autres avantages, celui de ne pas précipiter les carbonophosphates contenus dans le lait.

J'ajouterai que l'on peut aisément se rendre compte dans certains cas de la non perméabilité d'une solution : lorsque la zone liquide superficielle présente sous les rayons une fluo-

---

(1) On se rappelle qu'une épaisseur d'eau de 30^{cm} est stérilisée complètement en 1′.

(2) Article cité.

rescence assez marquée, on peut être assuré qu'il y a dans cette zone absorption des rayons.

Au point de vue de la stérilisation, j'ai pu, quant à moi, réaliser l'expérience suivante : J'ai ensemencé largement une solution d'*aucubine* à 1 p. 100, qui est aussi perméable que l'eau, avec du *colibacille*. J'en ai prélevé de suite une petite quantité, qui a été introduite dans deux tubes de bouillon témoins. Le reste a été exposé aux rayons pendant des temps variables : 30, 60, 120, 300 secondes ; j'ai prélevé chaque fois, pour la répartir dans deux tubes de bouillon, une petite quantité de solution.

Le tout a été exposé à l'étuve à 37°, les deux tubes témoins seuls ont cultivé ; la stérilisation a donc été obtenu e en 30 secondes (1).

La même expérience a été faite en même temps avec la solution, peu perméable aux rayons, de *gentiopicrine* (à 1 p. 100); les durées d'irradiation étaient de 60, 120, 300, 600, 1.800 secondes ; les douze tubes ont cultivé, ce qui prouve que la stérilisation n'était pas complète, même après une demi-heure.

Cette expérience vient à l'appui de ce que j'ai dit plus haut concernant l'action bactéricide et l'action photochimique comparées.

Il est évident qu'il n'entre pas dans mon esprit de substituer à la stérilisation à l'autoclave, procédé depuis longtemps éprouvé, la stérilisation par l'ultra-violet, qui n'en est encore qu'à sa période de début, et dont l'exécution présente, à l'heure actuelle, de grandes difficultés pratiques. Toutefois, l'action bactéricide de ces rayons n'en constitue pas moins un chapitre intéressant à ajouter à l'histoire générale de la stérilisation pharmaceutique.

Action prolongée des rayons ultra-violets.

J'ai pensé qu'il pourrait être intéressant de pousser plus loin l'action des rayons, afin, en exagérant ainsi les phénomènes, de mieux observer la nature des décompositions possibles.

Voici les résultats que j'ai obtenus sur quelques *corps gras*, *glucosides*, *alcaloïdes* et *phénols* (2).

(1) Epaisseur du liquide : 2^{cm} ; distance de la lampe : 13^{cm}.
(2) Epaisseur de la couche liquide exposée aux rayons : 2^{cm}, sauf pour l'huile : 0^{cm},5.

Après une irradiation d'une heure, j'ai trouvé pour l'*huile d'olive* une augmentation de 0,05 p. 100 de l'indice d'acidité.

Après une irradiation de trois heures et demie, la solution de *chlorhydrate de cocaïne* à 2 p. 100 n'a pas subi de décomposition appréciable au polarimètre (1) ; il en est de même pour la solution de *chlorhydrate de pilocarpine* (1 p. 100) ; toutefois cette dernière s'est colorée très légèrement, ce qui semble indiquer une altération minime.

Les solutions d'*aucubine* et de *gentiopicrine* (à 1 p. 100), irradiées pendant trois heures, sont altérées (il y a formation de produits réducteurs) (2).

J'ai constaté précédemment une légère décomposition de l'*arbutine* (en solution à 1 p. 100) après quelques minutes seulement d'irradiation. On sait que ce glucoside donne par hydrolyse du *glucose* et de l'*hydroquinone ;* or, en prolongeant l'irradiation pendant trois heures, la solution se colore de plus en plus, et l'on peut alors constater nettement la formation de produits réducteurs (d'hydroquinone en particulier). Il est donc vraisemblable que l'irradiation a pour effet :

1° De produire l'hydrolyse du glucoside ; 2° d'oxyder en partie l'un des produits de cette hydrolyse. L'hydroquinone est si facilement oxydable que l'altération devient appréciable immédiatement, même à l'état de traces, grâce à la coloration produite, et bien qu'il soit alors impossible d'observer une différence au polarimètre.

Il n'en est plus de même avec la *méthylarbutine*, qui donne par l'hydrolyse de la *méthylhydroquinone*, produit beaucoup plus résistant que l'hydroquinone aux divers agents d'oxydation (3). Il faut alors prolonger pendant près d'une demi-heure l'irradiation pour obtenir une coloration très légère.

On observe quelque chose d'analogue avec l'*hydroquinone* et la *méthylhydroquinone* elles-mêmes (4), en solution à

(1) Lorsqu'on n'opère pas l'immersion dans un courant d'eau froide, la température du liquide atteint environ 40°; il faut alors compenser la perte de liquide évaporé par addition d'eau distillée, une fois l'irradiation terminée.

(2) Pour une irradiation très prolongée, la décomposition des glucosides peut être beaucoup plus accentuée et ne se limite pas comme dans nos expériences à un dédoublement partiel. BERTHELOT et GAUDECHON ont récemment démontré que les rayons U. V. dédoublent d'abord les sucres complexes à la façon des diastases avant de les décomposer.

(3) Voir l'article de M. BOURQUELOT et de Mlle FICHTENHOLZ sur l'arbutine et la méthylarbutine *Journ. de Pharm. et de Chim.*, (7), I, 62 et 104; 1910.

(4) Les échantillons d'aucubine, de gentiopicrine, de méthylarbutine,

1 p. 100 ; la première est altérée en cinq minutes d'irradiation, la seconde seulement après une demi-heure.

Au point de vue de la *pénétration des rayons*, l'arbutine et la méthylarbutine sont assez peu perméables, l'hydroquinone et la méthylhydroquinone le sont plutôt moins encore ; et lorsque ces composés phénoliques s'oxydent en se colorant, par suite de l'irradiation, la perméabilité diminue, jusqu'à devenir à peu près nulle pour une altération prononcée.

Il en est de même pour la *morphine*.

Comme on le voit, certaines substances contenues dans les végétaux, certains glucosides en particulier, qui, non alté·rés, laissent passer assez bien les rayons chimiques, peu·vent devenir imperméables lorsqu'ils sont oxydés.

Ce fait me paraît présenter un certain intérêt au point de vue de la physiologie végétale.

Tout récemment, l'action chimique des rayons ultra-violets par irradiations prolongées a été étudiée par certains auteurs, entre autres : D. BERTHÉLOT et H. GAUDECHON, BIERRY, etc... Nous citerons les principales notes ou communications fai-tes sur ce sujet et dont certaines intéressent plus spéciale-ment la biologie végétale.

D. BERTHÉLOT et GAUDECHON :

Effets chimiques des rayons U. V. sur les corps gazeux. Actions de polymérisation (*C. R. Ac. Sc.*, t. 150, p. 1169; 5. 1910).

Effets chimiques des rayons U. V. sur les corps gazeux. Réactions oxydantes. Combustion du cyanogène et de l'ammoniaque. Synthèse de l'acide formique (*C. R. Ac. Sc.*, t. 150, p. 1327; 5. 1910).

Effets oxydants des rayons U. V. sur les corps gazeux. Peroxydation des composés oxygénés de l'azote et du soufre (*C. R. Ac. Sc.*, t. 150, p. 1517; 5. 1910).

Synthèse photochimique des hydrates de carbone et des composés qua-ternaires (*Journ. de Pharm. et de Chim.*, (7), II, p. 5; 1910).

Idem (*C. R. Ac. Sc.*, t. 150, p. 1690; 6. 1910).

Principaux types de photolyse des composés organiques par les rayons U. V. (*C. R. Ac. Sc.*, t. 151, p. 1349; 12. 1910).

Mécanisme des réactions photochimiques et formation des principes végétaux. Décomposition des solutions sucrées (*C. R. Ac. Sc.*, t. 151, p. 395; 8. 1910).

Décomposition photochimique des alcools, des aldéhydes, des acides, des cétones (*C. R. Ac. Sc.*, t. 151, p. 478; 8. 1910).

Photolyse des acides à fonction complexe par les rayons U. V. (*C. R. Ac. Sc.*, t. 152, p. 262; 1. 1911).

d'hydroquinone et de méthylhydroquinone m'avaient été confiés par M. BOURQUELOT.

Action comparée des rayons U. V. sur les composés organiques à structure linéaire et à structure cyclique. Etude des sels minéraux en solution aqueuse (*C. R. Ac. Sc.*, t. 152, p. 376; 2. 1911).

Nitrification par les rayons U. V. (*C. R. Ac. Sc.*, t. 152, p. 522 ; 2. 1911).

Photolyse des alcools, des anhydrides d'acides, des éthers-oxydes et des éthers-sels par les rayons U. V. (*C. R. Ac. Sc.*, t. 153, p. 383; 8. 1911).

Sur la longueur d'onde des radiations actives dans la synthèse photochimique (*C. R. Ac. Sc.*, t. 154, p. 1803 ; 6. 1912).

Photolyse des sucres à fonction cétonique (*C. R. Ac. Sc.*, t. 155, p. 401 ; 8. 1912).

Action des rayons U. V. sur les carbures d'hydrogène (*C. R. Ac. Sc.*, t. 155, p. 521 et 831; 9. 1912).

Photolyse du saccharose par les rayons U. V. (*C. R. Ac. Sc.*, t. 155, p. 1016; 11, 1912).

Photolyse des diverses catégories de sucres par la lumière ultra-violette (*C. R. Ac. Sc.*, t. 155, p. 1154 et 1506; 12. 1912).

Action des rayons U. V. moyens sur l'aldéhyde éthylique (*C. R. Ac. Sc.*, t. 156, p. 68; 1913).

BIERRY, VICTOR HENRI et RANC :

Action des rayons U. V. sur certains hydrates de carbone (*C. R. Ac. Sc.*, t. 151, p. 316; 7. 1910).

Action des rayons U. V. sur la glycérine (*C. R. Ac. Sc.*, t. 152, p. 535; 2. 1911. — Séances des 27 février et 6 mai 1911).

Hydrolyse du saccharose par les rayons U. V. (*C. R. Soc. Biol.*, p. 900 ; 6. 1911).

Action des rayons U. V. sur le saccharose (*C. R. Ac. Sc.*, t. 152, p. 1629; 6. 1911; et t. 155, p. 1151; 12. 1912).

L. MARMIER :

Action des rayons U. V. sur l'hyposulfite de sodium (*C. R. Ac. Sc.*, t. 154, p. 32 ; 1. 1912).

TIAN :

Décomposition de l'eau par les rayons U. V. en H et H^2O^2 (*C. R. Ac. Sc.*, t. 152, p. 1012; 4. 1911).

W. CHLOPIN :

Production dans l'air non débarrassé d'humidité et sous l'influence des rayons U. V. de réactions chimiques donnant naissance à H^2O^2, O^3 (agents d'oxydation).

(*Zeit. anorg. Chem.*, t. 71, p. 198; 6. 1911. — Reprod. *Bull. Soc. Chim.*, (4), t. XII, p. 134; 3. 1912.)

A. BENRATH :

Réactions photochimiques en sol. aqueuse. Décomposition d'acides organiques, éthers, etc..., acides trichloracétique, lactique, citrique, tartrique, malique; chloral, etc...

(*Ann. Chem.*, t. 382, p. 222; 7. 1911. — Reprod. *Bull. Soc. Chim.*, (4), t. XII, p. 263; 5. 1912.)

I. Andréef :

Action chim. des rayons U. V. Synthèse et décomposition de l'eau (*Journ. Soc. phys. chim. R.*, t. 43, p. 1342; 12.1911, reprod. *Bull. Soc. Chim.* (4), t. XII, p. 843; 13.1912).

Préparation aseptique

Il nous resterait pour compléter cette étude des divers procédés de stérilisation à parler de la *Préparation aseptique* des médicaments injectables, mais nous en avons déjà exposé les principes précédemment (voir page 5).

DEUXIÈME PARTIE

Application des données précédentes
à la stérilisation des liquides injectables

I. — LA STÉRILISATION
DANS LES DIFFÉRENTES PHARMACOPÉES

La question de la stérilisation des liquides injectables, bien qu'elle intéresse directement le pharmacien, n'a pas encore reçu partout une solution officielle.

Les différentes pharmacopées se bornent le plus souvent à donner quelques indications générales, et le pharmacien reste seul juge du mode opératoire à suivre lorsqu'il se trouve en présence de prescriptions médicales non mentionnées au Codex.

D'ailleurs, tandis que le nombre des formules injectables inscrites dans les différentes pharmacopées est extrêmement réduit, la quantité des liquides employés sous forme hypodermique s'est considérablement accrue.

Au début, le pharmacien s'est contenté de faire bouillir la solution quelques instants et de la filtrer ; les connaissances actuelles sur l'asepsie, et notamment sur la résistance des spores, ont démontré l'insuffisance d'une pareille méthode.

On a reconnu la nécessité d'obtenir des liquides vraiment stériles et pouvant se conserver tels indéfiniment. C'est dans ce but d'ailleurs que l'emploi des petites ampoules s'est généralisé.

J'ai indiqué au début de ce travail les raisons qui nécessitaient la stérilisation des solutions hypodermiques ; j'ai rappelé entre autres les résultats des recherches de SCHIMMEL-BUSCH sur la quantité moyenne de bactéries contenues dans les divers liquides injectables préparés ordinairement dans les pharmacies.

La meilleure preuve, dit Schimmelbusch (1), de l'importance d'une bonne stérilisation nous est fournie par l'usage de la cocaïne.

« A quoi sert en effet une asepsie très rigoureuse dans « l'extirpation d'un athérome, par exemple, si pour obtenir « l'anesthésie nous pouvons injecter des milliers de cocci « dans le champ opératoire. »

L'auteur berlinois recommandait de stériliser les liquides injectables par ébullition prolongée ou au moyen de la vapeur à 100°, mais comme les petites ampoules n'existaient pas encore à cette époque (1893), Schimmelbusch conseillait de ne préparer à la fois que de petites quantités de liquide injectable, de les conserver en vase bien clos, de les faire bouillir de nouveau chaque fois avant de les employer, et d'y ajouter au besoin une petite quantité de substance antiseptique (camphre, créosote, sublimé, phénol). L'addition de II ou III gouttes de phénol, par exemple, suffisant à assurer l'asepsie permanente du liquide injectable.

L'auteur ne faisait exception que pour certaines substances fortement bactéricides ; l'éther, l'alcool, les solutions d'iode, de sublimé, de phénol, pouvaient, disait-il, se passer de stérilisation. Pour la glycérine et l'huile iodoformées, milieux incapables d'amener la destruction de tous les germes, mais suffisamment bactéricides pour en empêcher le développement, l'auteur préconisait un seul chauffage à la vapeur pendant quarante-cinq minutes, ou un chauffage de quinze minutes répété trois jours de suite ; cette stérilisation unique étant suffisante pour assurer la conservation d'une *provision* de ces liquides (2), à condition de prendre les précautions nécessaires pour en éloigner les souillures.

J'ai dit que la stérilisation était restée longtemps lettre morte pour les pharmaciens ; d'ailleurs les diverses pharmacopées ne lui ont donné droit de cité que depuis quelques années seulement. Nous allons passer en revue à ce propos les Pharmacopées des différents pays.

Les Pharmacopées *allemande* (1900) (3), *américaine* (1905),

(1) Ouvrage cité, p. 128.
(2) *Ibid.*
(3) La nouvelle édition de la Pharmacopée *allemande* (1910) mentionne la solution physiologique (NaCl 8gr ; carbonate de soude 0,15 ; eau 991,85) qu'il faut stériliser à l'autoclave.

suédoise (1908), *russe* (1910), ne donnent aucun détail précis sur la stérilisation.

La Pharmacopée *anglaise* (1898) mentionne déjà les quatre solutions suivantes :

Injection hypodermique de chlorhydrate d'apomorphine (1 p. 100).

Faites bouillir l'eau quelques minutes; après refroidissement ajoutez 0^{cm3},1 de HCl dilué, faites dissoudre dans ce liquide le chlorhydrate d'apomorphine et complétez au besoin avec de l'eau récemment bouillie et refroidie le volume de 10^{cm3}.

Injection hypodermique de chlorhydrate de cocaïne (1 p. 10).

Faites bouillir l'eau, ajoutez un centigramme et demi d'acide salicylique; dans la solution refroidie faites dissoudre le chlorhydrate de cocaïne, complétez le volume de 10^{cm3} si c'est nécessaire avec de l'eau distillée récemment bouillie et refroidie.

Injection hypodermique d'ergot de seigle. (Extrait d'ergot, 10^{gr}; phénol, 0,3; eau distillée q. s. pour 20^{cm3}.)

Mélangez le phénol à l'eau distillée, faites bouillir quelques minutes, ajoutez après refroidissement l'extrait d'ergot et au besoin de l'eau distillée récemment bouillie et refroidie pour compléter le volume nécessaire.

Injection hypodermique de morphine (tartrate), à 5 p. 100.

Faites dissoudre le sel dans une quantité suffisante d'eau distillée récemment bouillie et refroidie.

Comme on le voit, la règle générale applicable aux solutions hypodermiques, suivant la *Pharmacopée britannique*, consiste dans l'emploi d'eau distillée *récemment bouillie*.

La nouvelle *Pharmacopée de Hongrie* (1909) ne consacre que quelques brèves indications générales à la stérilisation; elle cite notamment, sans préciser davantage, l'emploi de la chaleur sèche à 160°, de la vapeur à 100° et de la tyndallisation; elle dit quelques mots aussi sur la stérilisation des émulsions injectables.

La *Pharmacopée autrichienne* (1906) ne consacre également à la stérilisation que quelques lignes générales :

Les médicaments qui possèdent par nature ou par suite de leur préparation des qualités microbicides n'ont pas besoin d'être stérilisés (1).

(1) On peut trouver exagérée l'initiative ainsi laissée au pharmacien; car il est, dans certains cas, très malaisé de définir si une solution a des propriétés antiseptiques suffisantes pour tenir lieu d'une stérilisation.

Les médicaments utilisés pour le traitement des plaies ou des muqueuses seront stérilisés si le médecin l'ordonne. En revanche les liqueurs destinées aux injections hypodermiques ou intraveineuses devront *toujours* être stérilisées. On aura recours pour cela à la chaleur sèche, à l'eau bouillante ou à la vapeur d'eau, et, *seulement si le médecin le demande*, à l'addition d'antiseptiques. Quant aux substances décomposables par la chaleur, elles seront stérilisées au moyen des *filtres*.

La *Pharmacopée autrichienne* ne cite d'ailleurs aucun exemple et se borne à ces brèves généralités.

Les récentes *Pharmacopées : espagnole, belge, suisse, italienne*, donnent sur la stérilisation des médicaments injectables et des diverses préparations pharmaceutiques des détails plus complets.

La *Pharmacopée espagnole* (1905) prescrit d'employer pour les préparations injectables de l'eau distillée *stérilisée*, celle-ci étant obtenue de la façon suivante :

Introduisez l'eau distillée dans des matras stériles que vous remplirez aux trois quarts, et chauffez 15 minutes à l'autoclave à 115-120°. Bouchez de suite avec du coton préalablement stérilisé par la chaleur. A défaut d'autoclave, remplissez un matras à la moitié de sa capacité, faites bouillir 20 minutes, et, au moment de le retirer du feu, bouchez avec du coton stérilisé. Si l'on ne doit utiliser qu'une petite quantité d'eau, on aura recours à la pipette de Pasteur stérilisée.

Les solutions mentionnées dans la *Pharmacopée espagnole* sont les suivantes :

Solution de bromhydrate neutre de quinine (à 1 p. 10).

Faites dissoudre le bromhydrate dans l'eau stérilisée, filtrez au papier dans un flacon, bouchez celui-ci avec du coton stérilisé, placez au bain-marie bouillant pendant 15 minutes ; bouchez hermétiquement après refroidissement.

Pour les solutions de *caféine (caféine et benzoate de soude aa* 2 p. 10), de *chlorhydrate d'apomorphine* (0,10 p. 10^{cm3}), de *chlorhydrate de cocaïne* (0,10 p. 10^{cm3}), de *chlorhydrate de quinine* (0,10 p. 10^{cm3}), le mode opératoire est identique au précédent.

Il y a deux formules pour la *solution d'ergotine :*

1° *Ergotine* 1^{gr}, *glycérine* 2^{gr}, *eau distillée stérilisée q. s. p.* 10^{cm3}.

Délayez l'ergotine dans la glycérine, ajoutez l'eau, filtrez et procédez à la stérilisation comme il a été dit plus haut.

2° *Ergotine 0,01, acide lactique 0,02, eau distillée stérilisée q. s. p. 10*^{cm3}.

Faites dissoudre l'ergotine dans quelques gouttes d'eau acidulée avec
l'acide lactique, ajoutez le reste de l'eau, filtrez et stérilisez.

La *Pharmacopée belge* (1906) consacre un chapitre général
à la stérilisation : celle-ci s'obtient, dit-elle, par addition de
substances antiseptiques (acide phénique, crésol, alcool, etc.),
par filtration à la bougie, par la chaleur sèche (étuve à air,
flambage, etc.) à 160-180°, ou la chaleur humide (autoclave
à 120°, ébullition, tyndallisation à 60-80°).

L'addition des antiseptiques doit être évitée en principe,
car on ne peut y avoir recours qu'à très petite dose et dans ces
conditions la stérilisation peut être imparfaite. La présence
d'une substance bactéricide pourra du moins servir à la conservation des produits stérilisés : et dans tous les cas le pharmacien sera tenu de mentionner sur l'étiquette la nature et la
dose de l'antiseptique ajouté.

La *Pharmacopée belge* recommande exclusivement pour la
stérilisation des pansements l'emploi de l'autoclave : une
demi-heure à 120°.

Elle mentionne également l'aseptisation des *poudres* pharmaceutiques :

« Les poudres d'oxyde de zinc, de talc, d'acide borique, etc.,
« introduites dans des poudriers bouchés par un tampon
« d'ouate, peuvent être soumises à la chaleur sèche de 120°
« pendant une demi-heure ; d'autres poudres peuvent être
« stérilisées à l'aide de l'alcool, de l'éther... »

Les *récipients* devront être chauffés à sec à 160° au minimum.

La *Pharmacopée belge* ne donne aucune indication quant
à la durée du chauffage ; ce renseignement est cependant
indispensable puisque les spores des bactéries résistent, on le
sait, à l'action de la chaleur sèche lorsqu'elle est insuffisamment prolongée.

Le pharmacien, dit la *Pharmacopée belge*, devra toujours
posséder une provision de récipients stérilisés. Ces récipients
seront bouchés avec un tampon d'ouate, avec un bouchon de
verre ou même à la rigueur un bouchon de liège préalablement conservé dans l'alcool.

L'*eau* sera stérilisée par filtration à la bougie, ou par une
ébullition d'un quart d'heure.

Quant aux *préparations injectables*, il faudra distinguer deux cas : lorsqu'elles supporteront sans dommage l'action de la chaleur (sérum artificiel), on les chauffera à l'autoclave, et à défaut : à l'ébullition ou à la chaleur du bain-marie. Dans le cas contraire, on dissoudra la substance dans l'eau stérilisée, on filtrera la solution sur un filtre lavé à l'eau stérilisée, on recevra dans un flacon ou des ampoules stérilisées (*méthode aseptique*).

Les *huiles* et *onguents* se stériliseront aussi par la chaleur lorsqu'ils seront inaltérables dans ces conditions; ou dans le cas contraire, en mélangeant aseptiquement les substances et l'excipient préalablement stérilisés.

Malheureusement, la *Pharmacopée belge* n'indique ni les substances altérables ni celles qui ne le sont pas, et c'est le pharmacien qui reste seul juge de la méthode applicable dans les différents cas.

La *Pharmacopée suisse* (1907) donne sur la stérilisation les renseignements généraux suivants :

1° *Les objets en verre ou en métal* seront stérilisés soit en les chauffant 2 heures à 160° dans le stérilisateur à air sec, soit en les laissant séjourner 15 minutes dans l'autoclave à 115°, soit en les exposant pendant 30 minutes à la vapeur fluente, soit encore en les faisant bouillir pendant 15 minutes dans l'eau ou dans la solution de soude (1 p. 100).

2° Pour les *solutions médicamenteuses*, la *Pharmacopée helvétique* distingue deux cas:

Les solutions qui ne sont pas altérées par une exposition prolongée à la température de l'ébullition de l'eau doivent être stérilisées au moyen de la vapeur fluente ou de la vapeur sous pression. On emploie dans ce but soit une marmite à vapeur construite *ad hoc* (vapeur fluente), soit un autoclave (vapeur sous pression).

Avec la vapeur fluente, les objets peuvent être soumis à une stérilisation unique de 30 minutes de durée, ou à trois stérilisations successives de 15 minutes chacune, à 24 heures de distance l'une de l'autre. La stérilisation à l'autoclave doit durer 15 minutes à une température de 115°. Les flacons bouchés à l'émeri qui servent à l'opération doivent être préalablement nettoyés avec de l'acide chlorhydrique à 1 p. 100 et rincés ensuite avec de l'eau.

Pratiquement, on opérera de la façon suivante :

La solution étant filtrée dans un flacon, celui-ci, bouché

avec de la ouate non dégraissée (1), sera introduit dans l'appareil stérilisateur à côté de son bouchon de verre et d'un morceau de papier-parchemin qui devra servir à le recouvrir. La stérilisation terminée, en effet, on remplacera rapidement le bouchon d'ouate par le bouchon de verre stérilisé et on recouvrira du papier-parchemin stérilisé.

3° Les solutions des substances décomposables par ce procédé (chlorhydrate de cocaïne, salicylate d'ésérine, etc.), peuvent être, dit la *Pharmacopée suisse*, approximativement stérilisées de la manière suivante :

Tous les ustensiles nécessaires à la pesée (balances, spatules, etc.), sont nettoyés immédiatement avant l'emploi avec du coton stérilisé et de l'alcool, puis avec de l'éther. On dissout ensuite la substance dans un flacon bouché à l'émeri et stérilisé, contenant la quantité nécessaire d'eau stérilisée. S'il est utile de filtrer le liquide, on se servira d'un entonnoir et d'un filtre stérilisés d'après le procédé indiqué au premier paragraphe (instruments en verre et en métal), et l'on filtrera dans un second flacon bouché à l'émeri et stérilisé.

La solution peut être aussi filtrée au moyen de la pompe à eau sur une bougie CHAMBERLAND ou BERKEFELD, dont on aura préalablement vérifié l'imperméabilité aux bactéries (faire cette épreuve en recevant quelques centimètres cubes du filtrat dans des bouillons de culture : gélatine ou bouillon).

Les *ampoules* pleines doivent ensuite être soumises à trois chauffages à 60-70°, répétés à vingt-quatre heures de distance l'un de l'autre.

4° On peut stériliser *approximativement* une *émulsion* à la glycérine ou à l'huile, en procédant de la façon suivante :

Chauffez le véhicule, soit dans la marmite à vapeur (glycérine), soit dans le stérilisateur à air sec (huile); dans ce dernier cas le chauffage doit être prolongé pendant deux heures à 120°; puis introduisez dans le véhicule, après refroidissement, la substance à émulsionner.

On peut aussi triturer celle-ci dans le véhicule stérilisé, en employant un mortier stérilisé par lavage à l'alcool et à

---

(1) On emploie de la ouate non dégraissée (ou non hydrophile) pour éviter que l'eau de condensation ne pénètre à l'intérieur des flacons et ne vienne ainsi en diluer le contenu.

l'éther, puis on verse l'émulsion dans un flacon bouché à l'émeri et stérilisé.

Les préparations stérilisées d'après les méthodes 3 et 4 ne doivent être considérées que comme *approximativement stérilisées*.

5° *Les objets de pansement* peuvent être chauffés à l'autoclave à deux reprises (à vingt-quatre heures d'intervalle), 15 minutes à 115°. On peut aussi les exposer 30 minutes à l'action de la vapeur fluente.

L'empaquetage des objets doit être disposé de façon à permettre à la vapeur d'y pénétrer pendant la stérilisation et à empêcher la pénétration des germes une fois la stérilisation terminée.

Comme on le voit, la *Pharmacopée suisse* n'a pas compris, et avec raison, parmi les méthodes de stérilisation l'addition des antiseptiques; elle recommande de chauffer les flacons bouchés à la ouate non dégraissée, les bouchons de verre (1) stérilisés à part dans l'autoclave, afin d'éviter le scellement du bouchon au goulot pendant le refroidissement; le procédé qui consiste à interposer une ficelle ou un morceau de papier n'étant pas toujours suffisant pour éviter la pénétration d'eau de condensation à l'intérieur des flacons.

Le traitement des récipients par l'acide chlorhydrique dilué et le rinçage à l'eau ont pour but de neutraliser et d'éliminer autant que possible l'alcali libre du verre, qui, ainsi que nous le verrons plus loin, peut exercer son action décomposante sur certaines substances stérilisables (morphine, cocaïne, strychnine, sels de mercure, etc.).

Je démontrerai plus loin qu'avec des récipients non alcalins la décomposition du chlorhydrate de cocaïne à 100°, et même au delà, ne se produit pas, et que par suite la *Pharmacopée helvétique* ne devrait pas ranger cet alcaloïde parmi les substances altérables par la chaleur.

D'ailleurs, je ferai remarquer que la *Pharmacopée suisse* ne cite que deux noms de substances altérables; le pharmacien reste donc encore le seul juge de la méthode à employer dans les nombreux cas de stérilisation qui peuvent se présenter dans la pratique.

J'indiquerai plus loin le procédé spécial adopté par cette dernière Pharmacopée pour la stérilisation des solutions de gélatine.

(1) La Pharmacopée suisse n'admet pas les bouchons de liège.

Pharmacopée italienne (1909). — Comme la Pharmacopée autrichienne, la Pharmacopée italienne recommande de *toujours* stériliser les solutions aqueuses destinées à l'usage hypodermique ou intraveineux, même quand cela ne serait pas spécifié dans la prescription médicale.

Mais elle distingue trois cas :

1° Pour les solutions non décomposables par la chaleur, on devra avoir recours, soit à la chaleur sèche (étuve : 30 minutes à 160°) (1), soit de préférence à l'autoclave à 115°.

Dans ce cas, on stérilisera en même temps les solutions et les récipients parfaitement fermés.

2° Pour les solutions aqueuses de médicaments qui s'altèrent à une température *supérieure à* 100° (Ch^{tes} de cocaïne et de morphine, sels d'atropine et de quinine, sulfates d'ésérine et de strychnine, aconitine, cacodylates, stovaïne), elles se préparent avec de l'eau déjà stérilisée, en employant un matériel (mortiers, entonnoirs, filtres) aseptique, puis on les immerge pendant 15 à 20 minutes dans un bain-marie bouillant, en faisant en sorte que le niveau de l'eau du bain-marie soit à la hauteur de celui de la solution dans le récipient

3° Pour les solutions de médicaments qui s'altèrent aussi à 100° (sérums, oxydases, préparations opothérapiques), on emploie le chauffage discontinu (tyndallisation), c'est-à-dire qu'on chauffe à l'étuve à 58-60° pendant un heure et qu'on répète l'opération pendant au moins quatre jours de suite. On opère de même pour les solutions d'ergotine et de glycérophosphates.

La *Pharmacopée italienne* ajoute ensuite que les solutions antiseptiques destinées au lavage des plaies devront elles-mêmes être préparées avec de l'eau stérilisée et conservées dans des récipients stérilisés, fermés à la lampe ou bouchés hermétiquement avec des bouchons de verre stérilisés et paraffinés.

Les *solutions* ou *émulsions* hypodermiques faites avec l'huile d'amande, l'huile d'olive ou la vaseline, doivent également être stérilisées, l'huile étant traitée au préalable par l'alcool à 95° pour en éliminer l'acide oléique.

Les préparations huileuses de calomel, d'oxyde jaune de mercure, l'huile camphrée et l'huile lécithinée se préparent avec des substances stérilisées et sont portées ensuite pen-

____

(1) Nous avons dit pourquoi ce procédé était défectueux.

dant 10 minutes à une température de 100° au bain-marie bouillant.

Les solutions de gélatine dans le sérum physiologique sont stérilisées dans une étuve à sec dont l'atmosphère « est conservée humide au moyen d'une capsule contenant de l'eau ».

Enfin la *Pharmacopée italienne* prescrit, pour éprouver le verre des récipients, de chauffer ceux-ci une demi-heure à 112° à l'autoclave après les avoir remplis d'une solution de chlorure mercurique. On ne doit observer aucun trouble ou précipité brun.

Quand j'étudierai la stérilisation des diverses substances injectables, j'aurai l'occasion de démontrer que certaines au moins des substances considérées comme altérables aux températures supérieures à 100° par la *Pharmacopée italienne*, subissent l'action de la chaleur dans ces conditions sans aucune décomposition appréciable (cacodylates, sels de quinine, de strychnine, etc...).

La précaution indiquée par cette même Pharmacopée de préparer les solutions antiseptiques destinées au lavage des plaies avec de l'eau stérilisée vient à l'appui de ce que j'ai dit précédemment au sujet de l'inefficacité des antiseptiques quand il s'agit d'assurer une asepsie *rigoureuse*. J'ajouterai enfin que la Pharmacopée italienne est la seule à recommander l'essai des verres destinés à renfermer les solutés injectables ; il serait souhaitable, à mon avis, que cette mesure fût appliquée dans tous les pays.

Pharmacopée française. — Le *Codex de* 1884 ne mentionnait qu'une seule solution injectable : celle de chlorhydrate de morphine, et, je l'ai dit précédemment, se contentait de prescrire : « faites dissoudre le sel dans l'eau distillée et filtrez », sans indiquer un procédé quelconque de stérilisation.

Le *Supplément de* 1895 mentionna deux solutions de caféine, l'une avec du benzoate, l'autre avec du salicylate de soude ; des solutions de chlorhydrate et de nitrate de cocaïne, une solution de chlorhydrate de quinine basique additionnée d'analgésine et une solution de chlorhydrate neutre de quinine.

La stérilisation de ces solutions fut indiquée de la façon suivante :

Interposez un fil entre le goulot et le bouchon pour pré-

venir l'adhérence et permettre la sortie de l'air, placez le flacon dans l'eau froide jusqu'à la naissance du col, puis portez
à l'ébullition que vous maintiendrez pendant un quart
d'heure, et fermez ensuite exactement le flacon.

Le Codex de 1908, qui ne consacre pas encore d'article
général à la stérilisation, mentionne en revanche un plus
grand nombre de préparations injectables.

Citons d'abord les deux formules de solutions de caféine,
les solutions de chlorhydrate basique de quinine (avec antipyrine), de chlorhydrate de cocaïne, de chlorhydrate de morphine, de chlorure de sodium, de chlorure de sodium additionné de sulfate, de gélatine; l'huile d'olive, la graisse de
laine, l'huile de vaseline, l'huile grise, l'huile au biiodure de
mercure; mais le *Codex* ne mentionne pas l'huile camphrée
injectable, ni la solution de cacodylate de sodium pourtant
si souvent employée.

Pour les alcaloïdes et la caféine, les solutions étant faites
à froid et filtrées, peuvent être stérilisées soit par le procédé
du bain-marie, comme dans *l'ancien Codex*, soit de préférence à l'autoclave, 10 minutes à 110°, en prenant les mêmes
précautions pour la sortie de l'air (fil interposé entre goulot et bouchon).

Pour la solution de chlorure de sodium et celle de chlorure
additionnée de sulfate, le *Codex* dit simplement : dissoudre
à froid, filtrer, stériliser.

Pour la solution de gélatine, en revanche, le *Codex* indique
un procédé détaillé sur lequel je reviendrai ultérieurement.

Je ne m'arrêterai pas non plus sur le procédé de stérilisation de l'huile d'olive, de la graisse de laine, de l'huile de
vaseline, de l'huile grise et de l'huile au biiodure de mercure, dont je parlerai à propos de la stérilisation des corps
gras.

Il existe, en dehors des ouvrages officiels, un certain
nombre de mémoires ou travaux concernant la stérilisation
des médicaments injectables.

J. Thomann, dans un article général qu'a reproduit le *Journal de Pharmacie d'Anvers* (31 mars 1909), a signalé les
divergences d'opinion qui régnaient sur ce sujet et donné
en même temps le résultat de ses recherches personnelles (1).

(1) Article cité.

Pour les *récipients* stérilisés, dit-il, le pharmacien devra autant que possible en posséder d'avance une certaine provision; la stérilisation se fera de préférence par la chaleur sèche à 160° pendant une heure et demie à deux heures; l'auteur fait remarquer que les fioles étant ainsi complètement sèches, peuvent être mises de côté sans qu'on ait à craindre une nouvelle infection comme c'est le cas avec des fioles humides; en effet, les germes contenus dans les poussières de l'air s'attachent plus facilement sur les bouchons d'ouate humide, s'y développent aisément et pénètrent assez rapidement à l'intérieur des vases à travers la ouate humide. Il est évident, ajoute Thomann, que la poussière peut également pénétrer dans les fioles sèches, mais cela ne se produira qu'au bout d'un temps beaucoup plus long.

Les fioles étant stérilisées d'avance, on recouvrira les tampons d'ouate ou les bouchons de verre avec du papier parchemin stérilisé, ou au moyen d'un capuchon en caoutchouc également stérilisé par l'eau bouillante ou la vapeur; et on placera le tout dans une boîte en fer-blanc bien sèche et fermant hermétiquement.

Avant l'emploi de ces fioles, il faudra flamber les bords des goulots dans la flamme d'une lampe à alcool ou d'un bec Bunsen.

Pour le bouchage, l'auteur recommande le bouchon de verre ou le tampon d'ouate; à la rigueur, en cas de nécessité, il admet le bouchon de liège, mais à la condition qu'il ait été stérilisé en même temps que la solution (30 minutes, par exemple, dans la vapeur fluente), et non par simple ébullition dans l'eau; d'après les recherches de Reutty, ajoute Thomann, la teneur en germes (bactéries ou moisissures) des bouchons neufs de bonne qualité est très minime.

Pour la stérilisation des *solutions injectables*, Thomann recommande l'emploi de la vapeur fluente à la pression ordinaire et à la température de 90 à 100°.

« Les solutions de gélatine, chlorure de sodium, caféine,
« salicylate et benzoate de caféine et de soude, arséniate de
« soude, quinine, strychnine, stovaïne, alypine, novocaïne,
« cacodylate de soude, cocaïne, morphine et adrénaline, se
« laissent ainsi très bien stériliser. »

Suivant l'auteur, de toutes les méthodes de stérilisation usitées, l'emploi de la vapeur fluente dans un appareil approprié (de Koch, de Hauser ou d'autres) ou simplement dans le chapiteau d'un appareil distillatoire constitue la méthode la plus recommandable.

Avec cette méthode, et en observant bien les prescriptions de la *Pharmacopée helvétique* (lavage préalable des récipients avec de l'eau acidulée et rinçage à l'eau distillée), on obtiendrait des solutions stériles avec suffisamment de sûreté; l'emploi des appareils nécessaires serait simple et sans aucun danger, tandis que l'emploi des appareils coûteux où la stérilisation se fait par la vapeur sous pression nécessite des manipulations plus compliquées et plus dangereuses; de plus, ajoute toujours le même auteur, plusieurs des solutions citées plus haut ne supportent pas impunément la stérilisation sous pression et à une température dépassant 100°.

Il est bien évident que la stérilisation dans la vapeur fluente pendant 30 minutes, ainsi que la recommande THOMANN, est souvent suffisante en pratique; toutefois la chaleur sous pression, pendant 10 ou 15 minutes et au-dessus de 100°, est manifestement supérieure et offre plus de garanties; c'est d'ailleurs ce dernier procédé qui a été adopté par l'*Académie de Médecine* pour les solutions de gélatine qui nécessitent une asepsie rigoureuse, et c'est également celui auquel notre nouveau *Codex* donne la préférence pour les différentes formules de solutions injectables. Il est injuste, à mon avis, de considérer l'autoclave comme un appareil trop coûteux, d'un maniement trop difficile ou trop dangereux, ou de le rejeter comme un instrument superflu. J'estime au contraire que tout pharmacien, à notre époque, devrait posséder un autoclave dans son laboratoire, à côté de sa balance de précision, de son polarimètre et de son microscope. D'ailleurs l'autoclave, son robinet étant maintenu ouvert, pourra lui-même servir à la stérilisation par la vapeur fluente dans le cas des substances qu'altérerait une température supérieure à 100°.

THOMANN passe ensuite aux substances décomposables par la chaleur; il indique l'emploi de la *méthode aseptique* : dissolution des substances avec toutes les précautions nécessaires dans de l'eau stérilisée par la vapeur, et dans des récipients également stériles.

Il cite également l'emploi des *filtres poreux*, mais insiste sur la nécessité de leur entretien et de leur vérification (voir le procédé de la *Pharmacopée suisse*); toutefois à ces deux procédés il préfère la *tyndallisation* (30 minutes de chauffage à 60-70° et trois jours consécutifs).

Les substances qui, suivant Thomann, ne supportent pas la température de 100°, sont l'*ésérine*, l'*atropine*, la *scopolamine*, la *duboisine*, l'*hyoscine*, l'*ergotine* et l'*atoxyl*.

L'auteur examine ensuite les corps gras; les solutions, émulsions et mélanges non aqueux. Il juge inutile de stériliser l'éther camphré (1); on préparera et on conservera cette solution, dit-il, dans des récipients stériles; il en sera de même pour l'huile camphrée qui sera obtenue par dissolution du camphre dans l'huile stérilisée et conservée dans des flacons également stérilisés.

Pour les *huiles* et la *glycérine*, Thomann recommande de les introduire dans des flacons bien bouchés, recouverts d'ouate non dégraissée et de papier parchemin, et de les stériliser toujours dans la vapeur fluente.

L'auteur dit aussi quelques mots au sujet de la stérilisation des *poudres* et des *pommades*.

Il fait remarquer que les *poudres* contenant des substances hygroscopiques, volatiles, ou de nature amidonnée, ne peuvent être soumises à une température élevée, sèche ou humide, parce qu'elles se liquéfieraient, se décomposeraient, se volatiliseraient, ou se prendraient en masse.

L'auteur a fait quelques expériences sur le *xéroforme*, le *dermatol*, etc. : ces substances peuvent se stériliser sans inconvénient par la vapeur fluente pendant 20 minutes, en récipients fermés par de la ouate non dégraissée.

Quant aux *pommades*, du moment qu'elles ne contiendront pas de médicaments volatils ou décomposables, elles pourront être chauffées une heure ou deux à 120° dans l'étuve, dans des vases fermés à la ouate, et agitées pendant le refroidissement. Souvent, on devra se contenter de stériliser à part la matière grasse et d'y mêler le plus aseptiquement possible les substances médicamenteuses purifiées, ou, si c'est possible, stérilisées.

Pour finir, Thomann s'occupe de la préparation des *ampoules*. Il conseille d'abord d'utiliser du verre d'Iéna, ou de vérifier la qualité du verre qu'on emploie (2), en y chauffant 30 minutes à la vapeur fluente des solutions de chlorhydrate

(1) Il est d'ailleurs impossible de stériliser l'éther.
(2) J'étais arrivé personnellement aux mêmes conclusions à la suite de mon travail sur la stérilisation des solutions de chlorhydrate de cocaïne.

de morphine, de nitrate de strychnine, de sublimé et de phtaléine du phénol. Les trois premières laissent déposer un
précipité et la dernière rougit quand le verre est défectueux.

Ce procédé est sensiblement identique à celui déjà indiqué
par BARONI, sur lequel nous reviendrons ultérieurement.

Pour le nettoyage des ampoules, THOMANN indique celui
que nous avons déjà relaté (page 30); mais l'auteur conseille
de les remplir au moyen d'une seringue de Pravaz ou par
un tuyau de caoutchouc relié à une burette graduée dans
laquelle se meut un piston.

Le procédé me paraît un peu long et compliqué, et à vrai
dire superflu. Il est préférable, à mon avis, d'adopter une
capacité moyenne un peu supérieure à la capacité nécessaire
(1^{cm3} 1/3, par exemple, pour 1^{cm3}), et de remplir les ampoules, le médecin réglant la dose d'après la graduation de sa
seringue (1).

THOMANN signale pour les substances altérables par la chaleur l'appareil de *Grössede* qui remplit et stérilise à la fois les
ampoules (par 15 ou 20 à la fois).

Il va sans dire que lorsqu'on fait usage de bougies pour
stériliser des substances toxiques, on devra autant que possible réserver toujours la même bougie pour le même médicament.

Enfin THOMANN termine en indiquant le mode opératoire
suivant applicable aux ampoules d'*éther camphré* : Faites
dissoudre le camphre dans l'éther dans un récipient stérilisé ;
introduisez cette solution dans des ampoules stérilisées au
moyen d'un dispositif stérilisé ; scellez l'ampoule au moyen
d'une très petite flamme pointue obtenue en faisant passer le
gaz par un tube capillaire.

THOMANN parle aussi dans son mémoire des divergences
qui règnent au sujet de la stérilisation de certaines substances; c'est ainsi qu'il rappelle que le *Manuel de technique
pharmaceutique* de HAGEN range les solutions de morphine
parmi celles qui ne supportent pas la chaleur, tandis que
FIRBAS, GRUBER, et WULFF sont d'un avis contraire ; que la
Pharmacopée suisse et le dernier *Supplément* du *Hager's
Handbuch* considèrent le chlorhydrate de cocaïne comme
altérable à l'autoclave et même à 100°, tandis que d'autres
auteurs sont d'un avis contraire, et THOMANN cite à ce sujet

____

(1) Sauf, bien entendu, dans le cas des ampoules auto-injectables.

mes expériences personnelles qu'il considère comme concluantes et dont je parlerai plus loin.

Mêmes contradictions au sujet des solutions d'atoxyl et d'adrénaline (voir ces paragraphes plus loin), et pour un grand nombre d'alcaloïdes (atropine, strychnine), et de glucosides.

Gérard (1) indique que lorsqu'il s'agit de solutions non altérables par la chaleur, on pourra chauffer à 120° à l'autoclave, mais il conseille seulement le bain-marie à 100° pendant 10 minutes pour les alcaloïdes et leurs sels (morphine, cocaïne, strychnine, quinine, atropine) et pour les solutions d'adrénaline; la tyndallisation au-dessous de 100° pour celles de glycérophosphate de chaux et d'ergotine.

Le même auteur trouve défectueux le procédé de filtration à la bougie.

Pour l'huile au biiodure de mercure, il conseille d'autoclaver 20 minutes à 120°; et pour les mélanges mercuriels (huile au calomel, huile grise, huile à l'oxyde de mercure) ainsi que pour les huiles camphrées et lécithinées, il prescrit d'opérer aseptiquement la préparation, puis de la rendre stérile en la chauffant seulement 10 minutes au bain-marie bouillant ou à l'étuve à 100°.

Cette dernière stérilisation ne paraît pas parfaite, et nous verrons que ces préparations, sauf peut-être l'huile grise, peuvent sans danger être stérilisées d'une façon plus rigoureuse.

Moreau (2) juge également l'autoclave nuisible parfois, superflu souvent. Il indique pour la stérilisation de l'eau distillée : la filtration à la bougie ou l'ébullition prolongée pendant un quart d'heure.

Les solutions médicamenteuses seront stérilisées, suivant l'auteur, au bain-marie bouillant pendant 30 minutes (en flacon fermé au coton hydrophile ou au moyen d'un bouchon solidement ficelé). On devra dans le premier cas remplacer la quantité d'eau évaporée pendant le chauffage par de l'eau stérilisée. C'est à ce procédé qu'on devra recourir pour les solutions d'alcaloïdes, de caféine, de cacodylate ou d'arrhénal, de sels de magnésie ou de sels minéraux divers.

L'auteur ne fait guère exception que pour les *sérums arti-*

(1) Ouvrage cité, p. 61 (1ʳᵉ édition).
(2) Article cité.

ficiels pour lesquels, dit-il, la stérilisation se fera de préférence à l'autoclave. Quant aux substances altérables, ajoute Moreau (chlorhydrate de cocaïne, sulfate d'ésérine) on ne devra les faire bouillir que pendant un temps très court pour éviter leur altération. Pour les substances décomposables par la chaleur : les solutions de ferments solubles, d'oxydases, et de médicaments opothérapiques, elles seront préparées le plus aseptiquement possible et, dans certains cas, tyndallisées à 48°.

Quant aux *ampoules*, Moreau indique de les chauffer à l'autoclave, mais prescrit cependant, pour éviter toute altération, le bain-marie bouillant, ou dans le cas des substances trop sensibles à l'action de la chaleur, la tyndallisation (bain-marie à 60° pendant une heure par jour, quatre jours de suite).

L'exposé que je viens de faire, et les indications bibliographiques (1) que je donnerai à propos de certaines substances que j'étudierai plus loin, expliquent l'embarras où la plupart des pharmaciens peuvent se trouver quand ils ont à effectuer une stérilisation.

Doit-on préparer une solution imparfaitement aseptique au dire des bactériologistes et des chirurgiens, c'est-à-dire se contenter de délivrer une solution filtrée à la bougie, ou simplement bouillie, ou encore chauffée 15 à 30 minutes à 100° au bain-marie ?

Doit-on au contraire, dans le but d'obtenir une asepsie rigoureuse et une conservation prolongée, risquer une décomposition partielle de la substance en solution ?

Doit-on avoir nécessairement recours à la pratique fort longue, et impraticable dans les cas urgents, de la tyndallisation ?

Telles sont les différentes questions que je vais m'efforcer de résoudre, en me plaçant surtout au point de vue pratique.

Je me propose d'indiquer pour chacune des substances employées en hypodermie le procédé de stérilisation correspondant, en donnant, chaque fois que cela sera possible, la préférence à la vapeur d'eau sous pression à 110-115°.

(1) Citons encore à titre bibliographique une thèse toute récente de H. Durné : « Contribution à l'étude de la préparation et de l'analyse de quelques ampoules pour injections hypodermiques ». *Thèse Doct. Pharm.* (Univ. Lyon. 1912), 104 pages.

II. — SUBSTANCES STÉRILISABLES A L'AUTOCLAVE

Je vais passer en revue les diverses substances dont la stérilisation à 115° sous pression, et à plus forte raison à 100° à la pression ordinaire, peut se faire sans altération appréciable.

Dans tous les cas il sera toujours sous-entendu que l'on fait usage de verres non plombiques et répondant aux conditions de résistance suivantes :

Quantité d'alcali maxima cédée à l'eau distillée (à l'autoclave à 115° pendant une heure) : 10^{cm3} de soude centinormale pour un volume de 100^{cm3} d'eau, dans un récipient de capacité correspondante (1); verres lavés longuement avant l'usage avec une solution à 1 p. 100 d'acide chlorhydrique, puis rincés à l'eau distillée.

Solutions de chlorures, bromures, iodures (2). — Pour les solutions de chlorures, bromures, iodures, il faudra faire choix de verres rigoureusement privés de *plomb* ; je reviendrai sur ce sujet, d'ailleurs, à propos des sérums artificiels et à propos de la composition du verre. La stérilisation à l'autoclave devra être exclusivement employée. Elle sera d'ailleurs d'autant plus nécessaire, dans le cas des chlorures par exemple, que les injections sont fréquemment pratiquées à doses massives, et parfois aussi dans les veines (3).

Les bromures sont peu utilisés; les iodures en solution à 5 ou 10 p. 100 sont douloureux à l'injection, on les additionne quelquefois de chlorure de sodium.

(1) Pour d'autres substances, et notamment certains alcaloïdes, nous verrons que l'on doit faire usage de verres beaucoup plus résistants, c'est-à-dire encore moins attaquables par l'eau. Je préciserai d'ailleurs, dans un chapitre spécial, les conditions que doivent réaliser ces verres de choix.

(2) Je ne parlerai ici que des sels alcalins (K ou Na) qui, en hypodermie, sont à peu près les seuls employés en dehors des sels de mercure et des sels d'alcaloïdes qui seront traités dans des paragraphes spéciaux.

(3) Nous avons déjà indiqué qu'il fallait employer de l'eau distillée *récente* et parfaitement pure (voir page 27).

Solutions de nitrates, sulfates, carbonates. — On fait entrer quelquefois les sulfates, nitrates et carbonates alcalins dans la composition de certaines solutions dites *sérums artificiels*. Leur stérilisation peut se faire à l'autoclave à 115° sans aucun inconvénient. Il en est de même pour le sulfate de magnésie.

L'action de ces diverses solutions (1) sur le verre des récipients est sensiblement identique à celle de l'eau distillée elle-même (voir le chapitre des sérums artificiels et celui de l'altération des verres), c'est-à-dire qu'elle est négligeable avec les bons verres du commerce, et ne s'accompagne en tout cas d'aucun trouble ni d'aucun précipité.

Il n'en est plus de même dans le cas des *bicarbonates alcalins* ou des *carbonates insolubles* dissous dans l'eau à la faveur de l'acide carbonique. Le chauffage de ces diverses solutions ne serait à la rigueur possible qu'en vase clos ; autrement, la moindre élévation de température, en provoquant le départ de l'acide carbonique, amènerait une dissociation des bicarbonates. Dans le cas des carbonates insolubles (carbonate de chaux par exemple), ceux-ci se trouveraient alors précipités. Quant aux solutions de bicarbonate de soude, elles se dissocient dès qu'on les chauffe, et d'autant plus que la température est plus élevée ; à 100°, elles ne renferment plus que du carbonate neutre. Leur stérilisation par la chaleur est donc pratiquement impossible. Je reviendrai sur ce point ultérieurement, à propos des *eaux minérales*. On se rappelle en outre que j'en ai déjà dit quelques mots dans le chapitre consacré à la stérilisation par les rayons ultra-violets.

On aura recours pour stériliser les *bicarbonates alcalins* à la filtration, ou de préférence à la tyndallisation à 60° en récipients scellés et résistants.

Solutions de sels de mercure. — La plupart des solutions aqueuses de sels de mercure (cyanure, bromure, chlorure, iodure, etc...) ne subissent aucune altération même à 120° ; ce n'est qu'en opérant avec des verres très alcalins qu'on a observé parfois un précipité d'oxyde de mercure dans les solutions de sublimé ou de biiodure chauffées à l'autoclave.

---

(1) Je parle ici des solutions salines à leur titre habituel ; je n'ai pas essayé l'action sur le verre, à chaud, des solutions très concentrées, me bornant seulement à l'étude des préparations utilisées dans la thérapeutique courante.

Je parlerai plus loin des sels de mercure qu'il est préférable de ne pas chauffer, même à 100°.

Solutions de sels de quinine. — On sait que les sels de quinine furent employés pour la première fois sous la forme injectable par un médecin de Smyrne : WILLIAM SCHACHAUD en 1862 et par GOUDAS à Athènes (1). On employait alors le *sulfate* qu'on solubilisait par addition d'acide (acide tartrique). Ce sel fut abandonné ainsi que le *bromhydrate*, et l'on adopta le *chlorhydrate neutre*, sel riche en quinine, plus soluble et moins douloureux à la condition de faire des solutions assez diluées, puis le *chlorhydrate basique* que préconisa MARTY, sel mieux toléré encore car il ne présente plus de réaction acide. Dans le Codex, on associe ce dernier sel à l'antipyrine (20 p. 100). GAGLIO préfère employer comme anesthésique associé l'uréthane (20 p. 100) qui rend l'injection presque indolore. La formule à 40 p. 100 de sel de quinine dépose souvent ; la formule à 30 p. 100 (Codex) ou même à 20 p. 100 est préférable. Le *formiate basique* de quinine ou *quinoforme* (LACROIX) est peu douloureux, non acide, assez bien soluble, riche en alcaloïde ; on peut l'associer aussi à l'antipyrine ; le titre de 20 ou 25 p. 100 est le titre habituellement usité. Quand il se produit un dépôt de sel, il suffit de chauffer l'ampoule pour le redissoudre. P. VIGIER (2) a donné une formule de solution de *lactate neutre* de quinine, sel riche en quinine, très soluble dans l'eau. J'ai préparé souvent cette solution et j'ai pu constater qu'elle était très efficace et à peu près indolore.

Le sel idéal pour injections serait un sel très riche en quinine, très soluble et non douloureux. Les sels à réaction acide sont généralement les plus solubles ; malheureusement leurs solutions, *comme toutes les solutions acides en général*, sont douloureuses à l'injection.

En résumé : les solutions de lactate (P. VIGIER), de formiate (LACROIX), de chlorhydrate basique associé à l'antipyrine (CODEX) ou à l'uréthane (GAGLIO) (3) au titre général de 20 à 25 p. 100, ou moins encore (5 p. 100) (MALAROSSE) paraissent actuellement les meilleures formules utilisables (4).

(1) Voir « Injections hypodermiques de quinine », par G. H. LEMOINE (*Presse médicale*, 5 mars 1913, p. 177).

(2) *Gazette hebdomadaire*, XXII, p. 659 ; 1885.

(3) Ou encore à la *stovaïne* : 0,005 par centimètre cube.

(4) Voir à ce sujet : DE BEURMANN et VILLEJEAN : Des Inj. hypod. de quinine (*Bull. Thérap.*, CXIV, p. 193 et 261) ; 1888.

Les solutions de sels de quinine sont très légèrement colorées ; après la stérilisation à 120-130°, cette coloration augmente un peu d'intensité.

Durrour (1) a constaté, en stérilisant à l'autoclave des solutions de chlorhydrate neutre de quinine, que dans de mauvais verres (c'est-à-dire des verres très alcalins), la coloration après chauffage était plus accentuée que dans les verres peu alcalins. Je n'ai pas observé de différences notables de coloration avec les verres du commerce que j'ai essayés (2). D'autre part, j'ai stérilisé des solutions de bisulfate et de bichlorhydrate de quinine à 1 et 5 p. 100 ; le chauffage à 115° ne modifie pas le pouvoir rotatoire de ces solutions. On peut en conclure que la stérilisation des solutions de sels de quinine peut se faire sans inconvénient à 115° à l'autoclave, pendant 15 minutes.

Solutions de cacodylate de sodium. — Les solutions de cacodylate de sodium se stérilisent sans difficulté à l'autoclave à 115° dans les verres ordinaires du commerce.

Solutions de méthylarsinate de sodium (3). — Dans un grand nombre de verres, la stérilisation des solutions de méthylarsinate de sodium s'effectue sans altération à 110°. Il m'est arrivé cependant quelquefois d'observer un léger louche dans les solutions autoclavées ; il s'agirait alors d'une réaction secondaire causée par l'attaque du verre. Il faudra donc pour ces solutions employer un sel bien pur et surveiller le verre plus que jamais ; si l'on ne possède pas de verre suffisamment résistant, on aura recours à un simple chauffage d'une demi-heure au bain-marie bouillant. On associe quelquefois le méthylarsinate de soude et la caféine ; il faut avoir soin de saturer l'alcalinité du premier de ces deux corps si l'on veut éviter la précipitation de la caféine.

Solutions de caféine. — Les solutions de caféine se font, on le sait, à la dose ordinaire de 0^{gr},25 par centimètre cube, mais comme la caféine n'est soluble que dans 80 parties d'eau, on favorise la dissolution par addition de benzoate ou de salicylate de soude.

Les formules inscrites au *Codex* de 1908 se stérilisent, soit

(1) Thèse citée, p. 75.

(2) J'ai observé en revanche qu'à la longue, les solutions de certains sels de quinine, même conservées en ampoules, voyaient leur coloration se foncer légèrement. Il sera plus prudent de les conserver dans des verres colorés ou à l'abri de la lumière.

(3) *Arrhénal*, marque déposée.

par un simple chauffage de quinze minutes au bain-marie à 100°, soit à l'autoclave quinze minutes à 115°.

La vapeur sous pression à cette température ne produisant aucune altération appréciable, c'est le second procédé qui devra évidemment être préféré au premier.

Solutions de phénol. — Les solutions de phénol dans l'eau, dans l'huile de vaseline neutre ou l'huile d'olive lavée à l'alcool, peuvent être stérilisées à 120° à l'autoclave. On les conservera dans des récipients en verre jaune.

Solutions d'azotate d'argent. — On sait que l'azotate d'argent est d'autant plus soluble dans l'eau que la température est plus élevée (la solubilité pour 100 parties d'eau est de 1.111 à 110°, de 500 à 54°, de 127 à 11°). La solution saturée bout à 125° (1).

Les injections faites avec des solutions à 5 ou 10 p. 100 servent à provoquer des abcès dits *de fixation*, de même que celles d'essence de térébenthine. Elles sont aussi très douloureuses.

Le nitrate d'argent étant un sel très antiseptique, il peut paraître superflu de stériliser ces solutions, surtout lorsqu'elles sont assez concentrées.

Qu'il s'agisse de solutions diluées ou de solutions concentrées, la stérilisation pourra se faire néanmoins à 115° à l'autoclave, dans de bons verres.

On sait que le nitrate d'argent commercial, cristallisé ou dissous dans l'eau, noircit à la lumière. Cette altération, suivant BIDET (expériences inédites), serait due uniquement aux poussières organiques. Le sel rigoureusement *pur* ne subirait pas d'altération (2). Il sera prudent, malgré tout, de conserver les solutions à l'abri de la lumière, dans des verres jaunes.

J'ai indiqué d'autre part le résultat de mes expériences avec les rayons ultra-violets.

Solutions de gélatine. — Consécutivement à des injections de sérums gélatinés on a constaté quelquefois des cas de tétanos. On les a attribués à la gélatine commerciale. Cette substance, en effet, est souvent souillée par des spores tétaniques et par certains microbes pyogènes, ainsi que l'ont prouvé, entre autres, les recherches de LÉVY et BRUNS. Or,

(1) Voir MOISSAN. *Traité de chimie minérale*, V, p. 566.
(2) ID., *ibid.*, p. 567.

on sait que les spores tétaniques sont très résistantes; il en résulte que la stérilisation imparfaite du sérum gélatiné pourrait avoir de graves conséquences. C'est pourquoi l'*Académie de Médecine* nomma dans sa séance du 7 avril 1903 une commission qui fut chargée d'élucider cette question.

Deux solutions furent proposées et étudiées. La première consistait à demander que la fabrication des solutions gélatinées injectables ne fût plus libre, et fut soumise aux règlements qui régissent la fabrication des sérums thérapeutiques.

La Commission repoussa cette proposition pour deux raisons : d'abord parce que, telle qu'elle fonctionne, l'Inspection de contrôle nécessitée par la loi du 25 avril 1895 ne pouvait donner qu'une sécurité très imparfaite, et d'autre part, parce que le texte même de la loi ne paraissait pas s'appliquer exactement aux solutions gélatinées; la loi, dans son esprit, visant les produits organiques complexes, non définis chimiquement, facilement altérables, et dont la stérilisation est trop délicate pour pouvoir être effectuée ailleurs que dans des laboratoires spécialement outillés pour ce genre de manipulations.

Ce premier système écarté, la Commission se rallia à une autre méthode qui consistait à spécifier le mode de fabrication de cette solution injectable et à en proposer la formule à la *Commission de revision du Codex.*

Voici quelle était la formule adoptée par l'Académie : les solutions gélatinées titreront de 1 à 2 p. 100 de gélatine dans une solution chlorurée sodique à 7 pour 1.000 (1).

On sait que l'addition de chlorure de sodium est rendue nécessaire par le fait que l'eau gélatinée simple est hypotonique. La recherche du point cryoscopique a en effet donné les résultats suivants :

Eau gélatinée à 1 p. 100...................................... $\Delta = - 0,2$
   —   à 2 p. 200 .... $\Delta = - 0,3$
Solution chloruro-sodique à 7 p. 1.000, et gélatinée à 1 p. 100 $\Delta = - 0,50$
  —   —   —   à 2 p. 100 $\Delta = - 0,51$

Tous ces points cryoscopiques ont été déterminés sur des solutions stérilisées à l'autoclave à 115° pendant une demi-heure.

La solution chloruro-sodique gélatinée préparée comme il

(1) *Bull. Acad. Méd.*, 67e année [3], XLIX, p. 805; 1903.

a été dit, devra être répartie ensuite par fractions ne dépassant pas 150^{cm3}, de façon à assurer une stérilisation effective à la température voulue. Cette stérilisation devra être effectuée à l'autoclave, *dans la vapeur d'eau sous pression à* 115°, et pendant *une demi-heure*.

Telle était la solution adoptée par l'Académie de médecine, sur le rapport du professeur CHAUFFARD.

En même temps, GLEY et RICHAUD (1) formulaient de leur côté les règles de la préparation et de la stérilisation du sérum gélatiné de la façon suivante :

1° *Préparation*. — On prend :

Gélatine blanche de belle qualité.............	50^{gr}
Chlorure de sodium pur....................	8
Eau distillée............................	1.000

on fait dissoudre au bain-marie, et on introduit la dissolution dans un ballon stérilisé fermé par un bouchon d'ouate.

2° *Stérilisation*. — On laisse le ballon 15 minutes à 120° dans l'autoclave. Le gaz est éteint, on retire le ballon quand l'aiguille du manomètre est revenue depuis un moment à son point de départ. On filtre la solution et on la répartit par fractions de 250^{gr} (2) dans une série de ballons de 300^{cm3} environ. Ces ballons sont autoclavés 10 minutes à 120° ; au sortir de l'autoclave on les recouvre d'un capuchon de caoutchouc.

Or, il arrive que les solutions de gélatine chauffées à 120° deviennent incapables de se solidifier par refroidissement ; on avait craint qu'elles ne perdissent en même temps une partie de leurs propriétés coagulantes et hémostatiques. POUCHET et TRIOLLET ont démontré qu'il n'en était rien.

Le procédé adopté au *nouveau Codex* répond à tous les desiderata et met à l'abri des accidents septiques.

Le soluté est à 10 p. 1.000 en gélatine, et à 7 p. 1.000 en chlorure de sodium ; on porte cette solution, neutralisée, dix minutes à l'autoclave à 110°, on filtre chaud dans des récipients stérilisés ; puis on chauffe de nouveau quinze minutes à 110°. (Voir le procédé détaillé dans le Codex, page 668.)

Ce procédé est beaucoup plus simple et plus pratique que celui de la *Pharmacopée suisse*.

Cette dernière indique le mode opératoire suivant :

Prenez plusieurs échantillons de la gélatine à examiner et faites-en une solution à 20 p. 100. Injectez 4 à 5^{cm3} de cette solution à quelques cobayes.

(1) Voir GÉRARD, ouvrage cité, p. 70. 1re édition.
(2) GLEY et RICHAUD conseillent de préparer aussi des doses de 60^{gr} et de 500^{gr}.

Si ces animaux meurent du tétanos la gélatine doit être rejetée. Préparez avec d'autres échantillons une gélatine nutritive ordinaire à 10 p. 100; répartissez cette gélatine dans des tubes dont vous soudez l'ouverture, après en avoir retiré l'air au moyen d'un appareil à faire le vide, et que vous laissez dans l'étuve pendant 8 à 10 jours, à une température de 37°. Injectez par voie sous-cutanée à des cobayes 1cm3 de chaque tube. Si ces essais, ou bien l'examen microscopique, révèlent la présence de germes de l'œdème malin ou du tétanos, la gélatine doit être rejetée.

Après avoir soumis la gélatine à ces essais, on la dissout dans la solution physiologique de chlorure de sodium, dans la proportion de 1 p. 10; puis on chauffe la solution; on la filtre et on la répartit dans des tubes de 10 à 100cm3 de capacité. Ces tubes sont ensuite soudés et stérilisés à l'autoclave à 100°, trois jours de suite et 15 minutes chaque jour. Entre les séances de stérilisation, les tubes sont placés dans l'étuve à 37°. Après la dernière stérilisation, les tubes sont de nouveau placés dans l'étuve à 37°. Les tubes dans lesquels se développe une végétation microbienne doivent être éliminés.

Après quelques mois, choisissez au hasard quelques tubes, dont vous injectez, par voie sous-cutanée, 5cm3 à des cobayes et 0,5cm3 à des souris; si les animaux restent indemnes, la solution de gélatine peut être considérée comme stérile et peut être utilisée.

La solution de gélatine stérilisée doit être entièrement solide à la température ordinaire.

Solutions sucrées. — Il ne semble pas que l'eau pure intervertisse le sucre de canne à froid, en dehors de l'intervention des microorganismes.

A 100°, même en présence de traces d'alcalis, le sucre est interverti peu à peu. L'action est déjà plus sensible à 120°; elle correspond alors à la destruction par heure de 28 centigrammes de sucre sur 100 grammes dissous dans 100 grammes d'eau; à 130° cette destruction atteint 1gr,20 (1). On sait que la présence d'acides, même extrêmement dilués (à 1 p. 1.000 par exemple), exagère considérablement le phénomène.

J'ai pu observer moi-même une très légère interversion dans les solutions de saccharose que j'ai stérilisées sous pression à 120° dans des verres ordinaires du commerce.

Cependant la solution isotonique de sucre candi (90 grammes p. 1.000 selon Jeanbrau) a été proposée pour remplacer la solution isotonique de chlorure de sodium dans le traitement des albuminuries, ces solutions provoquant une diurèse abondante et s'éliminant facilement.

Comme ces solutions sont injectées à doses massives, et

(1) Voir Jungfleisch. *Traité élém. de chimie organique*, I, p. 645.

quelquefois dans les veines, leur stérilisation devra être aussi rigoureuse que possible ; il sera donc préférable d'opérer à l'autoclave à 115°, quitte à provoquer ainsi l'interversion d'une très minime partie de saccharose.

La solution isotonique de glucose (47 grammes p. 1.000), employée dans le même but, peut se stériliser sans inconvénient 15 minutes à 115°. On a employé enfin quelquefois des solutions contenant, soit du lactose pur (90 p. 1.000), soit du lactose additionné de certains sels *alcalins* ; dans ce dernier cas seulement il sera préférable d'avoir recours à la tyndallisation si l'on veut éviter la coloration du liquide, indice d'une altération causée par l'action à chaud de ces sels minéraux sur le sucre.

Je rappelerai qu'à l'hôpital Saint-Louis, dans le service de Danlos, on a utilisé le sirop de sucre comme excipient pour les injections de calomel. Les sucres servent aussi dans certains cas à ramener à l'isotonie certaines eaux minérales à minéralisation faible (1).

Corps gras, huiles, vaseline, paraffine liquide, etc. — C'est Roussel qui s'est montré l'un des premiers partisans de l'emploi des huiles dans la pratique hypodermique. Elles ont cet avantage d'être absorbées par l'économie et de subir dans les tissus une véritable digestion (2).

Il faut, bien entendu, que ces injections ne dépassent pas certaines doses, car l'huile constituerait alors, comme l'a montré Touvenaint (3), de véritables corps étrangers qui,

(1) On peut utiliser aussi les sucres, ainsi que l'a démontré Fleig, en solutions hypertoniques. Cette grande tolérance que présente l'organisme à l'égard des solutions sucrées iso ou hypertoniques a conduit Desmoulière et Lafay à remplacer dans la formule de solution de benzoate de mercure une partie du chlorure de sodium par du saccharose pur.

Ils ont proposé la formule suivante :

Benzoate de mercure récent..........	1ᵍʳ
NaCl pur............................	1
Saccharose pur.....................	10
Eau distillée stérilisée............	q. s. pour 100ᶜᵐ3

Au lieu de saccharose, on peut employer du glucose ou du lactose.

Ces solutions ne peuvent être autoclavées, car il y aurait réduction du sel de mercure par le sucre ; on les filtrera donc à la bougie.

On peut faire une préparation analogue avec le biiodure de mercure. Les solutions de benzoate ou de biiodure sucrées ne seraient pas douloureuses et seraient très bien tolérées. *La Clinique*, V, nᵒ 18, p. 278 ; 6 mai 1910.

(2) Voir Dujardin-Beaumetz, ouvrage cité, p. 75.

(3) Série d'expériences sur les injections sous-cutanées d'huiles simples. *Bull. thérap.*, CXXII, p. 136 ; 1892.

pénétrant dans le torrent circulatoire, pourraient y former des éléments emboliques.

Les *huiles* (huile d'olive, huile d'amande douce, huile d'arachide, etc...), les *corps gras*, la *vaseline liquide*, peuvent être stérilisés dans une étuve à air sec pendant deux heures à 120°, ainsi que l'indique la *Pharmacopée suisse*.

Mais ces substances supportent aussi très bien la vapeur d'eau sous pression à 120°, elles peuvent donc être autoclavées si l'on prend la précaution d'obturer suffisamment les récipients afin d'éviter la pénétration de la vapeur d'eau.

Le *Codex de* 1908 stérilise l'*huile d'olive* (préalablement purifiée par lavage à l'alcool) en la chauffant 10 minutes au bain de sable à 115° dans une capsule en porcelaine, puis il indique de la répartir dans des flacons stérilisés.

D'autre part, la stérilisation de la *graisse de laine* (fondue et filtrée) et de l'*huile de vaseline* est indiquée (à l'article *huile grise*) de la manière suivante :

Chauffer dans une fiole conique en verre de Bohême à 120° pendant 20 minutes ; ou bien enfermer le produit dans un flacon hermétiquement bouché, chauffer à l'autoclave 20 minutes à 120°.

Ce même procédé, selon moi, pourrait être utilisé également sans aucun inconvénient pour l'*huile d'olive*.

J'ai stérilisé à l'autoclave divers échantillons d'huile lavée à l'alcool, et j'ai calculé comparativement les indices d'iode, d'acidité et de saponification de l'huile chauffée et de l'huile non chauffée. Les différences, quand elles existent, sont infinitésimales. Pour l'indice d'acidité, par exemple, une huile titrant 0,35 p. 100 (en acide oléique) a donné *ce même chiffre* après chauffage à l'autoclave 20 minutes à 130° (1).

THOMANN estime que n'importe quelle huile, de même que la *glycérine*, peut être stérilisée par la vapeur fluente en vase bien clos.

En résumé, l'emploi de l'autoclave me paraît être le meilleur procédé ; quand il s'agira d'ampoules, on devra les sceller aux deux extrémités avant de les introduire dans l'autoclave ; quand il s'agira de flacons à bouchon de verre, on devra les fermer complètement avant la stérilisation, ce qui, dans le cas des corps gras, peut se faire en général sans crainte d'adhé-

---

(1) Il n'est pas inutile de faire remarquer, d'ailleurs, que toute huile lavée à l'alcool a déjà subi elle-même un premier chauffage au delà de 100° pour être débarrassée de l'alcool de lavage.

rence. Pour assurer la fermeture hermétique nécessaire, on recouvrira les bouchons d'un tampon de coton non dégraissé, puis d'un papier parchemin.

La *vaseline* (bien neutre) (1) peut être stérilisée de la même façon. Lorsqu'elle doit servir à plusieurs opérations, Hélouin conseille de la renfermer dans des flacons bas à large ouverture ; après la stérilisation le flacon sera rapidement ouvert et l'on versera sur la vaseline une solution colorée de sublimé. Pour les examens ou explorations cliniques, la vaseline restera ainsi suffisamment aseptique, puisqu'elle ne sera extraite que par des doigts stérilisés, grâce à leur passage au travers de la solution antiseptique.

La maison Leune a construit des récipients spéciaux en verre avec joint de caoutchouc pour la stérilisation et la conservation de la vaseline.

Dans la pratique, les tubes en étain sont fréquemment utilisés : l'opercule étant vissé avec soin, on les remplit de vaseline fondue, on recouvre d'un tube à essai flambé l'extrémité ouverte, on chauffe à l'étuve (2) ; après refroidissement, on retire l'éprouvette dans la flamme d'un Bunsen, et l'on ferme les tubes à l'aide d'une pince flambée.

Les *solutions*, *émulsions* et *mélanges huileux* sont stérilisables dans les mêmes conditions que les huiles ou les corps gras eux-mêmes, à moins que les substances entrant dans leur composition ne soient elles-mêmes décomposables par la chaleur ; ainsi les *huiles* : *gaïacolée*, *eucalyptolée*, *créosotée*, *camphrée*, *phosphorée* (3), *salolée*, pourront être autoclavées

---

(1) On fait fondre à une douce chaleur une petite quantité que l'on agite avec son volume d'eau chaude, celle-ci ne doit présenter aucune réaction acide.

(2) La fermeture hermétique dans le cas des tubes d'étain n'est guère réalisable à l'heure actuelle ; on ne peut donc employer que la chaleur sèche.

(3) Pour l'*huile phosphorée* on emploie l'huile d'amandes douces décolorée ; or, pour obtenir celle-ci, Hénissey conseille de remplacer le procédé actuel du Codex qui donne de mauvais résultats par l'ancien procédé de Méhu. Même ainsi, l'on n'obtient pas toujours une huile incolore ; l'essentiel d'ailleurs n'est pas d'obtenir la décoloration parfaite, mais de détruire ou volatiliser par surchauffage certains principes organiques, et de permettre ainsi au phosphore de se maintenir dans l'huile à l'état métalloïdique, en évitant les altérations que l'huile phosphorée peut subir, notamment sous l'influence de la lumière. Au sujet des autres huiles, Hénissey a fait remarquer qu'en chauffant suivant le procédé de Méhu (15 à 150°, puis progressivement jusqu'à 250° en laissant 10' entre 200 et 250°, dans une capsule de porcelaine ou un ballon de verre non bouché, au bain d'huile ou de sable) l'huile d'olive se décolore sensiblement, l'huile de noix devient plus foncée, l'huile d'œillette ne subit aucun changement appréciable.

en vase clos à 115-120°, ou chauffées à l'étuve sèche pendant deux heures.

Le Codex ne parle pas de la stérilisation de l'*huile camphrée injectable* ; à l'article : *huile au biiodure de mercure*, il est simplement recommandé d'introduire les deux substances dans un ballon en verre stérilisé, de chauffer avec précaution *sans dépasser* 60°, en agitant sans cesse. Après dissolution du biiodure, on versera dans un vase stérilisé.

Comme on le voit, il ne s'agit pas là d'une stérilisation réelle.

Selon GÉRARD (1) : « les *solutions huileuses de biiodure de « mercure* peuvent être sans inconvénient chauffées à l'auto- « clave à 120°, pendant 20 minutes ». C'est aussi mon avis; j'ai autoclavé des ampoules d'huile au biiodure de mercure dans de bons verres (Serax), et je n'ai jamais observé le moindre dépôt ni le moindre changement de coloration.

L'*huile cocaïnée*, l'*huile morphinée* et l'*huile iodée* supportent moins bien l'autoclave. On peut les chauffer à 100° au bain-marie pendant une demi-heure en utilisant de l'huile d'olive lavée à l'alcool, stérilisée à part à l'autoclave, et des flacons parfaitement stériles.

J'ai indiqué (2) pour l'*huile cocaïnée* les deux procédés de stérilisation suivants :

L'huile d'olive lavée à l'alcool est introduite dans des flacons stériles bouchant à l'émeri ; on y ajoute la cocaïne pure dans la proportion de 1 p. 100 ou de 1 p. 50 (à 1 p. 25 il se précipite quelquefois un peu de cocaïne), puis le flacon est hermétiquement bouché (le bouchon maintenu avec un fil de fer et recouvert de papier parchemin ou de coton non dégraissé). On stérilise 20 minutes à 115° à l'autoclave. Mais on risque ainsi une altération partielle de l'alcaloïde, aussi pourra-t-on avoir recours au deuxième procédé qui est le suivant :

L'huile lavée à l'alcool est stérilisée à part 30 minutes à 120°, dans un flacon émeri.

On fait, dans un mortier de verre flambé à l'alcool, la dissolution de l'alcaloïde dans l'huile; on la filtre ensuite si besoin au moyen d'un entonnoir flambé à l'alcool et d'un filtre stérile (ayant séjourné à 120° dans l'étuve sèche). C'est également dans l'étuve, mais vers 90-100°, que l'on aban-

(1) Ouvrage cité, p. 72.
(2) Voir *Annales des maladies des organes génito-urinaires*, 15 janvier 1907 : L'huile cocaïnée en urologie.

donne la solution huileuse à la filtration. Celle-ci terminée, on bouche le flacon de suite sans le sortir de l'étuve. Il va sans dire que le flacon où l'on reçoit le liquide est stérilisé ainsi que son bouchon de verre.

La préparation de l'*huile morphinée* est assez délicate, car la morphine pure est très peu soluble dans l'huile ; on peut en favoriser la dissolution par addition d'acide oléique pur (3^{gr} d'acide et 1^{gr} de morphine par 100^{cm3}) ; mais cette solution huileuse d'oléate de morphine est assez douloureuse. Elle peut être stérilisée au bain-marie, 30 minutes à 100° ; mais à l'autoclave à 120° elle brunit légèrement. Cette préparation, en somme, n'est guère à recommander.

La *Pharmacopée suisse* recommande, pour les *émulsions* ou *mélanges* à base d'huile, de chauffer le véhicule dans le stérilisateur à air sec (2 heures à 120°) (1), puis d'introduire dans le véhicule après refroidissement la substance à émulsionner. On peut aussi, ajoute-t-elle, triturer la substance à émulsionner dans le véhicule stérilisé, en employant un mortier stérilisé par lavage à l'alcool et à l'éther, puis on verse l'émulsion dans un flacon bouché à l'émeri et stérilisé.

Il ne s'agit là que d'une stérilisation *approximative* ; on pourra s'en contenter quand il s'agira de mélanges huileux altérables par la chaleur, l'*huile grise* par exemple.

Ce dernier médicament ne peut, en effet, être stérilisé par la chaleur, qui aurait pour effet de détruire l'état d'émulsion et de précipiter le mercure. On doit donc alors, ainsi que l'indique le *Codex*, employer des excipients rigoureusement stériles, du mercure purifié, et se borner à opérer le plus aseptiquement possible l'extinction du mercure dans la graisse de laine, puis le mélange avec l'huile de vaseline.

C'est un procédé analogue que l'on emploie pour la préparation de l'*huile au calomel* (2) et de l'huile à l'*oxyde de mercure*, avec l'huile d'olive purifiée ; mais le plus souvent on remplace celle-ci par de l'huile de vaseline médicinale qui, lorsqu'elle est bien neutre, permet alors de stériliser le mélange à l'autoclave à 115°, en flacons ou en ampoules, sans inconvénient.

Une remarque s'impose au sujet de la répartition de ces produits en ampoules ; on ne peut effectuer celle-ci qu'avec

____

(1) On pourrait aussi utiliser l'autoclave.

(2) Il faut employer du calomel rigoureusement privé de sublimé par lavage à l'éther.

un flacon à soufflerie ; pendant qu'on chasse le mélange dans les ampoules, on agite sans cesse pour bien répartir la substance insoluble. On utilise, en outre, des ampoules sphériques en forme de bouteilles pour éviter l'accumulation du sel de mercure dans les pointes effilées.

Pour terminer la question des *corps gras*, j'indiquerai la stérilisation de deux solutions huileuses quelquefois employées et qui nécessitent certaines précautions : *l'huile iodoformée*, *l'huile lécithinée*.

On sait que l'iodoforme est assez sensible à l'action de la lumière et de l'air (1), ainsi qu'à l'action combinée de l'air et de la chaleur à 100° à l'abri de la lumière (2). On devra donc stériliser *l'huile iodoformée*, par précaution, à la façon de l'huile grise, c'est-à-dire en mélangeant au mortier, dans les meilleures conditions d'asepsie, l'iodoforme et l'huile stérilisée, puis on la filtrera au moyen d'un matériel stérile, dans des flacons stériles et *colorés*. La préparation ne sera ainsi qu'*approximativement stérilisée*.

On peut obtenir *l'huile lécithinée* en mélangeant au mortier flambé la lécithine dans l'huile d'olive stérile et en répartissant ensuite en ampoules ou en flacons autoclavés. Malheureusement, la lécithine se dissout assez mal dans les huiles (3), on a donc conseillé de la dissoudre au préalable dans de l'alcool ou du chloroforme et d'ajouter cette solution à l'huile employée, puis de faire évaporer le solvant au bain-marie. Ces solutions, malheureusement, sont sujettes à se troubler facilement, surtout si le titre en est un peu élevé ($0^{gr},05$ par centimètre cube), même préparées avec de l'huile lavée à l'alcool et stérilisée ; et si l'on essaie de les filtrer, la plus grande partie de la lécithine reste sur le filtre. Suivant Byla (4), si l'on a pu constater une supériorité quelconque, au point de vue de la solubilité, de l'huile lavée et stérilisée sur l'huile ordinaire, cela tiendrait, d'une part, à ce que le lavage laisse toujours dans l'huile, malgré toutes

(1) Voir à ce sujet Bougault : Sur la décomposition de l'iodoforme en solution. *Journ. de Pharm. et de Chim.*, [6], VIII, p. 213 ; 1898.

(2) Voir Héuissey : Altérations et conservation des médicaments chimiques et galéniques. *Thèse agrég.*, p. 64. Paris, 1909.

(3) Astruc et Courtial (*Bull. Sc. Pharm.*, VIII, p. 151 ; 1903) ont constaté que la lécithine est plus soluble dans l'huile de vaseline que dans l'huile d'olive et l'huile d'amandes douces ; aussi pour les solutions huileuses dont le titre dépasse 1 p. 20, l'huile de vaseline serait indispensable.

(4) P. Byla. *Les Produits biologiques médicinaux*, p. 175. Paris, 1905.

les précautions prises, un peu de l'alcool employé, et d'autre part, à ce que la stérilisation de l'huile l'acidifie très légèrement. C'est en se basant sur ces considérations que Byla a proposé la formule suivante :

Diviser la lécithine au mortier dans son poids d'acide oléique pur, ajouter l'huile peu à peu, placer le mélange au bain-marie vers 36-40° durant une demi-heure environ ; laisser reposer, décanter et *tyndalliser*.

On pourra même faire subir à l'huile lécithinée, dit Gérard (1), un court chauffage à 100°, au bain-marie (10 minutes suivant la *Pharmacopée italienne*).

Ce qui a été dit pour les huiles, les solutions ou mélanges huileux, peut s'appliquer également à la *glycérine* et aux injections à *base de glycérine* ; la *glycérine*, on le sait, ne se décomposant qu'à une température supérieure à 120° et pouvant même être chauffée dans le vide ou dans un courant de vapeur d'eau surchauffée à 290°, température de distillation, sans subir d'altération.

Solutions de chlorhydrate de cocaïne.

La stérilisation des solutions de chlorhydrate de cocaïne a suscité de nombreuses controverses. Si nous laissons de côté l'action des alcalis sur ce composé, action qui a été étudiée depuis longtemps par divers auteurs, nous voyons que déjà, en 1886, Fluckiger (2) mentionne que l'eau bouillante seule suffit à décomposer la cocaïne (3). En 1888, Einhorn (4) établit que dans ce dernier cas, sous une influence hydratante peu énergique, on arrive seulement à l'alcool méthylique et à la benzoylecgonine. Hérissey (5), en 1898, détermine le pouvoir rotatoire du chlorhydrate de cocaïne anhydre ($\alpha_D = -71°,95$ pour une solution aqueuse à 2 p. 100) et, à cette occasion, constate que ce pouvoir rotatoire ne varie pas après stérilisation au bain-marie. Le même auteur fait une observa-

(1) Ouvrage cité, p. 73.

(2) *Pharm. Journ. Transact.*, p. 800, 1886 ; d'après *Arch. der Pharm.*, [3], XXIV, p. 633 ; 1886.

(3) Il est à noter que Fluckiger parle ici de la cocaïne et non du chlorhydrate. C'est d'ailleurs un fait général que les bases organiques sont plus stables à l'état salifié qu'à l'état libre. Voir à ce sujet : Hérissey, thèse citée, p. 71.

(4) Beiträge zur Kentniss des Cocaïns. *Ber. chem. Ges.*, XXI, p. 47 ; 1888.

(5) Sur le pouvoir rotatoire des solutions de chlorhydrate de cocaïne. *Journ. de Pharm. et de Chim.*, [6], VII, p. 59 ; 1898.

tion analogue après stérilisation à 114°, dans le service du Dr P. RECLUS, lequel ne constate aucune variation appréciable dans le pouvoir anesthésique des solutions ainsi chauffées (1). ARNAUD et TUFFIER (2) établissent à leur tour, en 1901, que le chlorhydrate de cocaïne en solution aqueuse à 2 p. 100 n'est pas altéré par chauffage en vase clos à 125°, et, après avoir confirmé que la déviation polarimétrique est la même pour la solution chauffée et la solution non chauffée, ils constatent :

1° Que les chiffres obtenus pour les dosages de cocaïne (méthode au carbonate de soude) dans ces deux solutions sont identiques ;

2° Qu'il ne se produit pas de benzoylecgonine.

Ces deux dernières observations paraissent en désaccord avec une assertion antérieure de SPASSKI (1900), lequel avait constaté la destruction de la cocaïne pendant le chauffage à l'autoclave (3). DUFFOUR, dans une thèse soutenue à Toulouse en 1905, que j'ai déjà citée, fait observer que ces résultats contradictoires proviennent de conditions expérimentales différentes (4) et pose à son tour les conclusions suivantes :

Une partie de la cocaïne est toujours dédoublée, quels que soient le procédé et le verre employés ; mais ce dédoublement peut être considéré comme négligeable au point de vue pratique avec des verres cédant à l'eau très peu d'alcali ou avec des verres relativement très alcalins, quand la température reste au voisinage de 100° ; l'emploi d'une température plus élevée devient, par contre, dangereux avec des verres même moyennement alcalins.

Néanmoins, DUFFOUR observe au polarimètre, *avec ses meilleurs verres*, des variations de 10' à 12' et une perte de cocaïne de 1/20 environ, après stérilisation à l'autoclave à 120° (solutions à 2/100). Ces résultats sont donc en opposition avec ceux qui avaient été obtenus antérieurement par HÉRISSEY et par ARNAUD. La question qui se pose est celle-ci : Peut-on stériliser à l'autoclave à 120°, sans risquer une

(1) *Bull. de l'Acad. Méd.*, XLV, [3], p. 120 ; 1901.
(2) De la stérilisation des solutions de cocaïne. *Presse médicale*, p. 81 ; 1901.
(3) Travaux de la Société médicale de Kharkow (1899). *Vratch*, n° 27, p. 828 ; 1900.
(4) J'ajouterai que certains auteurs ne semblent pas avoir fait de distinction entre l'alcaloïde et son sel. Cette distinction était cependant nécessaire, car nous avons dit plus haut que la base est beaucoup moins stable que le sel.

décomposition partielle, une solution aqueuse de chlorhydrate de cocaïne, 1° dans des verres de choix à peu près neutres (Iéna, Serax), 2° dans des verres du commerce d'alcalinité moyenne ou même élevée?

Les échantillons de chlorhydrate de cocaïne que j'ai employés portaient les cachets Merck et Boehringer. Ces produits étaient anhydres, fondaient à 202° et possédaient sensiblement le même pouvoir rotatoire; celui-ci, pour l'échantillon qui a servi à presque tous mes essais, a été trouvé :

$$\alpha^D = -71°,92, [\alpha = -6°50', v = 100^{cm3}, l = 5^{dm}, p = 1\,g.\,90].$$

Mes essais ont eu d'abord pour but de faire le départ entre les deux facteurs susceptibles d'intervenir dans la décomposition de la cocaïne : la *chaleur* et la *nature du verre* (c'est-à-dire son alcalinité).

Le verre d'Iéna et le verre Serax (1) se comportent comme des verres neutres, c'est-à-dire que de l'eau distillée chauffée 1 heure à 120° dans chacun de ces verres garde sa neutralité en présence de la phtaléine du phénol.

Verre d'Iéna : 5^{cm3} d'une solution aqueuse de chlorhydrate de cocaïne à 1,6 p. 100 ont été introduits dans un ballon d'environ 50^{cm3} en verre d'Iéna, qui a été ensuite scellé (2) et stérilisé une demi-heure à 120°. Le contenu a été examiné au polarimètre dans un tube de 50^{cm}. La déviation était de — 5°48'. Une autre partie de la même solution qui n'avait pas été chauffée et servait de témoin a donné la même déviation.

Verre Serax : Le verre Serax, essayé dans les mêmes conditions, a donné les mêmes résultats.

J'ai soumis au même essai plusieurs verres que l'on trouve habituellement dans le commerce.

Une solution de chlorhydrate de cocaïne stérilisée dans un *verre blanc* (d'alcalinité : 4^{cm3} soude centinormale) (3) a donné une déviation identique à celle de la solution-témoin non chauffée. Un *verre vert* (alcalinité : 1^{cm3} soude centinormale), un deuxième *verre blanc* (alcalinité : 5^{cm3} soude centi-

(1) Maison Appert.

(2) Cette précaution est indispensable, si l'on veut avoir des résultats précis, car elle seule permet d'éviter, pendant le chauffage à l'autoclave, la concentration ou la dilution du liquide, ainsi que les projections hors des récipients.

(3) Alcalinité rapportée à 100^{cm3} d'eau chauffée dans un ballon de 100^{cm3} à l'autoclave 1 heure à 120°. En réalité, on opérait sur des ballons de 50^{cm3} avec 50^{cm3} d'eau.

normale), un *verre spécial* (alcalinité : $1^{cm3},4$ soude centi-normale), se sont comportés de façon identique. J'ai pensé que l'alcalinité des verres employés était insuffisante pour provoquer une décomposition de l'alcaloïde; et j'ai procédé à une nouvelle série d'essais dans lesquels j'ai fait intervenir des *doses croissantes d'alcali* :

Dans des ballons en *verre Serax* d'environ 50^{cm3} (1), j'ai introduit :

40^{cm3} de solution de chlorhydrate de cocaïne à 2 p. 100,

puis j'ai ajouté :

Dans le 1er ballon : $0^{cm3},1$ soude décinormale et $9^{cm3},9$ eau distillée;

— 2e — $0^{cm3},3$ — $9^{cm3},7$ —

et ainsi de suite : c'est-à-dire $0^{cm3},5$, $0^{cm3},7$, 1^{cm3}, $1^{cm3},5$, 2^{cm3}, $2^{cm3},5$, 3^{cm3}, 5^{cm3}, de soude décinormale en ayant soin de compléter chaque fois à 50^{cm3} avec de l'eau distillée bien neutre.

J'ai préparé en outre : 1 ballon en verre blanc et 1 ballon en verre Serax contenant chacun : 40^{cm3} de solution de chlorhydrate de cocaïne à 2 p. 100 et 10^{cm3} d'eau distillée sans aucune addition de soude.

Ces ballons scellés ont été stérilisés à l'autoclave une demi-heure à 120°. Voici les résultats obtenus (2) :

Solution-témoin non stérilisée..........................	— 5°42′	
Verre Serax stérilisé (sans soude)......................	— 5°42′	
— blanc stérilisé (sans soude)......................	— 5°42′	— 5°40′
Verre Serax + $0^{cm3},1$ soude décinormale...............	— 5°42′	— 5°40′
— + 0,3 —	— 5°40′	
— + 0,5 —	— 5°40′	
— + 0,7 —	— 5°38′	
— + 1 —	— 5°36′	
— + 1,5 —	— 5°32′	
— + 2 —	— 5°22′	
— + 2,5 —	— 5°20′	
— + 3 —	— 5°18′	
— + 5 —	— 5°16′	

De ce tableau, on peut tirer les conclusions suivantes :

1° Une alcalinité inférieure à $0^{cm3},7$ de soude décinormale pour 50^{cm3} de solution à 1,6 p. 100 est insuffisante pour produire un dédoublement *appréciable au polarimètre*.

2° Les verres ordinaires du commerce ont généralement

(1) Cette capacité a été adoptée également pour tous les essais qui vont suivre.

(2) Je noterai en passant qu'à partir de 3^{cm3} l'addition d'alcali a déterminé un trouble persistant dans la solution ; ce trouble disparaît d'ailleurs pendant la stérilisation et ne se reproduit pas généralement pendant le refroidissement. Il est dû probablement à un déplacement de la cocaïne de son chlorhydrate.

une alcalinité trop faible pour provoquer une altération appréciable au polarimètre.

3° L'altération, évaluée au polarimètre, est d'autant plus grande que la quantité d'alcali entrant en jeu est plus élevée.

Il était bon de contrôler ces résultats par un double dosage :

1° De la *cocaïne* restée inaltérée ; 2° de l'*acide benzoïque*, qui, comme on le sait, est un des produits de la décomposition.

Cocaïne. — *Dosage de la cocaïne* : Chaque ballon contenant 5o^{cm3} de solution à 1,6 p. 100, nous avons prélevé 25^{cm3} de liquide pour le dosage ; ces 25^{cm3} ont été additionnés d'un léger excès de carbonate de soude (1^{gr},80 dissous dans 5^{cm3}) d'eau et laissés 1 heure au repos. Au bout de ce temps, et après avoir vérifié si toute la cocaïne était précipitée, on a recueilli celle-ci sur un filtre taré, et lavé peu à peu avec 5o^{cm3} d'eau distillée. La dessiccation a été faite à l'étuve à 9o°. Voici les résultats obtenus :

1re SÉRIE. — (*Solution aqueuse de chlorhydrate de cocaïne à 1,6 p.* 100. — *Ballons de* 50^{cm3}. — *Stérilisation : une demi-heure à* 120°.)

	AU POLARIMÈTRE $l = 5$	DOSAGES DE COCAÏNE (sur 25^{cm3})
Témoin (non stérilisé)............	— 5°48′	0^{gr},3216
Verre Serax....................	— 5°48′	0 3193
— blanc....................	— 5°48′ — 5°46′	0 3161
Serax + 1^{cm3} soude $\frac{N}{10}$..........	— 5°38′	0 3060
+ 2 —	— 5°32′	0 2756
+ 3 —	— 5°28′	

Ce procédé de dosage n'est pas d'une exactitude rigoureuse.

Le témoin qui renferme 25^{cm3} de solution, soit 0^{gr},40 de sel, devrait donner théoriquement (avec le produit employé qui ne contient pas d'eau de cristallisation) 0^{gr},3568 de cocaïne.

Nous verrons dans les dosages suivants que cette perte peut être réduite, mais jamais complètement évitée, et que l'*on ne retrouve jamais*, après précipitation par le carbonate, la *quantité de cocaïne théorique*.

Duffour avait déjà constaté que le simple *contact à froid* du carbonate de soude avec la cocaïne suffit à la dissocier partiellement, et cela d'autant plus que le contact est plus prolongé. D'autre part, les *lavages* du précipité de cocaïne, trop longtemps répétés, peuvent entraîner une partie de l'alcaloïde, celui-ci n'étant pas tout à fait insoluble dans l'eau ; cette cocaïne entraînée peut enfin se trouver dissociée dans le milieu alcalin où elle se trouve. Il est donc naturel que la quantité d'alcali employée pour la précipitation, la durée du contact, la façon d'opérer les lavages, aient une influence sur les résultats, et c'est ce qui explique les petits écarts que j'ai trouvés entre les chiffres de mes différents dosages. Je serai donc obligé pour conclure de tenir compte, non pas des chiffres particuliers, mais de la moyenne générale de tous les résultats.

2° SÉRIE. — (*Solution à 2 p. 100. — Ballons de* 50^{cm3}. — *Stérilisation : une demi-heure à* 120°.)

	POLARIMÈTRE $l = 5$	DOSAGES DE COCAÏNE (sur 25^{cm3})
Témoin (non stérilisé)...........	— 7°6′	0^{gr},4120
Verre Serax....	— 7°6′	0 4080
— d'Iéna.................	— 7°6′	0 4090

3° SÉRIE. — (*Solution à 2 p.* 100. — *Ballons de* 50^{cm3}. — *Stérilisation : une demi-heure à* 120°.)

	POLARIMÈTRE $l = 5$	DOSAGES DE COCAÏNE (sur 25^{cm3})
Témoin (non stérilisé)...........	— 7°6′	0^{gr},4118
Verre Serax..................	— 7°6′	0 4078
— d'Iéna..................	— 7°6′	0 4096

4° SÉRIE. — (*Solution à 2 p.* 100. — *Ballons de* 50^{cm3}. — *Stérilisation : une demi-heure à* 120°.)

	POLARIMÈTRE $l = 5$	DOSAGES DE COCAÏNE (sur 25^{cm3})
Témoin (non stérilisé)...........	— 7°8′	0^{gr},4132
Verre Serax..................	— 7°8′	0 4090
— d'Iéna..................	— 7°8′	0 4095

Par rapport aux témoins, la perte moyenne d'alcaloïde

pour les quatre séries d'essais est de 1/125 environ pour les bons verres (Iéna et Serax). Pour un verre ordinaire, comme le verre blanc, elle est de 1/58 ; pour le verre Serax additionné de 1^{cm3} soude décinormale, elle atteint 1/20, etc.

Il est bon d'observer que *dans tous les cas il y a eu perte par rapport au témoin* : jamais dans aucun de mes essais les échantillons stérilisés n'ont donné un résidu de cocaïne supérieur ou au moins égal à celui donné par le témoin.

Il est donc incontestable qu'une toute petite fraction de l'alcaloïde se trouve transformée du fait de la stérilisation. J'ai répété ces dosages en changeant les quantités d'alcali, la nature de l'alcali, la durée du contact, *il y a toujours eu perte par rapport au témoin, les dosages étant menés de front et de façon rigoureusement identique* pour les échantillons de chaque série.

Acide benzoïque. — *Dosage de l'acide benzoïque :* Le liquide filtré duquel on a précipité la cocaïne est additionné de HCl à réaction franchement acide, et épuisé à deux reprises par l'éther. Celui-ci, après lavage à l'eau distillée, est placé dans une capsule tarée et soumis à l'évaporation spontanée. Le résidu est constitué par l'acide benzoïque, et ce dosage par pesée est contrôlé par un titrage acidimétrique avec la solution décinormale de soude.

Cette méthode, qui a été suivie par Duffour, est très sensible. Voici les résultats obtenus :

		SUR 25^{cm3} DE SOL. CII. COCAÏNE à 1,6 p. 100	
1re Série. —	Témoin........................	Impondérable.	
	Verre Serax.....................	—	
	— blanc :....................	0,002	d'acide benzoïque.
	Serax + 1^{cm3} soude	0,0057	—
	— + 2^{cm3} —	0,0176	—

		SUR 25^{cm3} DE SOL. CII. COCAÏNE à 2 p. 100	
2e Série. —	Témoin (non stérilisé)..........	0,0020	d'acide benzoïque.
	Verre Serax (2 essais)..........	0,0032	—
	— d'Iéna....................	0,0030	—
3e Série. —	Témoin (non stérilisé)..........	0,0037	—
	Verre Serax (2 essais)..........	0,0042	—
	— d'Iéna (2 —)...........	0,0039	—
4e Série. —	Témoin (non stérilisé)..........	0,0045	—
	Verre Serax (2 essais)..........	0,0050	—
	— d'Iéna....................	0,0046	—

Il est à noter : 1° que le témoin lui-même donne un faible

résidu d'acide benzoïque (*pour les raisons précédemment indiquées*); 2° que le résidu des échantillons stérilisés est toujours supérieur à celui du témoin.

On peut conclure de ces différents résultats que les petites altérations de la cocaïne passent inaperçues au polarimètre, alors qu'elles sont décelées par les dosages, ce qui est très admissible si l'on tient compte des deux faits suivants :

1° La dissociation ne porte que sur une fraction minime de l'alcaloïde. 2° L'un des produits du dédoublement, l'*ecgonine*, possède un pouvoir rotatoire gauche inférieur, il est vrai, à celui de la cocaïne, mais cependant assez notable (1).

Le seul inconvénient du dosage de la cocaïne est de ne pas fournir le rendement théorique et de s'en éloigner d'une quantité variable, suivant les détails de la technique suivie.

Il est facile de constater le passage de l'alcaloïde dans le filtrat en évaporant celui-ci à sec, dans le vide : le résidu obtenu contient de l'*azote* ; le filtrat peut être aussi, après concentration, traité par les réactifs des alcaloïdes (acide picrique, acide silicotungstique).

Influence de la température au-dessus et au-dessous de 120° sur le chlorhydrate de cocaïne.

Températures supérieures à 120° :

Solution à 1,6 *p.* 100. — *Ballons de* 50^{cm3}. — *Stérilisation : une demi-heure à* 140°.

	POLARIMÈTRE (tube de 50^{cm})	DOSAGES DE COCAÏNE (sur 25^{cm3})
Témoin (non stérilisé)...	— 5°48'	0^{gr},3285
Verre Serax....................	— 5°46' — 5°44'	0 3068
— blanc....................	— 5°44'	0 3069
— Serax + 0^{cm3},7 soude $\frac{N}{10}$ ..	— 5°44' — 5°42'	0 2930

Le dosage se montre encore ici plus rigoureux que l'examen polarimétrique ; la perte de cocaïne est plus accentuée qu'à 120°, mais il reste à établir si c'est bien la température *seule* qui intervient en tant qu'*agent physique*, ou s'il ne

(1) D'après EINHORN, le pouvoir rotatoire du chlorhydrate d'ecgonine serait de $\alpha_D = -57$°. J'ai trouvé cette même valeur pour un chlorhydrate d'ecgonine du commerce.

s'agit pas aussi d'une attaque plus énergique du verre à de hautes températures.

Je reviendrai plus loin sur ce point.

Températures inférieures à 120°. — J'ai fait 200^{cm3} d'une solution de chlorhydrate de cocaïne à 2 p. 100 que j'ai divisée en quatre parties égales, dont deux ont subi la stérilisation (dans du verre Serax) et les deux autres ont servi de témoins.

Solution à 2 p. 100. — Ballons de 50^{cm3}. — Stérilisation : une demi-heure à 105°.

	DOSAGES DE COCAÏNE (sur 25^{cm3})	DOSAGES D'ACIDE BENZOÏQUE (sur 25^{cm3})
1er témoin.................	0^{gr},3682	0^{gr},0027
2e témoin.................	0 3687	
1er essai.................	0 3651	0 0035
2e essai.................	0 3653	

L'altération est à peu près semblable à celle observée à 120°.

J'ai fait un dernier essai au *bain-marie* et, pour le rendre plus démonstratif, j'ai fait une solution-témoin *unique* pour une série d'échantillons dont les uns ont été stérilisés à 120° et les autres au bain-marie; tous les dosages ont été ensuite effectués ensemble et de la même façon. Voici les chiffres obtenus :

	DOSAGES DE COCAÏNE sur 25^{cm3} solut. à 2 p. 100
Témoin (non stérilisé).....................	0^{gr},4022
Verre d'Iéna (stérilisé une heure au bain-marie)	0 4018
— blanc — — —	0 4015
— d'Iéna — une demi-heure à 120°..	0 4010
— Serax — — — ..	0 3980
— blanc — — — ..	0 3936

Tyndallisation (à 68°). — La moyenne des résultats obtenus nous permet de considérer la perte d'alcaloïde comme inappréciable.

L'altération à 100° et au-dessous est donc plus faible encore qu'à 120°.

Ayant trouvé des traces d'altération même avec l'Iéna et le Serax, je me suis demandé si ces verres, considérés comme bons au point de vue de leur alcalinité, étaient neutres d'une façon absolue, et s'ils ne cédaient pas à l'eau des traces d'alcali suffisantes pour amener un léger dédoublement de la cocaïne.

J'ai eu recours à un réactif beaucoup plus sensible que la phtaléine et dont j'ai déjà parlé : l'*alizarine sulfoconjuguée* qui a le grand avantage d'indiquer la neutralité.

J'ai introduit 50^{cm3} d'eau distillée neutre (vérifiée à l'alizarine) dans plusieurs ballons bien lavés de contenance correspondante : je les ai chauffés à 120°, après quoi j'ai ajouté II gouttes d'alizarine qui ont produit, même dans l'Iéna et le Serax, une coloration rouge très nette (un ballon en Serax avait été introduit dans l'autoclave après addition de réactif : avant la stérilisation, il avait la teinte chamois; après, la teinte était devenue rouge).

J'ai titré en faisant tomber dans chacun des ballons une solution de SO^4H^2 centinormale jusqu'à l'apparition de la teinte chamois.

Voici les résultats obtenus (pour 50^{cm3}) :

Verre d'Iéna	$0^{cm3},3$
— Sérax	0 6
— vert	1 3
— blanc	3

Il était dès lors prouvé que les meilleurs verres cèdent à l'eau une légère alcalinité, et il me restait à trouver un récipient d'une autre nature qui fut rigoureusement neutre. J'ai eu recours dans ce but à la *silice fondue*.

Soumis à l'essai de l'alizarine, les tubes de silice fondue se comportent comme des récipients absolument neutres.

Ces tubes contenant une solution de chlorhydrate de cocaïne à 2 p. 100 ont été stérilisés à 120° à l'autoclave une demi-heure.

J'ai obtenu en *cocaïne*, sur 25^{cm3} :

Dans un 1ᵉʳ essai { $0^{gr},4148$ avec le témoin / 0   4145 avec la silice

Dans un 2ᵉ essai { $0^{gr},4019$ avec le témoin / 0   4018 avec la silice

et, pour ces deux essais, les résidus d'*acide benzoïque* ont été sensiblement égaux.

Voulant enfin prouver l'absence complète de toute altération de l'alcaloïde, j'ai eu l'idée de rechercher dans les solutions stérilisées : *l'alcool méthylique* par le procédé TRILLAT (1) (transformation en aldéhyde et condensation de ce dernier avec la diméthylaniline).

J'ai pu constater ainsi l'absence de ce produit de dédoublement : 1° dans l'essai témoin ; 2° dans l'essai en tubes de silice, et sa présence dans toutes les autres solutions stérilisées (même dans les bons verres).

J'avais songé un instant à en faire un procédé de dosage de l'altération produite, mais j'ai dû y renoncer, la quantité de leucobase formée n'étant pas proportionnelle à la quantité d'alcool méthylique.

Conclusions. — De ce qui précède, on peut tirer les conclusions suivantes :

1° L'examen polarimétrique ne permet pas de déceler de très faibles altérations de l'alcaloïde ;

2° Les dosages de cocaïne, d'acide benzoïque, et la recherche de l'alcool méthylique établissent que, dans tous les verres, une fraction de cet alcaloïde est dissociée pendant la stérilisation à 120° ;

3° Cette décomposition est d'autant plus grande que le verre est plus alcalin ;

4° Elle est absolument négligeable dans tous les bons verres (Iéna, Serax), car elle atteint à peine 1/125 de la quantité totale de l'alcaloïde ;

5° Même avec des verres courants du commerce, à moins qu'ils ne soient par trop alcalins (ce dont il est facile de s'assurer par un dosage), la perte d'alcaloïde après stérilisation est très peu prononcée (1/60 avec le verre blanc ordinaire) ;

6° La petite altération qui se produit dans les meilleurs verres (Iéna, Serax) *ne paraît pas tenir à l'action propre de la chaleur, mais plutôt à l'imparfaite neutralité de ces récipients,* puisque dans la silice fondue (neutre en présence d'alizarine sulfoconjuguée) l'altération est nulle ;

7° La température de 100° au bain-marie, elle-même, quand on opère dans des vases de verre, provoque une altération minime d'alcaloïde ;

8° La stérilisation des solutions aqueuses de chlorhydrate de cocaïne à l'autoclave à 110–120° est pratiquement réalisable dans tous les verres dont l'alcalinité ne dépasse pas

(1) *C. R. Ac. Sc.,* 1899, I, 438 ; et 1898, II, 232.

trop sensiblement 3^{cm3} de soude centinormale pour 50^{cm3} (après une heure de chauffage à 120°, dans des ballons de capacité correspondante) (1).

Solutions de stovaïne. — La stérilisation des solutions de stovaïne à 115° à l'autoclave peut se faire dans tous les bons verres sans altération appréciable.

Solutions de bromhydrate et chlorhydrate d'arécoline. — Mêmes observations que pour la stérilisation des solutions de chlorhydrate de cocaïne et de stovaïne ; pas d'altération avec les verres neutres (ou presque neutres).

Solutions de sulfate d'atropine. — Les remarques faites au sujet des solutions de chlorhydrate de cocaïne sont applicables au sulfate d'atropine ; toutefois en raison de la toxicité de ce dernier produit, et des doses minimes auxquelles il s'emploie, je le rangerai dans un autre groupe, ainsi qu'on le verra plus loin.

Solutions de chlorhydrate de morphine.

La stérilisation des solutions aqueuses de chlorhydrate de morphine à l'autoclave, au-dessus de 100°, présente, on le sait, quelque difficulté.

Les avis des auteurs sont très partagés : les uns incriminent la *température*, d'autres rendent l'*alcalinité des verres* responsable de l'altération. Beaucoup prétendent impossible ce mode de stérilisation et conseillent, pour éviter toute altération de l'alcaloïde, la *filtration à la bougie* ou la *tyndallisation* (procédés plus longs et moins rigoureux). Le *Codex* de 1908 laisse le choix entre 10 minutes d'autoclave à 110°, ou le bain-marie bouillant pendant un quart d'heure.

THOMANN (2) recommande l'emploi de la vapeur fluente dans un appareil approprié (Koch, Hauser ou autres) ou simplement dans le chapiteau d'un appareil distillatoire. Avec cette méthode, dit-il, et en observant bien toutes les précautions de la *Pharmacopée helvétique*, on parvient à obtenir des solutions stériles et on évite les altérations que subissent les substances décomposables par un chauffage sous pression au delà de 100°. De nombreux auteurs, qui nient

(1) Communication faite à la Société de Pharmacie le 1er avril 1908. Voir *Journal de Pharm. et de Chim.* [6], XXVII, p. 474, 526 ; 1908.

(2) Article cité.

la sûreté d'une stérilisation ainsi pratiquée, conseillent d'effectuer la stérilisation à l'autoclave à 120°, mais en ayant soin d'ajouter au préalable une petite quantité d'*acide* dans la solution du sel de morphine. Je reviendrai plus loin sur ce point.

Il y a *deux sortes d'altérations* susceptibles de se produire pendant ou après la stérilisation à 120° des solutions de chlorhydrate de morphine, et il semble que certains auteurs les ont confondues.

Berlioz mentionne que les solutions de chlorhydrate de morphine, chauffées à l'autoclave dans certains verres trop alcalins, laissent déposer des cristaux de *morphine* (1). Il s'agit là d'un *déplacement* de l'alcaloïde de son sel, sous l'influence d'une quantité d'alcali assez notable cédée par le verre chauffé. Récemment encore, Jacobsen (2) a fait des constatations analogues.

D'autre part, Duffour (3), qui a étudié cette question, rappelle que Lamal (4) était arrivé aux conclusions suivantes :

1° Les solutions aqueuses de sels de morphine, préparées avec une eau bidistillée et un sel pur, sont inaltérables quand on les conserve à l'abri de la lumière et des poussières atmosphériques ;

2° La coloration jaune, la réaction acide et les cristaux qui s'y forment reconnaissent comme facteurs la lumière ou les ferments organisés ;

3° La coloration jaune est provoquée par la transformation de la morphine en une substance amorphe qui paraît être la morphétine de Marchand ;

4° Les cristaux proviennent de l'oxydation de la morphine en oxymorphine ;

5° La réaction acide est due à la morphétine et aux sels d'oxymorphine.

Quant à la formation d'*apomorphine* signalée par certains auteurs, Lamal déclare ne l'avoir jamais observée, et je me range, pour ma part, à cet avis. Ici il ne s'agit plus d'un *déplacement* de l'alcaloïde de son sel, mais bien d'une *oxydation*, puisque les cristaux formés ne sont pas constitués par de la *morphine*, mais par de l'*oxymorphine*.

Lamal allait seulement un peu loin quand il ne reconnaissait pour causes de cette oxydation que la lumière et les ferments organisés. Tout le monde a pu constater en effet que des solutions parfaitement stériles, conservées en vases

(1) *Journ. de Pharm. et de Chim.*, [5], XXIX, p. 410 ; 1894.
(2) Sur l'alcalinité des fioles de pharmacie. *Ap. Ztg.*, n° 30, p. 262 ; avril 1910.
(3) Thèse citée, p. 64.
(4) Contribution à l'histoire chimique et physiologique de la morphine. *Bull. Acad. roy. de Belgique*, II, [4], 639.

clos ou en ampoules scellées et maintenues à l'abri de la lumière, subissaient cependant, à la longue, cette altération.

La précipitation de la *morphine* est susceptible de se produire dans des verres cédant à l'eau une assez *grande* quantité d'alcali; la formation d'*oxymorphine* plus fréquente, accompagnée du brunissement de la solution, se produit au contraire dans *tous les verres*, même ceux qui ne cèdent à l'eau que des traces d'alcali. Elle est plus ou moins prononcée, elle se fait peu à peu et au bout d'un temps plus ou moins long, mais elle se fait toujours.

Plusieurs facteurs étant susceptibles d'être mis en cause, il importe de les séparer nettement les uns des autres, d'autant plus que cette question complexe n'a jamais été clairement posée. Ces facteurs sont :

La *lumière*, la *chaleur*, l'*alcalinité des verres*, l'*oxygène* (air).

1° *Lumière.* — Une solution de chlorhydrate de morphine se colorant, même si on la conserve à l'abri de la lumière, on peut affirmer que l'influence de cet agent physique n'est que secondaire. La lumière-peut favoriser, accentuer l'altération, elle n'en est pas la cause initiale. Il sera d'ailleurs facile de se placer complètement à l'abri de cette influence en employant des verres colorés, procédé depuis longtemps recommandé par Berlioz et Duflocq (1).

2° *Température.* — La température joue un rôle plus important. Berlioz (2) dit qu'il est utile de ne pas dépasser 110° à l'autoclave. Duffour a stérilisé à l'autoclave à 100°, 107°,5, 116°, 123°, des solutions de chlorhydrate de morphine; il a constaté que *plus on élevait la température, plus la solution était altérée* (l'altération était évaluée au colorimètre).

En réalité, plus on élève la température, plus le verre est attaqué, plus il y a d'alcali cédé au liquide, et par suite plus il y a d'alcaloïde oxydé (car, ainsi que nous le verrons plus loin, l'alcalinité facilite ces oxydations), mais l'influence de la température, d'ailleurs très minime, ne s'exerce pas directement, en tant qu'agent physique.

3° *Alcalinité des verres.* — L'alcalinité que les verres cèdent aux solutions qu'ils contiennent, quand on les chauffe à l'autoclave, paraît exercer une influence très notable. Baroni (3)

(1) *Archives de Médecine expérimentale*, n° 1 ; janvier 1894.
(2) *Journ. de Pharm. et de Chim.*, [5], XXIX, p. 410; 1894.
(3) *Journ. de Pharm. et de Chim.*, [6], XXI, p. 510; d'après *Ap. Ztg.*

s'est basé sur la facile altérabilité de certains sels d'alcaloïdes (et en particulier du chlorhydrate de morphine) pour établir la qualité des verres. Selon cet auteur, une solution
aqueuse de chlorhydrate de morphine à 2 p. 100, chauffée à
l'autoclave dans un récipient de verre, pendant une demi-
heure à 112°, doit rester *incolore* et parfaitement *limpide*
si le verre est bon (c'est-à-dire *neutre*).

J'ai effectué cette opération non seulement dans les verres
du commerce (1), mais dans les verres de choix, *Iéna* et
Serax (2) : *dans tous ces verres* les solutions sont sorties limpides, mais *légèrement colorées*, de l'autoclave ; la coloration était
seulement un peu moins accentuée dans les verres neutres
que dans le verre blanc ordinaire. Ces solutions, conservées
à l'abri de la lumière, se sont colorées peu à peu davantage
et ont laissé se déposer au bout de plusieurs mois des cristaux d'*oxymorphine*.

Dans des verres marqués *Serax*, *Schott* et *Genossen* (Iéna),
Ehrenfeld (Cologne), un lavage répété une journée avec de
l'eau distillée neutre rend les récipients neutres dans les
conditions de la stérilisation (20′ à 120°), c'est-à-dire qu'il n'y
a plus aucune alcalinité appréciable cédée à l'eau, même en
employant comme indicateur l'alizarine sulfoconjuguée.

Dans ces verres *neutres*, la solution de chlorhydrate de
morphine jaunit à 120°. Il en est de même dans les tubes
de *silice fondue* (neutres et inattaquables par l'eau) ; *un
milieu neutre est donc insuffisant* pour obtenir une solution
incolore et non altérée.

Ce fait s'accorde d'ailleurs avec les conclusions d'un travail de Duffour que nous avons déjà cité.

Mes essais personnels me permettent de confirmer ce fait
que *la dose d'acide qu'il faut ajouter varie avec l'alcalinité
du verre employé, mais doit toujours être notablement supérieure à celle qui serait capable de neutraliser exactement les
alcalis passés en dissolution.*

Voici comment j'ai réalisé cette démonstration :

Dans des ballons de 5o^{cm3} en verre blanc (alcalinité sur 5o^{cm3} d'eau
chauffée 20′ à 120° : 3^{cm3} soude centinormale), j'ai introduit 4o^{cm3} de solution de chlorhydrate de morphine à 2 p. 100, puis j'ai ajouté successive-

(1) Verres blancs de trois maisons différentes, verre vert (Leune), verre
de Bohême.
(2) Je me servais de ballons de 5o^{cm3} et d'une solution à 2 p. 100.

ment : o^{cm3},5, o^{cm3},7, 1^{cm3}, 2^{cm3}, 3^{cm3} de HCl décinormal dans les 1er, 2e, 3e, 4e et 5e ballons. J'ai complété pour chacun d'eux le volume de 5o^{cm3} avec de l'eau distillée neutre, et mes ballons se trouvaient ainsi renfermer chacun 5o^{cm3} de solution de chlorhydrate de morphine à 1,6 p. 100 en présence de doses croissantes de HCl. Après une stérilisation de 20' à 120°, j'ai constaté que les *deux derniers ballons* seuls étaient restés *incolores*, les trois autres avaient jauni, et l'on pouvait même observer une *gamme décroissante* au point de vue de la teinte, en allant du 1er au 3e ballon.

Le fait qu'un verre, dont l'alcalinité cédée est de 0^{cm3},3 soude décinormale, nécessite plus de 1^{cm3} d'acide décinormal prouve nettement qu'*un excès d'acide est nécessaire pour stabiliser l'alcaloïde.*

4° *Oxygène* (air). — Introduisons dans un petit ballon 50^{cm3} de solution de chlorhydrate de morphine à 2 p. 100 ; faisons bouillir et fermons aussitôt le col effilé du ballon. Dans ces conditions, la stérilisation pourra s'effectuer à 120° sans qu'il se produise *aucune coloration* du liquide ainsi *privé d'air*, et cela aussi bien dans un verre ordinaire (1) que dans un verre neutre comme le verre d'Iéna.

Une ampoule étant complètement *remplie*, la stérilisation se fera sans coloration sensible et la solution pourra se conserver longtemps sans altération. Une ampoule presque pleine s'altérera beaucoup moins vite qu'une ampoule à demi remplie.

L'altération habituelle des solutions de chlorhydrate de morphine est donc une *oxydation* que suffit à réaliser, surtout *à chaud*, la petite quantité d'air restée dans les récipients. *Cette oxydation demeure très faible en milieu neutre* (verres d'Iéna, Serax, Cologne, tubes de silice) ; elle est *facilitée en milieu alcalin* (ce dernier se trouvant réalisé grâce à l'attaque des verres ordinaires aux températures élevées de l'autoclave, et c'est là seulement qu'intervient la température). L'oxydation enfin est nulle *en milieu acide*.

Ces oxydations sont d'ailleurs comparables à celles constatées par M. Bourquelot qui a déjà signalé l'influence de la réaction du milieu pour certains composés phénoliques très facilement oxydables (2). On s'explique aussi de cette façon que des solutions de chlorhydrate de morphine conservées cependant dans de bons verres, à l'abri de la lumière,

---

(1) A moins que l'alcalinité ne soit assez considérable pour déplacer l'alcaloïde de son sel.

(2) Voir en particulier : *Journ. de Pharm. et de Chim.*, [6], IV, p. 243 ; 1896.

s'altèrent progressivement et que leur couleur, déjà légèrement jaune au sortir de l'autoclave, se fonce peu à peu, en
même temps qu'il se dépose de l'*oxymorphine*. L'oxydation
est en outre facilitée par l'alcali cédé progressivement par le
verre, puisque celui-ci est attaqué par l'eau, même à froid.

Or, la présence d'un *excès d'acide :* 1° contrarie l'influence
oxydante de l'air contenu dans le récipient ; 2° sature les
traces d'alcali cédées par le verre et empêche ainsi la formation d'un milieu alcalin favorable à l'attaque du verre (1).

Dans cette addition d'acide, on est cependant limité par
la crainte de créer un milieu douloureux à l'injection ou
dangereux pour les tissus. La quantité d'acide à ajouter
varie avec la qualité des verres dans des limites assez
étendues ; et cela implique pour le pharmacien la nécessité
de mesurer, une fois pour toutes, l'alcalinité du verre qu'il
emploie, afin d'y *proportionner* la quantité d'acide nécessaire
et suffisante.

Pratiquement, *un excès* correspondant à 10 ou 15^{cgr} en
HCl pur, par litre, me semble la limite convenable pour
protéger contre l'oxydation les solutions de chlorhydrate de
morphine.

En résumé la meilleure façon d'opérer sera la suivante :

1° Pour préparer les solutions de chlorhydrate de morphine, il faudrait prendre, autant que possible, la précaution
de purger totalement d'air : liquide et *récipient ;* mais comme
cette opération est assez difficile à réaliser dans la pratique,
il sera préférable, si l'on veut assurer une stérilisation à
l'autoclave suivie d'une très longue conservation, d'opérer
en milieu acide. Pour cela : on mesurera (2) (en employant de
préférence comme indicateur : l'alizarine sulfoconjuguée
Poulenc) l'alcalinité du verre employé, on ajoutera à la solution la quantité de HCl *pur* correspondante, plus un excès
de 10 à 15^{cgr} (par litre).

2° Pour une conservation *limitée*, le *milieu neutre sera à
la rigueur suffisant ;* on fera alors usage de verres neutres à
l'alizarine (c'est-à-dire subissant, sans céder d'alcali appré-

(1) Les solutions alcalines attaquent le verre encore plus que l'eau pure ;
avec les solutions acides, au contraire, l'attaque est moindre qu'avec l'eau.

(2) On mesurera cette alcalinité en remplissant d'eau distillée neutre les
récipients (en opérant sur une vingtaine à la fois, s'il s'agit de petites
ampoules) et en stérilisant 20' à 120°.

ciable à ce réactif, un chauffage de 20′ à 120° : verres Serax,
Iéna, Cologne). Ces verres seront d'abord rincés avec une
solution de HCl à 1 p. 100, puis avec de l'eau distillée ainsi
que le recommande la *Pharmacopée suisse*. On fera la solution avec l'eau distillée bien neutre qu'on fera nouvellement
bouillir pour en chasser le plus d'air possible, et on vérifiera en outre la neutralité du matériel employé (entonnoir,
filtre, etc.). On stérilisera enfin en récipients clos ou scellés
et *remplis* le plus complètement possible, 20′ à 110° (1).

Pour les usages courants, quand on préparera les solutions
de morphine en flacons destinés à être employés dans un court
délai, on pourra avoir recours au procédé du bain-marie (ancien
Codex).

J'ai eu pour but, dans ce chapitre, de fixer les causes et la
nature des altérations subies par les solutions de chlorhydrate de morphine stérilisées à l'autoclave.

Plusieurs faits parmi ceux que j'ai énoncés, par exemple
l'action favorable de l'addition d'acide, étaient déjà connus
depuis longtemps, mais les avis demeurant encore partagés
à l'heure actuelle, et de nombreuses contradictions subsis-
tant dans les divers ouvrages, il m'a paru intéressant de
mettre au point cette question controversée. En particulier, la question essentielle de l'*influence de l'air* contenu
dans les récipients (indépendamment de toute question de
température ou d'alcalinité du verre) m'ayant paru négligée
généralement, j'ai insisté surtout sur ce point. Les considérations qui précèdent peuvent d'ailleurs s'appliquer à d'autres corps très oxydables, en milieu alcalin surtout, et qui
présentent comme la morphine une *fonction phénolique* :
l'*acide pyrogallique* (2), la *résorcine*, et surtout l'*adrénaline*
fréquemment employée aujourd'hui en hypodermie (3).

En parlant des altérations du chlorhydrate de morphine,
j'ai envisagé uniquement la coloration et la formation du
précipité.

(1) Les risques de casse, même dans ces conditions, sont assez minimes
avec les petites ampoules.

(2) Pour l'acide pyrogallique en particulier, l'oxydation en milieu alcalin
est si nette et si sensible, qu'elle pourrait presque servir comme dosage
colorimétrique pour les très petites quantités d'alcali, non appréciables
avec les indicateurs courants.

(3) CERBELAUD a constaté que les solutions de *cacodylate de gaïacol* donnent à la longue un précipité noir floconneux qu'il attribue également à
l'air contenu dans les ampoules.

L'absence de tout changement de teinte et la limpidité parfaite de ces solutions sont-elles des caractères suffisants pour affirmer qu'elles n'ont subi aucune altération ?

Je peux répondre affirmativement à cette question, car la *déviation polarimétrique* est identique dans les solutions de chlorhydrate de morphine non chauffées et dans les solutions stérilisées qui sont demeurées incolores (1).

Solutions d'adrénaline. — On emploie assez fréquemment la solution suivante :

Adrénaline............................	$0^{gr},10$
NaCl pur.............................	0, 90
HCl à 1 p. 10.......................	XV gouttes
Eau distillée........................	q. s. pour 100^{cm3}

qu'on peut au besoin additionner de *chlorétone* pour en assurer la conservation.

La solution effectuée, on la divisera en ampoules ou en flacons *colorés* et on pourra la stériliser, à la rigueur, à l'autoclave à 110-115°, à la condition d'employer de très bons verres (Iéna). Sinon, il sera préférable d'effectuer un simple chauffage au bain-marie à 100° pendant au moins 30 minutes.

On sait que l'adrénaline présente une ou deux fonctions phénoliques ; or, on constate que ces solutions sont très légèrement colorées après leur stérilisation, sans cependant avoir perdu leurs propriétés. Leur conservation n'est pas indéfinie ; il se forme, même à l'abri de la lumière, de l'*oxyadrénaline* inactive. Les solutions, d'ailleurs, deviennent d'un rose de plus en plus brun ; elles peuvent être utilisées tant que la coloration reste peu accentuée et que la solution ne renferme pas de flocons bruns.

THOMANN a rappelé que, selon FIRBAS, les solutions d'adrénaline ne sont pas stérilisables à 100°, tandis que d'après des communications de la firme PARKE-DAVIS elles supporteraient facilement la température de 100° à 120°.

D'après GRÜBLER (2), elles sont stérilisables sans inconvénient par la vapeur fluente. C'est d'ailleurs aussi ce qui résulte de mes expériences personnelles : j'ai constaté, pour l'adrénaline comme pour la morphine, qu'en *l'absence d'air*

---

(1) Stérilisation des solutions de chlorhydrate de morphine. Communication faite à la *Société de Pharmacie*, le 6 octobre 1909. Voir *Journ. de Pharm. et de Chim.*, [6], XXX, p. 337 ; 1909.

(2) Voir THOMANN, article cité.

la stérilisation devient beaucoup plus facile ; la réaction *acide* du milieu est également très favorable.

On associe fréquemment à l'adrénaline : la *cocaïne*, la *stovaïne*, l'*eucaïne*, la *novocaïne*, etc.

Solutions d'ésérine (sulfate ou salicylate) et de chlorhydrate d'apomorphine. — Les solutions de sels d'ésérine et d'apomorphine sont, on le sait, très oxydables.

En opérant à l'abri de l'air, et d'après la technique indiquée au chapitre de la morphine, je ne suis jamais parvenu à obtenir des solutions *rigoureusement incolores ;* toutefois, elles étaient beaucoup moins colorées que les solutions chauffées sans cette précaution préalable.

Aussi, bien que la stérilisation à 110° à l'autoclave soit à la rigueur possible sans diminution sensible de l'activité thérapeutique, je trouve préférable la méthode de tyndallisation ou le simple chauffage au bain-marie à 100°, pendant au moins 30 minutes, dans des ampoules scellées ou des flacons en verre jaune et bien neutre, ce qui permet d'obtenir des solutions à peu près incolores. La conservation de ces solutions ne sera d'ailleurs pas indéfinie, et l'on devra les renouveler le plus souvent possible (1).

Solutions de chlorhydrate d'apocodéine. — Même stérilisation que pour l'apomorphine, bien que ce corps soit plutôt moins altérable.

Solutions de résorcine et de pyrogallol. — On stérilisera à 100° dans des verres bien neutres, en milieu acide et à l'abri de l'air comme pour l'apomorphine et l'adrénaline.

Solutions de sulfate de strychnine. — Il est dit dans plusieurs traités qu'on ne peut pas stériliser les solutions de sulfate de strychnine à l'autoclave à 110-120° sans décomposition.

Assurément, si l'on fait usage de verres abandonnant à l'eau une quantité assez notable d'alcali, une fraction de l'alcaloïde se trouvera déplacée de son sel, et il se précipi-

---

(1) A propos des solutions de chlorhydrate d'apomorphine, G. Pégurier (*Rép. de Pharm.*, (3), xix, 301 ; 1907) a conseillé : 1° de faire la manipulation dans une chambre éclairée à la lumière rouge pour éviter l'action de la lumière ; 2° de neutraliser les vapeurs ammoniacales de l'atmosphère en évaporant un peu d'acide acétique dans la pièce où l'on opère ; 3° d'employer des ampoules en verre jaune et une solution acidulée par HCl. Malgré ces précautions, ajoute l'auteur, on devra préparer les solutions le plus aseptiquement possible, sans en effectuer la stérilisation à l'autoclave.

Ce procédé semble assez compliqué, et de plus il n'empêche pas l'action oxydante de l'air contenu dans les ampoules de se produire.

tera de la strychnine, en quantité d'autant plus élevée que le verre sera plus alcalin. Mais j'ai pu constater sur plusieurs séries d'essais que, si l'on opère dans de moins mauvaises conditions, on n'observe plus aucune altération appréciable.

Lorsque la solution reste limpide, cela ne veut pas dire nécessairement qu'aucune altération ne se soit produite. La quantité de strychnine mise en liberté par l'alcali du verre peut être inférieure à la quantité maxima pouvant rester en dissolution dans l'eau.

D'autre part, sous l'influence combinée de l'eau et de la chaleur, il peut se produire une réaction quelconque, non accompagnée de trouble ou de précipité, réaction qui peut modifier la composition du liquide injectable, et par suite son action thérapeutique.

Duffour (1), qui a étudié cette question, a tenté d'opérer un dosage comparatif en précipitant par un excès d'ammoniaque une solution-témoin non chauffée (à 1 p. 100), et une solution autoclavée à 120° dans un très mauvais verre (2). Il s'est basé sur les résultats obtenus pour affirmer que, pendant le chauffage, une perte de 3,6 p. 100 en moyenne est susceptible de se produire.

Si l'on considère que l'auteur a fait choix du verre le plus défectueux qu'il ait pu trouver, et que d'autre part la méthode analytique suivie était d'une approximation très relative, on comprendra qu'il est assez malaisé de tirer une conclusion de ces expériences.

Duffour, pour leur donner plus de poids, a d'ailleurs tenté de réaliser quelques *essais physiologiques*. Il a pratiqué sur des lapins des injections intraveineuses de solution de strychnine, et mesuré la toxicité par rapport au poids de l'animal. Les résultats de ces expériences, au nombre de 39, furent contradictoires ; l'auteur, en prenant leur moyenne, en tira cette conclusion que la stérilisation des solutions de sulfate de strychnine peut se faire à la température élevée de l'autoclave sans inconvénient thérapeutique.

Suivant Knœber (3), les traces d'alcali cédées par les verres habituellement usités suffisent à déplacer une partie de la base dans les solutions de nitrate de strychnine chauffées à

(1) Thèse citée, p. 69.
(2) Verre cédant 40^{cm3} de soude décinormale pour 100^{cm3} d'eau, après 1 heure de chauffage à 120°.
(3) Stérilisation des solutions de nitrate de strychnine. *Ap. Ztg.*, 487 ; 1908.

l'autoclave ; aussi, cet auteur recommande-t-il de les préparer le plus aseptiquement possible (méthode IV de la *Pharma-copée helvétique*) sans les stériliser. Nous pensons qu'il y a dans cette manière de voir un peu d'exagération.

Pour ma part, j'ai répété les premières expériences de DUFFOUR, c'est-à-dire le dosage par l'ammoniaque, et j'en ai conclu qu'il est impossible de rien tirer de l'ensemble des résultats obtenus, les différences, d'ailleurs très faibles, étant même parfois contradictoires (1).

J'ai pensé que l'essai au polarimètre présenterait plus d'exactitude, et c'est à ce procédé que j'ai eu recours.

Je ferai tout d'abord remarquer que le pouvoir rotatoire spécifique du *sulfate neutre de strychnine officinal* (à 5 molé-cules d'eau), indiqué au *Codex* (— 66°6), est inexact. Il résulte des nombreuses déterminations que j'ai faites sur des solu-tions de titres différents, que le pouvoir rotatoire de ce corps serait sensiblement de — 27°50 (2). Au sujet de la solubilité dans l'eau, le chiffre de 1 p. 36,5 (à 17°) indiqué au *Codex*, est également un peu fort ; les feuilles de drogueries indi-quent seulement 1 p. 50, et c'est ce chiffre que reproduisent LÉPINOIS et MICHEL dans la nouvelle édition de l'*Officine*, de DORVAULT.

Voici les résultats obtenus pour les échantillons stérilisés :

a) Ballon de 5o^{cm3} en verre *Serax* contenant 4o^{cm3} solution sulfate de strychnine 2 p. 100 (3) et 1o^{cm3} eau distillée : $\alpha = -1°50'$.

b) Ballon de 5o^{cm3} en *verre blanc* contenant 4o^{cm3} solution sulfate de strychnine 2 p. 100 et 1o^{cm3} eau distillée : $\alpha = -1°48'$.

c) Ballon de 5o^{cm3} en *verre Serax* contenant 4o^{cm3} solution sulfate de strych-nine 2 p. 100, 5^{cm3} eau distillée, 5^{cm3} soude centinormale : $\alpha = -1°48'$.

Pour un autre essai, exécuté dans les mêmes conditions, la déviation du témoin était de — 48' ($l = 2$), les déviations des deux échantillons stérilisés étaient de — 46', — 48'. La différence, on le voit, est infinitésimale.

---

(1) Voici l'un de nos résultats pour une solution faite à un titre quel-conque et semblable pour les trois échantillons :

Solution-témoin (non chauffée).....................	0^{gr},1500	strychnine
Solution stérilisée à 120°, 20' dans du verre Serax...	0, 1495	—
— — — addit. de		
3^{cm3} soude centinormale.....................	0, 1492	—

(2) Voici, pour $l = 2$, les résultats de deux observations différentes : solution à 1 p. 100 : $\alpha = -33'$; solution à 2 p. 100 : $\alpha = -1°4'$.

(3) Le titre n'est pas *exactement* de 2 p. 100, mais il est le même pour les quatre prises d'essai ; le tube employé est celui de 5^{dm}.

J'ajouterai que dans les bons verres du commerce que j'ai utilisés, je n'ai jamais observé de dépôt de strychnine après le passage à l'autoclave.

J'en conclus que la stérilisation des solutions de sels de strychnine peut se faire à 110, 115° sans aucun inconvénient, à moins que les verres utilisés ne soient trop nettement alcalins (1).

Une intéressante préparation que nous avons exécutée pour le Dr J. Hallé est l'*huile camphrée et strychninée*, qui correspond à l'huile camphrée additionnée par centimètre cube de un ou deux milligrammes de *strychnine pure* (base) ; il suffit de pulvériser cet alcaloïde, puis d'ajouter peu à peu l'huile camphrée, on triture au mortier avec soin ; on introduit le mélange dans un flacon bouché et on place celui-ci dans un bain-marie qu'on porte à l'ébullition. La dissolution opérée, on peut filtrer au besoin au papier, répartir ou non en ampoules, puis stériliser à 100°. Si l'on voulait incorporer une plus grande quantité de strychnine, il serait nécessaire d'ajouter un peu d'acide oléique, mais cette addition aurait l'inconvénient de rendre la préparation douloureuse à l'injection.

Nous parlerons au chapitre des *Incompatibilités* des diverses associations dans lesquelles on fait intervenir les sels de strychnine (cacodylate, glycérophosphate, etc.) Ces solutions plus ou moins complexes ne devront se stériliser qu'à 100°.

Solutions de sulfate de spartéine. — Les observations indiquées au sujet des solutions de sulfate de strychnine sont applicables aux solutions de sulfate de spartéine (à 5 p. 100 généralement). Je n'ai pas constaté de différence appréciable au polarimètre entre les solutions autoclavées (dans du verre Serax), et les solutions non chauffées.

Dans une solution à 5 p. 100 environ : la déviation au polarimètre avant ou après le passage à l'autoclave reste la même : — 2°6′ (tube de 22^cm).

Solutions de chlorhydrate de pilocarpine. — J'ai stérilisé à l'autoclave à 120° pendant une demi-heure des solutions de chlorhydrate de pilocarpine à 1 p. 100 dans des ampoules ou des ballons en verre Serax. Il ne s'est produit au sein de ces solutions ni trouble ni précipité. D'autre part, la déviation polarimétrique des solutions autoclavées est restée

(1) C'est-à-dire que leur alcalinité ne doit pas dépasser sensiblement 3^cm3 soude centinormale pour 100^cm3 d'eau chauffée dans un récipient de capacité correspondante.

semblable à celle des solutions non chauffées (un de mes essais sur une solution à 1 p. 100 environ a donné + 1°56′ dans le tube de 22ᶜᵐ).

Solutions de sels de codéine. — On a employé en injections le bromhydrate acide de codéine (à 1 ou 2 p. 100), le chlorhydrate, le phosphate et l'iodure.

L'altération signalée à propos de la morphine n'a plus ici les mêmes raisons de se produire, puisque la fonction *phénol* de la morphine se trouve éthérifiée par l'alcool méthylique.

On sait d'ailleurs que la codéine, à l'état sec, ne commence à s'altérer qu'à 120°, et que l'on peut régénérer la codéine en chauffant son éther chlorhydrique ou *chlorocodide*, avec de l'eau à *130°*.

Il en résulte qu'on peut considérer la codéine et ses sels comme stérilisables à l'autoclave (15 minutes à 110°) sans altération appréciable si l'on opère, bien entendu, dans de bons récipients.

Solutions de sels de narcéine. — La narcéine, qui est à peu près insoluble dans l'eau, fond à 92°, jaunit vers 110°, est altérée par les solutions bouillantes de potasse, et décomposable par l'action de l'eau à *140°* ; mais la narcéine forme des sels assez stables et solubles dans l'eau, et c'est surtout le chlorhydrate que l'on emploie. La solution à 2 p. 100 subit sans altération notable la température de 110° pendant 15 minutes.

Quelques auteurs préfèrent cependant un simple chauffage assez prolongé (une demi-heure au minimum) au bain-marie bouillant.

Solutions de chlorhydrate d'héroïne. — L'héroïne ou éther diacétique de la morphine se prescrit sous forme de chlorhydrate à la dose de 0,5 à 1 p. 100.

Fred. Bayer (1), propriétaire de la marque « héroïne », indique dans son recueil de préparer les solutions injectables par dissolution dans de l'eau récemment bouillie et *refroidie.*

Il faudra de plus éviter l'addition des alcalins (bicarbonate de soude, etc.), qui précipiteraient la base libre, et, à chaud, risqueraient de dissocier l'éther acétique.

Il est certain que l'eau bouillante, agissant d'une *façon prolongée,* suffit à saponifier le chlorhydrate d'héroïne partiel-

---

(1) F. Bayer. Recueil des produits Bayer.

lement, avec formation d'*acétylmorphine* α (1) ; mais, en réalité, à la condition d'opérer avec des verres de très bonne qualité (comme pour la cocaïne), j'ai pu stériliser les solutions de chlorhydrate d'héroïne à 110° à l'autoclave pendant 15′, sans qu'il se forme aucun précipité et sans que l'activité thérapeutique soit modifiée.

Solutions de dionine. — On emploie quelquefois en injections la solution de chlorhydrate d'éthyl-morphine (à 2 p. 100). Les remarques faites plus haut au sujet des solutions de chlorhydrate d'héroïne leur sont applicables.

Solutions d'eucaïne. — Le chlorhydrate d'eucaïne, très soluble dans l'eau, n'est aucunement décomposé à l'ébullition ; on emploie les solutions à 1 ou 2 p. 100, qui peuvent être stérilisées dans de bons verres même à 110-120°, pendant 15 minutes.

La résistance de l'eucaïne à 110-120°, en présence d'eau, constituerait, suivant certains auteurs, un des avantages de ce produit sur la cocaïne. Nous avons vu précédemment que la cocaïne elle-même était stérilisable à cette température, surtout à l'état de chlorhydrate.

Solutions de novocaïne, tropacocaïne (chlorhydrates). .— Mêmes remarques que pour l'eucaïne. Les solutions de novocaïne, en particulier, peuvent être chauffées sans aucune altération jusqu'à 120°.

Solutions de pipérazine. — On utilise quelquefois la pipérazine et le chlorhydrate de pipérazine, sous la forme de solution injectable à 30 p. 100 (2).

On les stérilisera en récipients fermés, pour éviter l'action de l'acide carbonique de l'air, à 100° au bain-marie pendant une demi-heure, au besoin même à 110° à l'autoclave.

Solutions de formiate de soude. — Les solutions de formiate de soude (à 5 p. 100 par exemple) sont stérilisables à l'autoclave à 110°, sans aucun inconvénient. On sait qu'à 260° seulement, en tube scellé, l'acide formique se décompose.

Solutions de salicylate de soude. — L'air et la lumière, on le sait, altèrent peu à peu le salicylate de soude qui devient rose, puis brun.

---

(1) Voir JUNGFLEISCH, ouvrage cité, II, p. 986.

(2) MOUNEU a fait observer qu'il y avait lieu de préférer dans la pratique pharmaceutique l'hydrate de pipérazine (à 6 molécules d'eau) à la pipérazine officinale qui est anhydre et peu stable à l'air. (Voir HÉNISSEY, thèse citée, p. 71.)

On devra donc opérer, autant que possible, en l'absence d'air et dans des récipients colorés.

J'ai personnellement observé que les solutions de salicylate de soude après le passage à l'autoclave, prenaient souvent une légère teinte jaune. Toutefois cette coloration, quand on opère dans les bons verres, est peu sensible, et l'altération paraît tout à fait négligeable.

Solutions de nitrite de soude. — Les solutions de nitrite de soude peuvent être stérilisées à 100° et même à l'autoclave à 110° (?).

Solutions d'hyposulfite de soude. — En employant un sel bien pur, on peut stériliser à l'autoclave à 110-115°.

Solutions de glucosides. — Les glucosides se dédoublant aisément sous l'action des acides étendus à l'ébullition, il était intéressant de savoir si la température de 120° à l'autoclave produisait déjà une altération minime, en présence d'eau distillée neutre.

J'ai préparé dans l'eau distillée rigoureusement neutre des solutions à 1 p. 100 environ de *salicine*, de *bakankosine* (1), d'*arbutine*, et j'ai stérilisé ces diverses solutions 30' à 115° dans de grandes ampoules scellées en *verre Serax*. La déviation polarimétrique pour la solution de *salicine* était de — 1°22' (dans le tube de 20^{cm}), et elle était identique à celle de la solution non chauffée La déviation de la solution d'*arbutine* avant stérilisation était de — 1°20'; elle était égale à 1°18' après la stérilisation, ce qui constitue, en somme, une différence non appréciable. La déviation polarimétrique de la solution de *bakankosine* avant ou après stérilisation était de — 4°14'.

Quant à la solution d'*amygdaline*, j'ai constaté qu'elle subissait au cours de la stérilisation à l'autoclave (30' à 120°), une modification importante, puisque la déviation enregistrée pour la solution à 1 p. 100 était de — 48' avant stérilisation ($l = 2$), et de — 1° après stérilisation. Il s'agit très vraisemblablement dans ce cas non d'une hydrolyse, mais d'une isomérisation. L'*isoamygdaline*, qui est lévogyre comme l'amygdaline, a un pouvoir rotatoire beaucoup plus élevé (— 51°4 au lieu de — 39°). Or, cet isomère prend naissance quand on fait agir, ainsi que l'ont fait WALKER et DAKIN de simples traces de baryte sur l'amygdaline. BOURQUELOT et HÉRISSEY

(1) Pour la nature et l'origine de ce glucoside, voir BOURQUELOT et HÉRISSEY. *Journ. de Pharm. et de Chim.*, [6], XXV, 417, 1907 et [6], XXVIII 433, 1908.

ont obtenu de la même façon la transformation de la sambunigrine en prulaurasine (1). Il est à présumer que les traces
d'alcali cédées par le verre, suffisent, surtout à chaud, pour
isomériser l'amygdaline. Dans les conditions de mes expériences, la transformation, sans être tout à fait totale, est déjà
très accentuée.

La stérilisation des *glucosides* offre d'autant plus d'intérêt
que le nombre de ces composés, grâce aux admirables travaux de Bourquelot et de ses élèves, va chaque jour en
s'augmentant et qu'un champ très vaste paraît ainsi s'ouvrir
à la thérapeutique (2).

Solutions salines dites « sérums artificiels » (3).

Le chauffage à l'autoclave à 120° pendant 20' des solutions
salines ou sérums artificiels, constitue la méthode de choix.
Le plus souvent, en effet, ces solutions sont employées à dose
massive, et quelquefois elles sont injectées dans les veines.

Cependant, ce mode de stérilisation est souvent considéré
comme impraticable pour un certain nombre de ces solutions, en particulier pour celles qui renferment des phosphates, parce qu'il se forme, pendant le passage à l'autoclave,
des précipités résultant de l'attaque du verre (à une température dépassant 100°) par les solutions chauffées.

Paillard, dans une note présentée à la *Société de Pharmacie* (4), sur la *Préparation et la conservation du sérum de
Trunececk*, conseille d'effectuer la stérilisation à l'autoclave,
et déclare celle-ci parfaitement possible, à la condition
d'ajouter au préalable 1^{gr} à 1^{gr},50 d'acide citrique par litre
de sérum.

Dans un article (5) sur la *Préparation et la conservation
des sérums artificiels*, Paillard s'exprime ainsi :

(1) Voir *Journ. de Pharm. et de Chim.*, [6], XXVI, 5; 1907.
(2) Nous avons parlé précédemment de l'*aucubine* et de la *gentiopicrine*.
Nous rappellerons seulement pour mémoire la synthèse des glucosides suivants réalisés par Bourquelot et ses élèves (au moyen des ferments): méthyl,
éthyl, propyl, butyl, isobutyl, allyl, isopropyl, isoamyl, benzyl, cinnamyl,
salicyl glucosides, et aussi les galactosides suivants : méthyl, éthyl, propyl,
benzyl, allyl galactosides; voir *Jour. de Pharm. et de Chim.*, [7], t. V, p. 569 ; —
t. VI, p. 13, 56, 97, 164, 193, 298, 385, 442 ; — t. VII, p. 27, 65, 110, 145, 236,
285, 335, 377, 444, 525, etc.
(3) Au sujet des sérums artificiels, voir Chéron : Etude générale de l'hypodermie. Paris, 1893.
(4) *Journ. de Pharm. et de Chim.*, [6], XVI, p. 185; 1902.
(5) *Journ. de Pharm. et de Chim.*, [6], XVI, p. 250; 1902.

« Beaucoup conseillent de préparer les sérums par stérilisation à froid, à
« travers la bougie, pour empêcher ces altérations profondes produites par
« la chaleur. Il suffit cependant de jeter les yeux sur les formules de ces
« sérums pour comprendre leur stabilité et chercher ailleurs les causes de
« troubles que la chaleur active, mais qui se produisent avec le temps,
« même après la stérilisation à froid; ces prétendues décompositions peu-
« vent être causées soit par la liqueur elle-même, soit par le verre employé
« pour la contenir. »

Celui-ci, dit PAILLARD, ne doit être composé que de sels
de soude et de potasse (1), sans traces de plomb, et dans
ces conditions le seul trouble ou précipité possible est dû
à la production de phosphate de chaux (car les verres contiennent presque toujours de la chaux). On évite cette précipitation en ajoutant un milligramme et demi d'acide citrique
par centimètre cube de sérum (Chéron ou Trunececk par
exemple), car cet acide dissout le phosphate de chaux formé.
Et PAILLARD conclut que la stérilisation à l'autoclave (20′ à 120°),
est la meilleure méthode quand elle est applicable; or il y a
assez de cas où la stérilisation à froid s'impose, *sans y ajouter celui de solutions aussi stables que les sérums artificiels.*
Il faudra seulement choisir des verres de potasse ou de soude
exempts de plomb, et ajouter les doses d'acide citrique
indiquées plus haut.

Je me suis proposé de développer ces quelques considérations, et d'éclaircir un peu par des recherches personnelles
la question de l'*altération des verres à chaud, par les solutions salines, et des modifications qui en résultent dans la
composition de celles-ci.*

J'ai dû écarter de prime abord les *verres plombiques.* On
sait depuis longtemps que ces derniers sont attaqués aux
températures de l'autoclave par les solutions salines, et qu'il
se forme notamment du chlorure de plomb, puisque le chlorure de sodium rentre dans la composition de tous les sérums
artificiels. Ce chlorure de plomb se dépose en partie pendant le refroidissement, tandis qu'une autre partie demeure
en solution.

CHEVRETIN (2) a entrepris des recherches à ce sujet à la

(1) Malheureusement, un verre ne peut être uniquement composé de
potasse et de soude; or, PAILLARD n'indique pas à quel verre on peut pratiquement avoir recours, ni quels éléments peuvent être substitués au plomb
ou à la chaux dans la composition du verre. C'est à ce point de vue surtout
que j'ai étudié personnellement la question.

(2) *Journ. de Pharm. et de Chim.*, [6], V, p. 566; 1897.

suite d'un empoisonnement causé par des injections de sérum articiel. En même temps qu'il avait constaté la présence du plomb dans le précipité et dans la solution, il avait aussi caractérisé dans celle-ci le silicate de soude formé aux dépens du verre (silicate de plomb + chlorure de sodium = silicate de soude + chlorure de plomb).

J'aurai l'occasion d'étudier l'attaque du verre, et de voir que tous les verres sans exception sont altérables par l'eau, qu'il existe seulement des différences dans la rapidité et dans l'intensité de cette attaque.

Dans toute étude concernant les altérations produites au cours d'une stérilisation à l'autoclave, il est donc nécessaire de bien spécifier *l'alcalinité* des verres employés. C'est ce que je ferai au début de chaque expérience.

Solutions phosphatées. Solutions non phosphatées. — Dans des ballons en verre blanc de 250^{cm3} (et dont l'alcalinité cédée à l'eau, après 20′ de chauffage à 120°, était de 2^{cm3} soude centinormale pour 100^{cm3}) j'ai stérilisé à l'autoclave à 120° pendant 20′ les cinq solutions suivantes :

Sérum de Hayem	Chlorure de sodium	5^{gr}
	Sulfate de sodium	10
	Eau distillée	q. s. pour 1 litre
Sérum physiologique (1)	Chlorure de sodium	7^{gr},50
	Eau distillée	q. s. pour 1 litre
Sérum de Huchard	Phosphate neutre de sodium	10^{gr}
	Chlorure de sodium	5
	Sulfate de sodium	2,50
	Eau distillée	q. s. pour 100^{cm3}
Sérum de Chéron	Chlorure de sodium	3^{gr}
	Phosphate de sodium	4
	Sulfate de sodium	8
	Eau distillée	q. s. pour 100^{cm3}
Sérum de Trunececk	Sulfate de sodium	0^{gr},44
	Chlorure de sodium	4 42
	Phosphate de sodium	0 15
	Carbonate de sodium	0 21
	Sulfate de potassium	0 40
	Eau distillée	q. s. pour 100^{cm3}

Les deux premiers sérums sont restés limpides, les trois derniers ont troublé.

J'ai multiplié les essais, et je peux confirmer l'avis émis par PAILLARD :

(1) Le Codex de 1908 indique : 7^{gr} NaCl et 993 eau distillée.

*Les solutions contenant du phosphate troublent, les solu-
tions ne contenant pas de phosphate restent limpides.*

Solutions non phosphatées. — Dans ce cas, bien que les solutions sortent parfaitement limpides de l'autoclave, nous ne
sommes pas autorisés à conclure que le verre n'a subi aucune
attaque, et qu'il n'y a aucune différence entre la solution
chauffée et la solution non chauffée.

50$^{cm^3}$ d'eau distillée bien neutre ayant été stérilisés à 120°
pendant 20 minutes, dans un ballon en verre blanc de capacité correspondante, le chiffre d'alcalinité trouvé a été de
1$^{cm^3}$,4 soude centinormale.

Avec 50$^{cm^3}$ d'une solution de chlorure de sodium à 7 p. 1.000
rigoureusement neutre, stérilisée dans les mêmes conditions, j'ai trouvé : 1$^{cm^3}$,3 soude centinormale.

J'en conclus que *la solution de chlorure de sodium attaque le verre sensiblement dans les mêmes conditions que
l'eau pure*, et que, par conséquent, cette solution saline stérilisée à l'autoclave n'est pas exactement semblable à la
solution non chauffée. Seulement, l'altération n'a porté que
sur une fraction du verre infinitésimale, et elle n'offre aucun
inconvénient au point de vue pratique.

A quoi correspond l'alcalinité ainsi cédée à la solution
alcaline? — Après concentration de la liqueur, je n'ai observé
dans celle-ci, en employant les réactifs habituels : ni *alumine*,
ni *chaux*, ni *magnésie*. Or, j'avais employé un verre blanc
banal calcico-sodique, je suis donc en droit de conclure que
c'est le silicate alcalin (partie du verre la plus fusible, la
plus vulnérable) qui, seul, s'est trouvé décomposé; l'alcali
(potasse ou soude) a passé dans la solution; quant à la silice,
elle s'est trouvée, grâce à l'alcali, hydratée et à peu près
totalement dissoute.

Aucun trouble ni précipité n'ayant subsisté au sein du
liquide, je suis en droit de dire qu'il ne reste pas de silice
insoluble en quantité appréciable; et d'autre part, l'absence
de chaux dans la liqueur m'autorise à penser que la décomposition du silicate terreux a été pratiquement nulle.

Solutions phosphatées. — Dans le cas des solutions phosphatées, l'altération se montre plus accentuée, car la solution, au lieu de rester limpide, devient plus ou moins trouble. Voulant déterminer exactement la nature du précipité
formé, j'ai simplifié le problème en stérilisant à l'autoclave
une simple solution de *phosphate de soude*.

Je me suis servi d'un ballon de 500^{cm3}. Ce ballon, en *verre blanc*, cédait après chauffage à 130° pendant une heure, à 500^{cm3} d'eau : 4^{cm3} en soude centinormale. J'ai préparé une solution de 25^{gr} de phosphate neutre de soude cristallisé chimiquement pur (Poulenc) dans 500^{cm3} d'eau distillée et j'ai prélevé 200^{cm3} de cette solution. Ces 200^{cm3} ont été chauffés une heure à 130°; la solution après refroidissement a été filtrée. Une partie du dépôt restant adhérente au verre, les parois de celui-ci ont été lavées à l'eau distillée. La pellicule adhérente après lavage a été dissoute avec un peu de HCl à 50 p. 100; j'ai versé ce même acide sur le filtre contenant le précipité, et j'ai obtenu ainsi une solution chlorhydrique qui a été évaporée quatre fois au bain-marie de façon à insolubiliser la silice qui, après addition d'eau chlorhydrique et filtration, a été séparée, calcinée et pesée. J'ai recherché et dosé dans la liqueur chlorhydrique *l'acide phosphorique*, *l'alumine* et la *chaux*, en tenant compte des causes d'erreur inhérentes à la recherche simultanée de ces trois substances, c'est-à-dire en séparant d'abord l'acide phosphorique. Voici les résultats obtenus :

SiO^2 : 0^{gr},008; — $P^2O^7Mg^2$: 0^{gr},038; — CaO : 0^{gr},026; — Al^2O^3 : 0^{gr},004.

Il est à noter qu'après quatre stérilisations successives de une heure à 130°, faites à douze heures d'intervalle les unes des autres, le même ballon a été encore très attaqué par une solution de phosphate de soude à 10 p. 100.

Sérums phosphatés. — En remplaçant par des sérums contenant du phosphate de soude la simple solution de phosphate, on observe des précipités de même nature.

I. *Sérum de Huchard*. — Dans dix ballons de 250^{cm3} en verre blanc (alcalinité mesurée sur 100^{cm3} d'eau chauffée dans un ballon de 250^{cm3}, une heure à 130° : 2^{cm3},5 soude centinormale), j'ai stérilisé une heure à 130° un volume total de 2 litres de sérum. Le précipité analysé contenait :

SiO^2 : 0^{gr},089; — Al^2O^3 : traces non dosables; — CaO : 0^{gr},267;
$P^2O^7Mg^2$: 0^{gr},429.

J'ai renouvelé l'expérience avec un *autre verre* et une autre quantité de sérum : stérilisation, 1 heure à 130°, de 400^{cm3} sérum Huchard dans un ballon de 1 litre en verre blanc (alcalinité calculée sur 400^{cm3} d'eau chauffée dans un ballon semblable pendant le même temps et à la même température : 6^{cm3},2 soude centinormale). Voici les résultats obtenus :

SiO^2 : 0^{gr},032 ; — Al^2O^3 : 0^{gr},009; — CaO : 0^{gr},106; — $P^2O^7Mg^2$: 0^{gr},150.

II. *Sérum de Chéron*. — Avec dix ballons de 250^{cm3} (analogues à ceux qui m'avaient servi pour ma première expérience avec le sérum Huchard), et pour 2 litres de solution formule Chéron, j'ai obtenu, en chauffant une heure à 130° :

SiO^2 : 0^{gr},062; — Al^2O^3 : traces; — CaO : 0^{gr},185; — $P^2O^7Mg^2$: 0^{gr},263.

Dans un ballon d'un litre semblable à celui qui m'avait servi pour mon deuxième essai avec le sérum Huchard, j'ai stérilisé 400^{cm3} de sérum Chéron, une heure à 130°. J'ai obtenu :

$$SiO^2 : 0^{gr},013 — Al^2O^3 : \text{traces} — CaO : 0^{gr},040 — P^2O^7Mg^2 : 0^{gr},060.$$

On peut conclure de ces résultats que le sérum de Chéron, toutes choses égales d'ailleurs, donne un précipité beaucoup moins abondant que le sérum de Huchard. Or la concentration du premier en phosphate est de 4 p. 100, tandis que celle du second est de 10 p. 100.

De même une solution de phosphate de soude à 10 p. 100 donne après stérilisation à l'autoclave un précipité beaucoup plus abondant qu'une solution à 5 p. 100 stérilisée dans les mêmes conditions.

C'est-à-dire que *le précipité produit par l'altération des verres est d'autant plus abondant que la solution est plus riche en phosphates.*

Il était presque évident que l'attaque du verre devait croître avec la *température* et la *durée* du chauffage, ces deux facteurs facilitant l'attaque du verre. L'expérience confirme en tout point cette hypothèse.

Dans le cas particulier du sérum de Trunececk, la teneur en phosphate n'est que de 0,15 p. 100, le précipité est donc faible, presque infinitésimal avec les bons verres, mais on y trouve souvent de petites paillettes cristallines solubles dans les acides et dans le citrate d'ammoniaque. J'ai essayé de recueillir ces paillettes, j'y ai caractérisé de la chaux ainsi que de l'acide phosphorique, j'aurais voulu en faire une analyse complète, voire même un dosage précis, mais la petite quantité de précipité obtenu, même en opérant sur un grand nombre d'essais, m'a empêché de le faire. La formation de ces paillettes cristallines paraît liée à la présence du carbonate de soude.

Il résulte de ces expériences que lors du chauffage à l'autoclave à 120-130°, les verres sont attaqués par les solutions phosphatées dans les conditions suivantes :

1° *Décomposition du silicate alcalin* analogue à celle indiquée pour les solutions non phosphatées;

2° *Décomposition du silicate terreux:* départ de silice et de chaux, celle-ci insolubilisée sous forme de phosphate, celle-là partiellement dissoute.

Enfin, indépendamment de ces décompositions principales, certains verres renfermant aussi de l'alumine ou de la

baryte ou d'autres oxydes métalliques, soit à l'état de matières premières, soit à l'état d'impuretés, il n'est pas impossible que certaines de ces substances se retrouvent dans le
précipité au sortir de l'autoclave.

Toutefois ces substances, l'alumine par exemple, ne se
retrouvent jamais qu'à l'état de traces, même avec les verres
assez riches en alumine.

On doit surtout retenir de ces différents essais que l'altération du verre n'est plus, dans le cas des solutions phosphatées, limitée à une simple décomposition partielle du
silicate alcalin (laquelle n'aurait aucun inconvénient), mais
qu'elle intéresse aussi le silicate de chaux, et qu'il en résulte
des précipités plus ou moins complexes rendant la solution
ininjectable. Cette double altération s'explique par ce fait que
l'action d'une solution de phosphate sur le verre, plus considérable que celle de l'eau, est la résultante de deux actions
simultanées : action de l'eau, action du phosphate. On verra
même plus loin que certains verres, excellents, inattaquables
par l'eau et par une solution de chlorure de sodium, dans les
conditions habituelles de la stérilisation, demeurent encore
vulnérables en présence des solutions de phosphates.

Moyens d'éviter l'altération des solutions phosphatées stérilisées à l'autoclave.

Le verre étant seul en jeu, ainsi que nous l'avons vu, il est
évident qu'en lui substituant des récipients d'autre nature, on
pourra éviter l'altération des sérums artificiels au cours de
leur stérilisation.

C'est ainsi que dans un vase de *cuivre rouge*, dans des ballons ou des tubes de *silice fondue* : un chauffage de deux
heures à 130° à l'autoclave ne produira ni trouble, ni précipité, ni cession d'alcali dans les solutions salines chauffées.

Mais en raison de leur prix de revient, de la facilité de
leur travail et de leur transparence, les récipients en verre
sont actuellement les seuls utilisables.

J'ai donc cherché s'il existait des verres supportant sans
altération l'attaque des solutions salines renfermant des
phosphates.

La principale source d'altération étant *la chaux* du verre,
j'ai voulu d'abord déterminer si le précipité était propor-
tionnel à la quantité de chaux contenue dans le verre, c'est-

à-dire si les verres *peu calcaires* étaient moins altérables par les solutions phosphatées que les verres *très calcaires*.

Dans ce but, j'ai analysé sommairement deux espèces de verre (par la méthode au carbonate de soude que je décrirai plus loin). Un *verre blanc* m'ayant donné pour 2^{gr} de verre pulvérisé : $1^{gr},511$ SiO^2 et $0^{gr},178$ CaO ; et un verre provenant d'*Iéna* : $1^{gr},381$ SiO^2 et $0^{gr},360$ CaO, j'ai pu constater en opérant sur 50^{cm3} de sérum de Huchard, et dans des ballons de 50^{cm3} de chacun de ces verres, que le précipité était plus abondant dans le verre le moins calcaire, c'est-à-dire qu'*il ne peut y avoir aucune proportionnalité entre la teneur en chaux du verre employé et le poids du précipité formé au cours de la stérilisation.*

Cela d'ailleurs ne doit pas nous étonner, car nous savons que les verres peu calcaires que l'on trouve dans le commerce sont généralement très riches en silicate alcalin, et par cela même, beaucoup plus fusibles, plus solubles, plus attaquables par l'eau que les verres à teneur peu élevée en alcali. En d'autres termes : la chaux semble donner au verre une résistance plus grande, le rendre moins soluble et moins attaquable, et la substitution partielle de la chaux à l'alcali (potasse ou soude), se fait toujours avec grand profit pour la résistance du verre.

Ce fait, dans le cas des solutions phosphatées, peut paraître contradictoire avec la remarque que j'ai faite que c'est la chaux qui cause les troubles ou précipités observés au cours des stérilisations. Il n'en est rien cependant ; la chaux est pour le verre un élément de résistance et de dureté, si l'on considère le verre comme un silicate calcico-sodique ; mais la chaux n'est pas la seule substance douée de cette propriété ; les verres peuvent ne pas être composés exclusivement de *chaux* et d'*alcali*. Le remplacement d'une partie de la potasse ou de la soude peut se faire par d'autres substances que la chaux, et la substitution semble très favorable dans tous les cas en général, et dans celui des solutions phosphatées en particulier.

J'aurai l'occasion de développer cette question dans un chapitre spécial, mais on peut affirmer dès à présent qu'à *Iéna* ou ailleurs, on fabrique d'excellents verres où le plomb et la chaux sont remplacés par de la baryte, de l'alumine, de la magnésie, du zinc ; et ces verres sont, en outre, très souvent additionnés d'acide borique. Ils m'ont donc paru tout indiqués (par leur résistance à l'action de l'eau et par leur absence de chaux) pour servir aux stérilisations des solutions salines phosphatées.

J'ai essayé dans ce but quatre verres différents : l'un portait la marque Shott et Genossen (d'Iéna), le 2e la marque Ehrenfeld (nouveau verre fabriqué tout récemment à Cologne), le 3e la marque française Serax (maison Appert). Ce dernier verre avait été déjà signalé par Guinochet (1), comme parfaitement utilisable pour la stérilisation des sérums phosphatés, aucun trouble appréciable ne se produisant après chauffage à 120° pendant 45 minutes dans cette espèce de verre.

Le 4e verre que j'ai essayé a été spécialement exécuté pour moi, à titre d'essai, par M. Legras (*verrerie Legras*, plaine Saint-Denis), c'est un verre à base de *zinc*. Ces quatre sortes de verre m'ont donné des résultats très satisfaisants :

Pour les sérums de concentration *faible*, ou même *moyenne* en phosphate de soude (Chéron, Trunececk), un trouble à peine perceptible s'est produit, un précipité infinitésimal, *presque nul ;* pour les sérums de concentration *élevée* en phosphate (Huchard), j'ai observé un trouble un peu plus net, mais beaucoup moins prononcé cependant qu'avec les verres habituels du commerce.

Voici, à titre d'exemple, les résultats obtenus :

Verre Serax : alcalinité à 130°, 30′, sur 25cm3 eau distillée, dans un ballon de 50cm3 : 0cm3,2 soude centinormale.

Verre blanc : alcalinité dans les mêmes conditions : 0cm3,9 soude centinormale.

J'ai stérilisé 30′ à 130° quatre ballons de chaque espèce de verre d'une capacité de 50cm3 et contenant chacun 25cm3 sérum Huchard. Les précipités ont été recueillis sur un filtre, lavés, desséchés et pesés. Voici les résultats obtenus :

Verre Serax : 0gr,013 sur 100cm3 sérum de Huchard.

Verre blanc : 0gr,05 sur 100cm3 sérum de Huchard.

En remplaçant le sérum de Huchard par celui de Chéron, j'ai obtenu dans les mêmes conditions :

Verre Serax : traces non dosables.

Verre blanc : 0gr,023 pour 100cm3 sérum de Chéron.

En remplaçant le verre Serax par les trois verres indiqués plus haut : verres Legras, Shott et Genossen, Ehrenfeld, j'ai obtenu des résultats sensiblement identiques.

On va voir que ces quatre sortes de verre ont un caractère

(1) *Journ. de Pharm. et de Chim.*, [6], XX, 84 ; 1904.

commun essentiel : ils ne contiennent que des traces de chaux.

Voici la méthode d'analyse que j'ai employée :

Dans une capsule de platine tarée, j'ai introduit 2^{gr} de verre finement pulvérisé au mortier de porcelaine et passé au tamis de soie n° 100. J'y ai ajouté environ 6^{gr} de carbonate de soude sec, chimiquement pur, et j'ai chauffé à feu nu pendant 5 heures ; après refroidissement j'ai ajouté avec précaution environ 5^{cm3} HCl pur, j'ai évaporé au bain-marie, et après chaque évaporation j'ai par quatre fois additionné de HCl pur pour insolubiliser complètement la silice. Après addition d'eau distillée, j'ai séparé la silice par filtration et recherché par les méthodes habituelles, dans la solution, les métaux susceptibles d'y exister. Voici les résultats obtenus :

1° *Verre d'Iéna* (marque Shott et Genossen ; dépositaires à Paris : Leune et Fontaine) :

SiO^2 : 1^{gr},714 ; — CaO : 0^{gr},007 ; — *Alumine* : présence nette ; — *Magnésie* : présence nette.

Ce verre riche en silice contient de l'alumine et de la magnésie, et ne renferme que des traces de chaux.

2° *Verre de Cologne* (marque Ehrenfeld ; dépôt : maison Fontaine) :

SiO^2 : 1^{gr},604 ; — CaO : 0^{gr},018 ; — *Alumine* : présence nette.

Ce verre contient très peu de chaux (pas même 1 p. 100) et en revanche contient de l'alumine.

3° *Verre Serax* (maison Appert) :

SiO^2 : 1^{gr},364 ; — CaO : 0^{gr},019 ; — *Alumine* : présence nette.

Ce verre ne contient encore que des traces de chaux, et il renferme aussi de l'alumine.

4° *Verre au zinc* (maison Legras) :

SiO^2 : 1^{gr},681 ; — CaO : 0^{gr},003 ; — *Zinc* : présence nette.

Ce verre ne contient que des traces de chaux, et renferme du zinc au lieu d'alumine.

En résumé, ces quatre verres ne contiennent que des quantités à peine pondérables de chaux, dues sans doute à des impuretés, provenant même peut-être des creusets employés pour la fabrication.

Ces verres sont à base d'alumine, de magnésie, de zinc. Je n'ai pas recherché l'acide borique, m'en tenant seulement à la recherche et au dosage de la chaux qui m'intéressait spécialement.

Un fait à noter est que ces quatre verres, bien lavés et rincés, essayés au point de vue de leur résistance à l'action de l'eau distillée pure, se comportent différemment. Trois d'entre eux sont inattaqués, c'est-à-dire ne cèdent pas d'alcali à l'eau, du moins après 20' de chauffage à 120° ; le quatrième (verre au zinc) cède une quantité d'alcali assez notable, et à peu près comparable à celle qu'abandonnent les verres blancs ordinaires du commerce.

Un ballon de 50^{cm3} (verre au zinc) contenant 50^{cm3} d'eau distillée neutre, la quantité d'alcali cédée a été, pour ces 50^{cm3}, de 3^{cm3},3 soude centinormale ; la simple constatation de ce fait que le *verre au zinc*, verre alcalin, c'est-à-dire assez facilement attaqué par l'eau, se comporte aussi bien que des verres *neutres* pour la stérilisation des solutions phosphatées, nous prouve assez que, dans ce cas, le but à réaliser est surtout de priver complètement le verre d'éléments calcaires. Cette élimination de la chaux n'est malheureusement jamais *totale*, du moins dans tous les verres que j'ai pu essayer, et dont certains cependant m'étaient garantis *non calcaires* par les fabricants. Le verre chimiquement pur (j'entends ce terme dans le sens de : *non calcaire*) est peut-être difficile à réaliser dans l'industrie. Il nécessiterait sans doute des manipulations délicates, applicables seulement en petit pour des recherches de laboratoire ; mais il serait intéressant, à mon avis, de voir si le *léger trouble*, entrevu dans nos meilleurs verres avec les sérums à faible teneur en phosphate, et constaté plus nettement avec les sérums de concentration plus forte, subsiste encore dans des verres débarrassés totalement de leurs dernières traces de chaux.

Actuellement, au point de vue pratique, on peut dire que les quatre verres indiqués précédemment suffisent pour la stérilisation des solutions peu concentrées en phosphate, et à la condition de ne pas trop prolonger l'action de la chaleur ; le lavage préalable du verre plusieurs fois répété avec de l'eau acidulée, puis de l'eau distillée, sera malgré tout indispensable.

A défaut de ces verres, la stérilisation de tous les sérums phosphatés dans les récipients habituellement employés dans le commerce est *impossible*, ou du moins il faut alors avoir recours à des expédients que je vais maintenant indiquer.

J'ai parlé plus haut du procédé de PAILLARD ; mais les conditions dans lesquelles peut et doit se faire l'addition d'acide n'ont pas été suffisamment déterminées, du moins à mon avis.

Addition d'acide citrique. — L'acide citrique, en effet, est bien le dissolvant approprié, mais la quantité qu'il est nécessaire d'ajouter doit, selon moi, varier avec la qualité du verre et la concentration de la solution en phosphate.

1er ESSAI : *Sérum Chéron.* — Stérilisation une demi-heure à 125°, ballons de 50^{cm3} en verre blanc (alcalinité calculée sur 25^{cm3} : 3^{cm3},4 soude centinormale pour 100^{cm3}, après 30' à 125°).

Témoin (sérum non additionné d'acide citrique)....... trouble abondant.
Sérum 25^{cm3} + acide citrique, 1 p. 500.............. léger trouble.
  —   —   —   1 p. 400.............   —
  —   —   —   1 p. 300.............   —
  —   —   —   1 p. 200...:......... limpide.

2e Essai : *Sérum Chéron.* — Stérilisation 20′ à 120°, ballons de 5o^{cm3} en verre Serax (alcalinité calculée sur 25^{cm3} : o^{cm3},8 soude centinormale pour 100^{cm3}, après 20′ à 120°).
Témoin (sérum non additionné d'acide citrique)....... trouble léger.
Sérum 25^{cm3} + acide citrique, 1 p. 1000............. —
  —   —   —   1 p. 500.............. limpide.

3e Essai : *Divers sérums.* — Stérilisation 3o′ à 13o°, ballons de 25o^{cm3} en verre blanc (alcalinité calculée sur 100^{cm3} : 1^{cm3},6 soude centinormale pour 100^{cm3}, après 3o′ à 13o°).

Sérum Huchard 100^{cm3} + acide citrique 2 p. 500....... trouble.
  — Chéron   —   —   — .... limpide.
  — Trunececk —   —   — .... —
  — Huchard   —   —   1 p. 500........ trouble.
  — Chéron   —   —   — .... limpide.
  — Trunececk —   —   — .... —

La dose d'acide citrique de 1^{gr} à 1^{gr},50 pour 1.000 conseillée par Paillard suffira donc, avec de bons verres, pour les sérums de concentration moyenne en phosphate (*Chéron* ou *Trunececk* par exemple), mais elle ne sera pas suffisante, pour ces mêmes sérums, avec des verres de qualité médiocre, ou avec de bons verres pour les solutions plus concentrées.

R. Guyot a proposé d'ajouter dans le sérum de *Chéron* par exemple, VIII gouttes d'acide phosphorique officinal pour 100^{cm3}, il préfère cet acide aux acides citrique ou tartrique qui n'entrent pas dans la composition naturelle des sérums artificiels (1).

Cependant, cette addition comporte des limites ; on sait les inconvénients des solutions acides en hypodermie, les douleurs et les accidents qu'elles peuvent causer ; d'autre part, pour le sérum de *Trunececk* en particulier, l'addition d'une quantité, même faible, d'acide, modifie l'alcalinité du milieu, qui, d'après l'auteur, est tout à fait nécessaire.

Il en résulte qu'il faut être très prudent dans cette addition d'acide, et qu'on a tout avantage à la réduire au minimum en employant les meilleurs verres possibles.

Cherchant un autre dissolvant pour remplacer l'acide citrique, j'ai pensé aux *sels ammoniacaux.*

(1) *Journ. de Pharm. de Liége*, d'après *B. Soc. Ph. Bord.*, 1911 ; par *B. Ph. S. E.*, 1912, p. 47.

Addition de sels ammoniacaux. — 1er Essai : *Sérum Chéron*. — Verre et conditions de stérilisation analogues à ceux du 1er essai d'acide citrique :

Témoin (25^{cm3} sérum sans addition de sel ammoniacal)..................................... trouble abondant.
Sérum 25^{cm3} + citrate d'ammoniaque, 1 p. 500....... trouble.

—	oxalate	—	—	....	—
—	acétate	—	—	....	—
—	tartrate	—	—	....	—
—	citrate	—	1 p. 400.......	léger trouble.
—	oxalate	—	—	....	trouble.
—	acétate	—	—	....	
—	tartrate	—	—	....	léger trouble.
—	citrate	—	1 p. 300.......	très léger trouble.
—	acétate	—	—	....	trouble.
—	citrate	—	1 p. 200.......	limpide.

2e Essai : *Sérum Chéron*. — Verre et conditions de stérilisation analogues à ceux du 2e essai d'acide citrique.

Témoin (25^{cm3} sérum sans addition de sel ammoniacal)........ trouble.
Sérum 25^{cm3} + citrate d'ammoniaque, 1 p. 1.000.............. —
     — acétate — 1 p. 1.000.............. —
     — citrate — 1 p. 500.............. limpide.

3° Essai : *Divers sérums*. — Verre et conditions de stérilisation analogues à ceux du 3e essai d'acide citrique.

	SÉRUM HUCHARD	SÉRUM CHÉRON	SÉRUM TRUNECECK
	—	—	—
Témoin (100^{cm3} sérum sans addition de sel ammoniacal)......	trouble.	trouble.	trouble.
SÉRUM 100^{cm3} —			
+ citrate d'ammoniaq., 1 p. 500.	léger trouble.	limpide.	limpide.
— — 1 p. 1.000.	trouble.	léger trouble.	limpide.
— — 1 p. 2.000.	troublé.	trouble.	trouble.
— — 4 p. 500.	léger trouble.	limpide.	limpide.
— — 2 p. 500.	léger trouble.	limpide.	limpide.
— — 1 p. 5.000.	trouble.	trouble.	trouble.
oxalate — 1 p. 500.	trouble.	tr. infinitésimal.	limpide.
tartrate — 1 p. 500.	trouble.	»	limpide.
acétate — 1 p. 500.	trouble.	»	limpide.
— — 4 p. 500.	trouble.	limpide.	limpide.

L'action du citrate d'ammoniaque sur les phosphates de chaux a fait l'objet d'une note de Grupe et Tollens(1). Il est dit dans cette note que le citrate d'ammoniaque dissout faci-

(1) *Ber. d. deutsch. Chem. Gesell.*, d'après *Journ. de Pharm. et de Chim.*, [5], II, p. 494 ; 1880.

lement les phosphates mono et bicalciques, plus lentement
le tricalcique. Les auteurs ont établi que les phosphates sont
dédoublés en citrate de chaux et phosphate d'ammoniaque et
qu'il n'existe en principe aucune différence d'action à ce
point de vue entre les trois phosphates; il y aurait seulement une plus grande lenteur à subir la transformation quand
il s'agit du phosphate tricalcique.

Le citrate d'ammoniaque semble être, parmi les sels ammoniacaux employés, le meilleur solvant du phosphate de chaux,
ce qui d'ailleurs est conforme aux coefficients de solubilité
de ce dernier sel (1).

Coefficients de solubilité du phosphate tricalcique dans les sels ammoniacaux des acides suivants, pour 100 parties d'acide en poids :

Acide acétique : 0,255; acide tartrique : 4,59; acide citrique : 7; acide
malique : 1,1.

L'emploi des sels ammoniacaux a quelquefois soulevé des
objections ; on a reproché à ces composés d'être toxiques. La
question mérite d'être traitée en détail, car les sels ammoniacaux ont été et sont encore souvent utilisés en hypodermie : le benzoate d'ammoniaque par exemple, pour solubiliser le benzoate de mercure.

Toxicité des sels ammoniacaux. — Il n'existe pas, dit
H. Labbé (2), de preuve *directe* de valeur indiscutable que
dans l'organisme l'ammoniaque et l'urée ont nécessairement
des rapports d'engendreur à engendré ; et la théorie de la
fonction antiammoniacale du foie ne saurait être admise
sans être soumise au contrôle de nouvelles expériences
rigoureusement conduites. Il en résulte, et c'est le point qui
nous intéresse, que les données sur la toxicité des différents
sels ammoniacaux prêtent également à revision.

H. Labbé rappelle que Ch. Richet, Rabuteau, Liouville,
Lange et Bochine, Felz et Ritter et surtout Bouchard et
Tapret ont fourni les expériences sur lesquelles on peut le
mieux tabler pour mesurer l'action toxique ou mortelle des
composés ammoniacaux. D'après ces données, établies sur
déterminations faites en injections intraveineuses (avec les
sels suivants : carbonate, acétate, valérate, sulfate, bromure, etc.), on peut attribuer à la valeur moyenne de la

---

(1) Voir Terreil, *Bull. Soc. Chim.*, [2], XXXV, 548; 1881 ; et Moissan, *Traité
de Chim. min.*, t. III, p. 567.

(2) H. Labbé. Contribution à l'étude du métabolisme des composés ammoniacaux ; Alcan, édit., Paris, 1910.

dose toxique le chiffre de $0^{gr},5$ par kilogramme du sel ammoniacal, et $0^{gr},12$ par kilogramme de l'AzH³ contenue dans le
sel.

LABBÉ a fait personnellement d'autre part des recherches
sur la toxicité par *ingestion* des divers sels ammoniacaux
(chlorhydrate, lactate, carbonate, etc.), ses conclusions sont
les suivantes :

1º Chez le chien : la toxicité par ingestion des sels ammoniacaux est différente de la toxicité par injection veineuse ou sous-cutanée.

a) Pour les sels ammoniacaux à radical acide minéral : elle est sensiblement du même ordre de grandeur pour l'injection ou l'ingestion. Elle est
proportionnelle à la quantité d'ammoniaque ingérée par unité de poids cor-
porel. Toutefois le coefficient de résistance peut varier suivant les sujets.

b) Pour les sels à radical acide organique : 1º les effets de toxicité ne sont
plus proportionnels à la quantité d'ammoniaque de la molécule saline ; 2º la
toxicité pour certains de ces sels (carbonate ou lactate par exemple) paraît
extrêmement faible.

2º Contre l'ingestion des fortes doses, l'animal se défend par le phénomène de la diarrhée ; grâce à celle-ci des doses massives de carbonate
d'ammoniaque 4 ou 5 fois supérieures aux doses considérées comme toxiques en injection sont supportées facilement.

3º *Élimination* : au sujet de l'élimination, voici quelles sont les conclusions de l'auteur : Il n'y a pas de différence entre les sels minéraux et organiques au point de vue de l'élimination ; celle-ci s'effectue *en nature*. On
n'observe pas de transformation chimique du groupe AzH³, on n'observe
pas non plus de transformation du groupement *acide*, qu'il s'agisse de CO²
(carbonate), ou d'un radical acide-alcool (lactate).

Au point de vue *analytique*, on n'est pas cependant en droit d'affirmer
catégoriquement que *toute* l'ammoniaque absorbée s'élimine sous la forme
et avec les liaisons acides primitives. Les procédés de dosage connus de
l'ammoniaque ne permettent pas d'établir cette distinction.

En dehors de l'intérêt qui s'attache à ces conclusions, on
peut en conclure que, si les sels ammoniacaux peuvent être
toxiques injectés à fortes doses, je suis resté dans mes expériences sur le citrate d'ammoniaque, par exemple, très en
deçà des doses dangereuses.

Conclusions : En résumé, dans la stérilisation à l'autoclave
des solutions salines dites « sérums artificiels », il faut
envisager deux cas :

1º *Les solutions ne renferment pas de phosphates* : l'altération produite est alors sans importance et sans inconvénient ; elle se traduit par une légère décomposition du silicate
alcalin : passage d'une petite quantité d'alcali dans la solu-

tion saline, et sans doute aussi d'une proportion infinitésimale de silice hydratée; cette décomposition pourra même
être réduite à néant par l'emploi de verres résistants et neutres (Iéna, Serax).

2° *Les solutions renferment des phosphates :* dans ce cas, à
l'altération précédente, il faudra ajouter celle qui est due à
la chaux qui accompagne dans le verre les silicates alcalins.

Les meilleurs verres (même ceux qui dans les conditions
habituelles de la stérilisation résistent à l'action de l'eau
pure), sont ainsi attaqués et il se produit au sein de la solution chauffée un phosphate insoluble rendant celle-ci inuti-
lisable pour l'hypodermie. J'ai établi la nature exacte des
précipités formés, ainsi que leur dosage, celui-ci d'ailleurs
très variable suivant le verre employé.

Dans la majeure partie des cas, le précipité formé contient
du phosphate de chaux avec des traces de silice, et quelquefois d'alumine.

J'ai montré que cette décomposition était d'autant plus
prononcée : 1° que la solution était plus concentrée en phosphate; 2° que le degré de chauffe était plus élevé.

J'ai établi en revanche que l'altération n'était pas proportionnelle à la teneur en chaux du verre ; les verres peu calcaires étant en général plus attaquables que les verres très
riches en chaux, celle-ci conférant au verre une grande résistance à l'égard de l'eau et de la chaleur.

Mais d'autre part, j'ai montré que le remplacement total de
la chaux par d'autres éléments comme *l'alumine*, la *magnésie* et le *zinc*, ainsi que l'introduction d'acide borique, ren-
daient les verres moins attaquables que les verres calcaires
par les solutions phosphatées et même par l'eau pure.

C'est dans cet esprit qu'ont été fabriqués les nouveaux verres d'Iéna, de Cologne, le verre Serax et le verre au zinc
que M. Legras a eu l'amabilité de me préparer. Ces quatre
espèces de verre m'ont donné pour la stérilisation des sérums
phosphatés d'excellents résultats, et comme l'un au moins
de ces quatre verres cède à l'eau une quantité notable d'alcali au cours de la stérilisation, il apparaît bien nettement
que le véritable but à atteindre est d'obtenir non pas un
verre neutre inattaquable par l'eau, mais surtout un verre
sans traces de chaux. Malheureusement, à notre connais-
sance, ce verre idéal n'existe pas ; et c'est pourquoi vraisemblablement un très léger trouble subsiste encore quand

on stérilise à l'autoclave les solutions concentrées de phosphate de soude.

Il en résulte que deux cas peuvent se présenter :

1° La solution est peu ou moyennement concentrée en phosphate (Chéron, Trunececk) : la stérilisation pourra dans ce cas s'effectuer à l'autoclave à 110-115° pendant un quart d'heure dans des verres de choix analogues à ceux que nous avons indiqués.

2° La solution est très concentrée (de 5 à 10 p. 100) : la stérilisation à l'autoclave produira un léger trouble qu'on pourra éviter en ajoutant au préalable à la solution soit de l'acide citrique (méthode PAILLARD), soit de l'acide phosphorique, du citrate d'ammoniaque ainsi que je l'ai indiqué.

Cette addition devra se faire suivant certaines proportions qui varieront selon la concentration en phosphate et selon la qualité du verre employé.

La dose de 1^{gr} à $1^{gr},50$ par litre de sérum ne sera qu'une moyenne ; mais pour ne pas la dépasser il sera nécessaire d'employer de bons verres, résistants et peu alcalins.

Dans le cas des solutions peu concentrées cette addition sera également nécessaire, si l'on n'utilise pas les verres non calcaires que j'ai indiqués.

Enfin, si l'on préfère avoir recours *à la filtration* pour stériliser les sérums artificiels, il faudra prendre toutes les précautions que nous avons déjà indiqués précédemment.

Solutions d'arséniates. — Les arséniates en solution se comportent à la façon des phosphates vis-à-vis des éléments du verre, et les observations faites dans le chapitre précédent leur sont applicables ; toutefois, le titre habituel de ces solutions étant assez faible, le précipité formé pendant la stérilisation est généralement beaucoup moins abondant.

III. — SUBSTANCES NON STÉRILISABLES
A L'AUTOCLAVE

J'ai étudié dans le chapitre précédent les diverses substances qui peuvent, à mon avis, supporter la stérilisation à
l'autoclave à 110-115°.

Je vais passer en revue maintenant les solutions ou préparations qui ne peuvent être chauffées dans ces conditions, sans
se décomposer et perdre tout ou partie de leurs propriétés
thérapeutiques.

A la vérité, ce nouveau chapitre pourrait se relier au précédent, car il peut paraître arbitraire de classer ainsi méthodiquement les diverses substances injectables. Dans la pratique,
il est impossible de distinguer deux groupes de substances :
l'un comprenant les substances altérables sous l'influence
du surchauffage, l'autre les substances non altérables. Il
existe certaines substances qui ne sont aucunement sensibles
aux températures de l'autoclave (chlorures, sulfates); il y a des
substances dont l'altération est d'ordre infinitésimal, surtout
si l'on opère dans certaines conditions que nous avons pré-
cisées antérieurement (sels de cocaïne et de morphine); il y
en a d'autres dont l'altération, tout en restant minime, doit
cependant fixer l'attention : celles, par exemple, dont les produits de décomposition sont toxiques (atoxyl), ou celles qui
sont employées à dose très faible et dont la moindre modification chimique aurait pour conséquence une modification
non négligeable d'activité thérapeutique (aconitine).

Pour d'autres composés, l'altération peut être, quantitative-
ment, plus importante; et quelques-uns perdent même complètement leurs propriétés sous l'influence de la moindre
élévation de température (ferments).

J'ai rangé dans le *premier groupe* la cocaïne, la stovaïne,
l'arécoline, etc., qui cependant, en présence des traces d'alcali cédées par les meilleurs verres, peuvent subir à l'autoclave une altération infinitésimale ; l'apomorphine et l'ésé-

rine qui, même en prenant toutes les précautions que j'ai indiquées, se colorent très légèrement à 110-115° ; les solutions de phosphates ou d'arséniates, qui, surtout lorsqu'elles sont concentrées, se troublent légèrement après le chauffage à l'autoclave dans les récipients de verre, même les moins calcaires ; les solutions d'héroïne, de dionine, de salicylate de soude, etc., que certains auteurs rangent parmi les substances altérables au delà de 100°.

En revanche, dans le *second groupe*, que je vais maintenant aborder, je rangerai l'hyoscyamine, l'aconitine, la scopolamine, l'holocaïne, la colchicine, l'alypine, le glycogène, etc..., substances qui, si elles sont sans doute très légèrement décomposées à l'autoclave, supportent cependant sans altération appréciable le chauffage au bain-marie à 100°.

Aussi, en attendant les recherches que je me propose d'effectuer au sujet de ces différents corps, me contenterai-je de recommander ce dernier mode de stérilisation.

Ces diverses substances formeront ainsi le trait d'union entre les liquides stérilisables à l'autoclave, et ceux qui, supportant mal l'action de la chaleur, seront seulement tyndallisés, filtrés, ou préparés le plus aseptiquement possible (méthode aseptique), sans subir de stérilisation réelle.

Solutions d'extrait d'opium. — CANDUSSIO a constaté qu'en stérilisant les solutions d'extrait d'opium à l'autoclave (112°) ou dans un courant de vapeur d'eau (100°) (1), il se produit un dépôt, même dans les meilleures ampoules en verre d'Iéna, ce qui peut donner lieu à des observations de la part du médecin. L'auteur dit s'être assuré par le dosage de la morphine que la formation de ce dépôt, composé essentiellement de matières résineuses, ne diminue pas la proportion de morphine contenue dans la solution, et vraisemblablement pas celle des autres alcaloïdes ; de telle sorte que la stérilisation n'affaiblirait en rien l'action thérapeutique des solutions d'extrait d'opium.

CANDUSSIO propose donc de stériliser d'abord la solution à part, puis, après le dépôt du précipité, de remplir avec la solution claire les ampoules préalablement stérilisées.

Selon l'auteur, on pourrait procéder de la même manière pour la stérilisation de l'*ergotine Bonjean* (2).

(1) Selon nous, il est préférable de chauffer seulement à 100°.
(2) *Journ. Suisse de Chim. et de Pharm.*, d'après *Bull. Comm. P.C.*, 37ᵉ année, n° 8, p. 382 ; 1909.

— 194 —

Solutions de sulfate d'atropine, de chlorhydrate ou bromhydrate d'hyoscyamine, de bromhydrate ou chlorhydrate de scopolamine, de sulfate de duboisine, etc. — On sait que WILL et SCHMIDT (1) ont constaté que l'*atropine* pouvait prendre naissance par transformation de son isomère : l'*hyoscyamine*, par exemple en chauffant une solution de ce dernier alcaloïde à l'abri de l'air à 110°.

On sait aussi que MERCK a pu saponifier l'*hyoscyamine* par l'action prolongée de l'eau chaude, et qu'il a obtenu ainsi de la tropine et de l'acide tropique gauche (2). D'autre part, on sait également que chauffée en présence de baryte ou d'un acide dilué, l'*atropine* est dédoublée par hydrolyse en acide tropique et tropine.

Dans la pratique, j'ai pu constater que la stérilisation à 110°-115° pendant 15 minutes dans de très bons verres (Iéna, Serax) des solutions de *sulfate d'atropine*, ne s'accompagne d'aucune altération appréciable au polarimètre. Toutefois, comme en raison de son activité ce produit est habituellement injecté à doses très minimes, et comme, le plus souvent, les verres utilisés sont légèrement alcalins, il sera préférable, à mon avis, de ne chauffer les solutions de *sulfate d'atropine* qu'au bain-marie à 100°, pendant au moins 30 minutes.

Pour les *sels d'hyoscyamine*, on opérera dans les mêmes conditions.

La complexité des phénomènes d'isomérisation pour l'*atropine*, l'*hyoscyamine* et leurs produits d'hydrolyse est telle, qu'il est préférable de ne pas s'exposer à des altérations difficilement appréciables, ce qui pourrait se produire si l'on chauffait les solutions trop longtemps ou à des températures trop élevées.

C'est d'ailleurs aussi l'avis de THOMANN et de la nouvelle *Pharmacopée italienne*, qui rangent ces substances parmi celles que l'on ne doit pas autoclaver, mais dont on doit préparer les solutions le plus aseptiquement possible, en flacons stériles, puis tyndalliser ensuite trois fois à 70°.

Pour les solutions de *sels de scopolamine* : mêmes remar-

---

(1) SCHMIDT. *Pharm. Ztg.*, 542; 1887, et WILL. *Journ. de Pharm. et de Chim.*, [5], XVIII, p. 58; 1888.

(2) GADAMER a même constaté que l'hyoscyamine, en *solution aqueuse*, s'hydrolyse déjà partiellement à la température ordinaire (WURTZ, 2° *suppl.*, p. 647).

ques que pour celles des alcaloïdes précédents : stérilisation au bain-marie à 100°, ou tyndallisation. Suivant Hans Lau-ger (1), les solutions de sels de *scopolamine* même additionnées de traces d'acide HCl ou HBr, pour éviter l'action de l'alcali du verre, subiraient à la longue une transformation qui se traduirait par une diminution notable d'activité physiologique (diminution des 2/3 en cinq mois et des 16/17 en neuf mois). Les expériences étaient faites sur l'œil du chat et le cœur de la grenouille. Il ne faudrait donc utiliser que des solutions récentes de scopolamine. Suivant d'autres auteurs, les échantillons de scopolamine que l'on trouve dans le commerce ne seraient pas toujours des composés bien définis, chimiquement ou physiologiquement, mais des mélanges d'atropine et d'un autre corps très toxique et mal connu (?) — C'est peut-être pour cette raison que les effets thérapeutiques ainsi que les recherches sur la conservation de la scopolamine ont donné lieu à des opinions contradictoires (2).

Pour les solutions de *sulfate de duboisine* : même stérilisation que pour les solutions des alcaloïdes précédents; d'après les recherches les plus récentes, la *duboisine* ne serait d'ailleurs pas autre chose que de l'*hyoscyamine* (3).

J'en dirai autant de l'*hyoscine*, qui d'après Schmidt, Hesse, etc., ne serait probablement que de la *scopolamine g.* (4).

Solutions d'aconitine. — On utilise quelquefois la solution à 0,01 p. 100 de *nitrate d'aconitine*. On sait que l'aconitine maintenue quelques heures dans l'eau en ébullition est hydrolysée avec formation d'acide acétique, d'acide benzoïque et d'aconine.

Comme cet alcaloïde est employé à dose extrèmement faible, il sera préférable, à mon avis, de ne pas risquer une décomposition même minime ; on stérilisera donc les solutions au bain-marie à 100° seulement, pendant 30 minutes, et dans de bons verres très peu alcalins.

Solutions d'holocaïne. — Lorsqu'on fait bouillir les solutions

(1) D'après *Apoth. Ztg.*, n° 19, p. 174 ; 1912.

(2) Suivant L. Rousseau, la scopolamine à la dose recommandée par Cazin (2 dixièmes de milligramme) ne produirait d'effet qu'avec un produit très riche en cette substance toxique mal connue (?)

(3) La *duboisine* a été identifiée par Ladenburg avec l'*hyoscyamine* (Wurtz, 2ᵉ *Suppl.*, p. 646).

(4) Voir Wurtz, 2ᵉ *Suppl.*

de *chlorhydrate d'holocaïne* (1) dans des récipients de verre, la solution aqueuse se trouble et une petite quantité de base libre se sépare. « Pour dissoudre le *chlorhydrate d'holocaïne*, on fera bien, dit le fabricant, d'employer des vases en porcelaine et de filtrer ensuite dans des récipients de verre bien bouillis à l'acide chlorhydrique. » — Avec les très bons verres d'Iéna seulement, cette altération pourra ne pas se produire. La stérilisation de ce corps semble donc assez délicate, il sera préférable d'opérer à 100° seulement, et dans de très bons verres.

Solutions de colchicine. — Les solutions de *colchicine* pour usage hypodermique sont rarement employées. On utilise quelquefois une solution à 0,25 p. 100 dans l'alcool à 21° environ (2).

La *colchicine* est assez peu soluble dans l'eau, et moins encore à chaud qu'à froid. La solution est lévogyre, elle est altérable à la lumière, décomposable par les alcalis ou la lessive de soude diluée, à chaud, en colchicéine et alcool méthylique. La solution réduit alors la liqueur cupropotassique.

En raison de cette altérabilité, et aussi des incertitudes qui subsistent au sujet de la constitution exacte de ce composé, on devra de préférence stériliser la solution à 100° au bain-marie, 30', et la conserver dans des verres colorés.

Solutions de cantharidine. — On emploie quelquefois une solution renfermant 0,01 de *cantharidine* et 0,02 de potasse caustique pour 100ᵍʳ d'eau ; c'est-à-dire que la solution renferme en réalité du *cantharidate de potasse*. On utilise aussi le *cantharidate de soude* aux mêmes doses.

Ces solutions supportent la température de 100° même prolongée.

Solutions de bleu de méthylène. — La solution de *bleu de méthylène*, à 5 p. 100 par exemple, peut se stériliser par chauffage au bain-marie à 100°, pendant 30 minutes.

Solutions d'acide cyanhydrique. — On emploie quelquefois la solution à 0,05 pour 100, qu'on répartit en ampoules colorées, et qui peut être stérilisée en vase clos ou en ampoules scellées à 100° au bain-marie pendant 30 minutes.

Solutions d'alypine (3). — Les solutions aqueuses d'*alypine*

---

(1) Essais, indications et doses des produits de la Compagnie parisienne des couleurs d'aniline, à Creil.

(2) Voir formulaire GILBERT et YVON, 24ᵉ édition ; 1912, p. 359.

(3) Nom déposé.

sont neutres au tournesol; on les stérilise en les exposant 15 minutes au bain-marie à 100°.

Elles ne subissent ainsi aucune altération ni diminution de l'action anesthésiante.

Chauffées à l'autoclave pendant 20′ (à 110°-120°), elles deviennent très légèrement acides au tournesol.

La stérilisation de ces solutions est indispensable, car si les solutions à 2 ou 4 p. 100 se conservent quelque temps, les solutions plus étendues moisissent très vite.

Solutions iodées. — L'*huile iodée* faite à 1 p. 100 avec l'huile d'olive lavée et stérilisée, pourra subir la stérilisation à 100°, de même que la solution aqueuse *iodo-iodurée*, et celle d'*iodate de soude*. La *teinture d'iode* chauffée à 100° pendant une heure en ampoule scellée ne subit aucune modification appréciable d'après SAPIN (1).

Solutions de glycogène. — On sait que les solutions de *glycogène* ne sont pas modifiées en présence d'alcali, même à la température de l'ébullition, mais qu'à 150° le *glycogène*, étant chauffé avec de l'eau pure, est partiellement transformé en sucre fermentescible. Avec les acides dilués, l'hydrolyse se produit beaucoup plus facilement.

En hypodermie, on utilise quelquefois des solutions de *glycogène* (de 2 à 5 p. 100), mais leur stérilisation à l'autoclave, et même à 100°, suivant certains auteurs, présenterait des inconvénients, non seulement au point de vue de l'hydrolyse possible (car celle-ci, en milieu non acide, n'aurait guère le temps de se produire), mais à cause aussi de l'état colloïdal du *glycogène* en solution. Ces auteurs conseillent donc d'opérer la stérilisation par tyndallisation à 70°.

Mes expériences personnelles m'ont permis de constater qu'en milieu neutre il ne se produisait aucune modification physique ou chimique dans les solutions de *glycogène*, même après un chauffage de 15′ à 110° à l'autoclave.

Solutions d'ergotine. — La nouvelle *Parmacopée italienne*, ainsi que THOMANN (2) et GÉRARD (3), rangent l'*ergotine* parmi les substances altérables à 100° et qu'il faut stériliser par tyndallisation.

On a vu que CANDUSSIO était d'un avis contraire ; on sait

---

(1) *Revue Pharm. des Flandres,* XI, 65 ; 1895. SAPIN a également démontré que la teinture d'iode doit être conservée de préférence en pleine lumière.

(2) Article cité.

(3) Ouvrage cité, 2ᵉ édition, p. 90.

d'autre part que le *Codex* indique, pour la préparation de
l'*extrait d'ergot de seigle*, de réduire le liquide d'épuisement
au bain-marie ; il est donc permis de supposer que la solution d'*ergotine* supporte assez facilement la température de
100°.

Pour ma part, j'ai constaté que les solutions d'*ergotine* (1)
supportent sans se troubler la température de 100° au bain-
marie pendant 30' ; mais que, par contre, un chauffage à
l'autoclave, une demi-heure à 130°, les trouble très légèrement.

Solution de Ch^te d'émétine. — Le nitrate d'émétine est peu
soluble, le chlorhydrate est le sel le plus employé. Préconisé
surtout par ROGERS de Calcutta, et en France par CHAUFFARD
(*Acad. de méd.*, 25 février 1913), c'est un sel assez soluble dans
l'eau. D'après PAUL et J. COWNLEY (2), le chlorhydrate d'émétine n'est pas altéré à 100-120°. On pourra donc stériliser
les solutions au bain-marie à 100°. On fait des solutions diluées
(0,05 p. 30^cm3 par exemple) ou des solutions fortes titrant de
1 à 5 p. 100, dont on injecte 1^cm3.

Solutions d'atoxyl. — Les avis sont encore actuellement partagés quant à la stérilisation des solutions d'*atoxyl* ; d'après
WULFF, dit THOMANN, ces solutions peuvent être soumises à la
vapeur, tandis que d'après un prospectus enroulé autour
du produit, on doit appliquer la tyndallisation.

G. CANDUSSIO (3) a résumé ainsi les conclusions de ses
recherches :

1° L'atoxyl ne doit être stérilisé ni en chauffant à 112° pendant 30', ni en
chauffant à 100° pendant 1 heure, ni même par tyndallisation (chauffages
à 70° pendant 7 ou 8 heures sans interruption).

2° En cas d'urgence, on peut les stériliser en chauffant 2' à 100° ; toutefois
il est préférable de les stériliser à froid, sous pression, à travers un filtre en
porcelaine, en opérant à l'abri de l'air au moment du remplissage et de la
fermeture des ampoules.

3° On ne doit se servir que d'atoxyl cristallisé et qui a été conservé dans
des flacons en verre jaune.

Les solutions qui auraient pris lors de la conservation une coloration
jaune paille, même légère, doivent être rejetées. Le pharmacien ne doit pas
être rendu responsable de la stabilité des solutions d'atoxyl.

4° Les solutions d'atoxyl se décomposent avec le temps et deviennent plus
ou moins jaunes. Par contre, lors de la décomposition qui se produit dans

(1) Ergotine 2^gr, glycérine neutre 1^gr, eau distillée 10^cm3.
(2) *Journ. de Pharm. et de Chim.*, [5], xxx, 514 ; d'après *The Pharmaceu-
tical Journal*, 11 août 1894.
(3) *Journ. de Pharm. et de Chim.*, [7], 1, 169 ; d'après *Pharm. Ztg.*; 1909,
p. 891.

les solutions qui ont été stérilisées par la chaleur, ces dernières restent incolores.

L'auteur termine en insistant sur l'action toxique fréquemment observée de l'atoxyl. Il n'est pas éloigné de croire qu'on doit attribuer exclusivement à la décomposition qui a lieu les effets secondaires trop souvent constatés dans la pratique médicale.

J'ai relaté mes expériences personnelles à propos de la stérilisation par les *rayons ultra-violets*.

Au point de vue de la *stérilisation par la chaleur*, j'ai fréquemment observé un trouble ou un précipité en stérilisant à l'autoclave les solutions d'*atoxyl*.

Pour conclure, étant donné que la stérilisation, même à 100°, peut éventuellement donner naissance à des composés toxiques (les produits de décomposition sont l'*aniline* et l'*arséniate monosodique*), je me range à l'avis de Thomann pour proscrire cette méthode de stérilisation, et pour recommander la tyndallisation (à 60-70° pendant une heure et trois jours consécutifs) ou la filtration.

Solutions de nucléine ou acide nucléinique. — La *nucléine* n'est soluble qu'en milieu alcalin ; on l'emploie souvent associée au glycérophosphate de soude qui est généralement un peu alcalin et solubilise la *nucléine* ; on stérilise par tyndallisation.

Solutions de sels de mercure non stérilisables à l'autoclave. — Nous avons dit que certains sels (bibromure, bichlorure, biiodure, cyanure, etc.), sont stérilisables à l'autoclave à 110-115°.

En revanche, pour certains sels peu connus ou mal définis, il est plus prudent d'opérer une courte exposition au bain-marie à 100°, ou une tyndallisation. Pour certaines préparations, la méthode dite *aseptique* sera même la seule applicable ; et comme il s'agit de composés mercuriels, elle sera souvent à peu près suffisante.

Le *méthylarsinate* de mercure (peu stable), le *chlorhydrargyre* (douloureux), sont à abandonner ; l'*amidopropionate*, l'*asparaginate*, le *cacodylhydrargyre* (obtenu au moyen du cacodylate d'ammoniaque et de l'oxyde jaune de mercure), le *sozoiodolate* de mercure (additionné de KI), la *succinimide* préconisée par Jullien et Arnaud, et surtout le *salicylate neutre* (avec NaCl), l'*énésol* (salicylarsinate de mercure) et l'*hermophényl* (phénoldisulfonate de mercure et de sodium), supportent une courte stérilisation au bain-marie à 100° ; ou une tyndallisation à température relativement élevée (80 à 100°).

Le *benzoate de mercure* doit, autant que possible, se préparer *au moment du besoin*, par le procédé du *Codex* que recommandaient déjà DESMOULIÈRE et LAFAY (1), qui conseillaient de procéder de la façon suivante pour obtenir un sel bien défini, de formule $(C^7H^5O^2)^2 Hg + H^2O$, pouvant se dissoudre complètement en présence de chlorure de sodium (absence de sel mercureux) en donnant une *solution neutre* :

Précipiter de l'oxyde de Hg en versant peu à peu une solution de sublimé dans une solution de potasse à l'alcool, laver par décantation jusqu'à ce que les eaux de lavage ne précipitent plus par l'azotate d'argent. Dissoudre la bouillie d'oxyde jaune obtenue à l'aide d'acide acétique dilué. Avoir soin d'éviter toute élévation de température, et n'ajouter que la quantité d'acide nécessaire à la dissolution de l'oxyde ; au besoin laisser une trace d'oxyde non dissoute de façon à être sûr de n'avoir pas un excès d'acide dans la liqueur. Filtrer et verser peu à peu dans cette solution une solution de benzoate de soude à 5 p. 100 environ.

Laver le précipité à la trompe à l'aide d'un entonnoir en porcelaine de Büchner ; pour cela, essorer d'abord soigneusement le précipité sur un disque de papier durci placé dans l'entonnoir, puis le délayer dans de l'eau distillée froide. Egoutter à nouveau sur l'entonnoir et recommencer plusieurs fois l'opération. Après avoir délayé et essoré le précipité 4 ou 5 fois, les eaux de lavage sont neutres au tournesol. Cette façon d'opérer est très rapide et permet de dessécher en grande partie le précipité. Il ne reste plus qu'à achever la dessiccation dans le vide, au-dessus de l'acide sulfurique.

La solubilisation du benzoate de mercure se fait, soit au moyen du benzoate d'ammoniaque, soit au moyen du chlorure de sodium ; Ex : (a) : Benzoate de Hg : 1^{gr} (ou 2^{gr}) — benzoate d'ammoniaque : 4^{gr} (ou 8^{gr}) — Eau dist. qs. pour 100^{cm3}. — (b) : Benzoate de Hg : 1^{gr} — NaCl pur : 2^{gr},50. — Eau dist. qs. pour 100^{cm3} (formule GAUCHER).

VICARIO a conseillé aussi une formule au bromure de sodium.

La formule au chlorure de sodium présente l'inconvénient de contenir du sublimé, mais elle présente par contre beaucoup d'avantages sur la formule au benzoate d'ammoniaque. Pour cette dernière, il est nécessaire d'employer un sel ammoniacal légèrement alcalin, et même un excès d'ammoniaque est nécessaire pour assurer la dissolution. L'exécution de cette formule est assez délicate ; quand on opère par touche sur le papier de tournesol, pour vérifier la réaction du

---

(1) *Bull. de la Société française de Derm. et Syph.*, mai 1906, p. 304.

benzoate d'ammoniaque, le papier rougit assez vite, même avec une benzoate alcalin, ce qui provient de la dissociation du benzoate d'ammoniaque, une partie de l'ammoniaque se volatilise et laisse un benzoate acide. De solubilisation difficile, le benzoate de mercure ammoniacal est en outre facilement dissociable ; et l'injection en est plus douloureuse que celle de la solution au chlorure de sodium.

Les échantillons de benzoate de mercure que l'on trouve dans le commerce sont souvent impurs ou trop anciens, ils se dissolvent mal, même dans le chlorure de sodium, et la liqueur obtenue présente une réaction acide.

On ajoute quelquefois un peu de chlorhydrate de cocaïne ou de stovaïne aux solutions de benzoate de mercure pour les rendre tout à fait indolores. Il ne faut pas dépasser 2 ou 3 milligrammes de ce sel par centimètre cube ; au delà de cette dose il se produit un précipité. Les solutions de benzoate de Hg dans le sérum hypertonique (formule GAUCHER) sont d'ailleurs peu douloureuses et une très faible dose d'anesthésique est très suffisante.

La stérilisation des solutions de benzoate de mercure se fait à 100° ; à 115° on observe souvent, surtout avec les verres ordinaires, un léger trouble. Quant à la conservation, même dans de bons verres, elle n'est pas illimitée (1).

On associe parfois au *benzoate de mercure* le cacodylate de soude ; il faut employer le benzoate chloruré-sodique et non la solution au benzoate d'ammoniaque ; le mélange peut se stériliser à 100°.

Le *cacodylate de mercure*, en solution à 1 p. 100, constitue une préparation peu stable et très rarement employée, qui ne pourra être stérilisée que par tyndallisation (ou par filtration), car la solution aqueuse se décompose à chaud avec séparation d'oxyde de mercure.

On utilise quelquefois des formules de solutés où l'on associe le cacodylate de mercure à l'iodure de sodium, ou le cacodylate de soude à l'iodure de sodium et au biiodure de mercure. Voici quelques-unes de ces formules empruntées au formulaire de CERBELAUD (2).

(1) J'ai dit précédemment que DESMOULIÈRE et LAFAY avaient proposé de remplacer les solutions de NaCl par des solutions sucrées pour servir de véhicule au benzoate ou au biiodure de Hg. Ces solutions ne sont pas stérilisables à 100°.

(2) *Formulaire des principales spécialités*, Paris, 1909, et 2ᵉ édition, 1912.

1° a) Cacodylate de mercure.	1ᵍʳ	Ajouter a à b, neutraliser avec
Acide cacodylique.....	2	une solution étendue de soude,
Eau distillée..........	75	ajouter de l'eau en quantité suffi-
b) Iodure de sodium......	1	sante pour faire 100ᶜᵐ3, tyndalliser
Eau distillée..........	5	à 100°.
2° Biiodure de mercure.....	0,50	
Iodure de sodium........	0,6o	Tyndalliser à 100°, ou filtrer à la
Chlorure de sodium......	0,6o	bougie, et répartir aseptiquement
Cacodylate de soude......	3	en ampoules stériles.
Eau distillée. q. s. pour	100ᶜᵐ3	

SOLUTÉ DE BROCQ

—

3° Biiodure de mercure.....	0,47	
Cacodylate de soude......	4	Filtrer sur coton et papier super-
Iodure de sodium........	2	posés, diviser en ampoules flam-
Eau distillée bouillie.....		bées, et tyndalliser à 100°.
q. s. pour	100ᶜᵐ3	

Le *lactate de mercure* a été étudié par LEXTRAIT et GAN-
DILLON (1) et par GUERBET (2). Ce dernier auteur a publié un
mode de préparation qui permet d'obtenir une solution de
lactate mercurique, facilement conservable. Il utilise l'oxyde
jaune de mercure (obtenu par exemple au moyen de la précipitation du sublimé par la potasse), et dissout le sel de
mercure ainsi récemment préparé dans une solution d'acide
lactique (voir l'article original de GUERBET). Une solution à
1 p. 100, préparée de cette façon, peut servir aux injections
intra-musculaires; mais elle est peu stable et ne peut être
stérilisée par la chaleur; car si on la fait bouillir, le sel mercurique passe à l'état de sel mercureux, tandis qu'il se forme
de l'acide carbonique, de l'aldéhyde (C^2H^4O) et de l'acide
lactique (GUERBET). D'ailleurs, grâce au pouvoir antiseptique
de ce composé mercuriel, la méthode de préparation dite
aseptique sera à la rigueur suffisante. Il faudra seulement
préparer de petites quantités de liquide à la fois, et ne pas
les conserver trop longtemps.

Oxycyanure de mercure. La majorité des produits commerciaux, sinon tous, dénommés *oxycyanure de mercure*,
sont presque complètement formés de *cyanure* (ainsi que
l'ont démontré BÜCHNER (3) et RICHARD (4). Ce dernier auteur,

---

(1) *Bull. Soc. méd. des hôp. de Paris*, février 1902.
(2) M GUERBET. Sur les lactates de mercure. *Journ. de Pharm. et de Chim.*,
[6], XVI, 5 ; 1902.
(3) *Chem. Zeit.*, 17, 1361; 1893.
(4) *Journ. de Pharm. et de Chim.*, [6], XVIII, 553; 1903.

cependant, a préparé un *oxycyanure* vrai répondant à la formule $HgCy^2HgO$, composé *assez instable au-dessus de 80°*, et soluble, à 1 p. 100 environ, dans l'eau. Ce sel basique se colore en gris à 100° avec formation d'un sel mercureux, et l'eau bouillante le décompose partiellement; on ne pourra donc songer à stériliser par la chaleur les solutions d'oxycyanure *vrai*. On les préparera le plus aseptiquement possible, et leur conservation ne sera évidemment que limitée. On devra de préférence, pour éviter toute confusion, prescrire le *cyanure* qui est stérilisable à l'autoclave.

Peptonate de mercure : le *Codex* de 1908 indique une formule de solution de *peptonate de mercure* qui se prépare en mélangeant une solution de sublimé et de chlorure de sodium avec une solution de peptone préparée au moment du besoin en faisant agir de la pepsine en milieu chlorhydrique sur du blanc d'œuf. Il n'est pas indiqué de stérilisation. — Il existe d'autres formules dues à DELPECH, YVON, PETIT et BAMBERGER. — Toutes ces préparations peuvent être tyndallisées vers 70° (1).

Il me reste à dire quelques mots des *composés mercuriels insolubles*.

A propos des corps gras, j'ai parlé déjà de la préparation de l'*huile grise* (emploi de la méthode *aseptique* : stérilisation des excipients, purification du mercure, matériel flambé, flacons stériles). La répartition en ampoules peut se faire au moyen d'un flacon à soufflerie et en agitant sans cesse, ainsi que je l'ai déjà indiqué. On emploie des ampoules de forme évasée ou de forme bouteille, et on utilise l'huile grise un peu diluée (5 ou 10 p. 100 par exemple). La forme *ampoule* est d'ailleurs à déconseiller pour les préparations insolubles (2).

Le *mercure colloïdal* se prépare aseptiquement suivant le procédé de BREDIG et avec de l'eau stérilisée.

(1) Suivant certains auteurs, on aurait avantage à utiliser la *peptone de viande* qui donnerait une préparation plus stable à chaud et se conserverait mieux.

(2) Th. BENGELSDORFF indique de préparer l'huile grise pour ampoules suivant la formule de ZIELER, c'est-à-dire avec de l'huile de ricin au lieu d'huile de vaseline (Hg : 40 gr. — lanoline : 15 gr. — huile de ricin : 45 gr.), le métal serait ainsi mieux divisé. Quant au remplissage, il s'effectuera ainsi suivant l'auteur : Les ampoules lavées et stérilisées sont fermées à une extrémité, remplies partiellement avec un peu d'éther, puis on chauffe légèrement de façon à chasser l'éther presque complètement; la pointe ouverte de chaque ampoule encore chaude est plongée dans l'huile grise qui doit être agitée continuellement. Par refroidissement l'huile grise remplit l'ampoule, et finalement celle-ci est fermée. (*Ph. Ztg.*, 1913; p. 191.)

L'*huile au calomel*, faite avec de l'huile de vaseline *neutre*, supporte la chaleur de l'autoclave, ou dans tous les cas celle du bain-marie à 100°. Il faut opérer le mélange avec du *calomel purifié* (lavé à l'éther, afin d'éliminer les traces de sublimé qu'il peut contenir). La répartition en ampoules (peu recommandable), se fait, comme pour l'huile grise, au moyen d'un flacon à soufflerie et en agitant sans cesse.

Si l'on emploie comme excipient l'*huile d'olive* au lieu de l'huile de vaseline, il est plus prudent d'opérer suivant la méthode aseptique (huile stérilisée, calomel pur, matériel flambé, flacons stériles) sans chauffer le mélange, surtout à l'autoclave.

J'en dirai autant pour l'*huile à l'oxyde jaune de mercure*.

On préparera également le plus aseptiquement possible et sans stérilisation ultérieure, l'*huile au protoiodure de mercure*, la suspension aqueuse de *calomel colloïdal* (calomelol), l'*huile au tannate de mercure*, etc. Pour l'*huile au biiodure*, il en a été déjà question à propos des corps gras. (Voir p. 145.)

J'ai parlé précédemment des *amalgames injectables* dont j'ai, le premier, réalisé l'exécution avec le Dr Deguy. Je prépare les amalgames d'argent ou de platine suivant la *méthode aseptique* (1).

J'ai préparé également avec B. Sauton une huile au *calomel réduit* qui est essayée actuellement avec succès dans les hôpitaux. On sait que les injections d'huile au calomel, qui sont très actives, sont malheureusement très douloureuses (2), ce qui en restreint beaucoup l'emploi.

Or, la présence de sulfocyanure dans certains liquides de notre organisme, laissant supposer que ce composé joue un rôle dans la transformation du calomel injecté, nous avons fait agir la sulfocyanure de sodium sur le calomel. La réduction est immédiate, et le mercure obtenu est à l'état de *division extrême*. La formule de la réaction est la suivante :

$$Hg^2Cl^2 + 2CAzSNa = Hg + Hg(SCAz)^2 + 2NaCl,$$

c'est-à-dire que 50 p. 100 du mercure sont à l'état libre, et 50 p. 100 à l'état de sulfocyanure.

Le produit noir obtenu, trituré *aseptiquement* dans un

---

(1) Au sujet des *amalgames injectables* Lesure, voir : *Traité de Thérapeutique pratique*, par Alb. Robin, tome V, p. 848 à 851. — Vigot, édit., 1912.

(2) On additionne quelquefois les préparations de calomel d'orthoforme et surtout de camphre et de gaïacol pour les rendre indolores.

excipient approprié, paraît constituer, dès à présent, un liquide mercuriel injectable, non toxique, très efficace, peu douloureux, très homogène, et sans doute aussi très assimilable. De plus, cette préparation est d'une exécution rapide et facile. Elle est malheureusement peu stable, au bout de quelques semaines elle blanchit, devient douloureuse et l'on y retrouve du calomel régénéré. Dailleurs, l'addition d'une petite quantité de sulfocyanure la noircit de nouveau; nous avons obtenu de meilleurs résultats en employant comme excipient du sirop de sucre en place de lainine; mais la formule assurant une stabilité parfaite reste encore à trouver.

On remarquera que dans le cas des composés mercuriels, l'absence de stérilisation *rigoureuse* a moins d'inconvénient que pour les autres substances généralement employées en hypodermie, car ces composés ont un pouvoir bactéricide propre qui n'est pas négligeable.

Solutions de glycérophosphates. — Les glycérophosphates les plus employés sous la forme hypodermique sont ceux de calcium et de sodium.

Astruc a fait récemment une étude approfondie du premier (1), de laquelle il résulte que souvent les glycérophosphates de chaux du commerce ne sont pas uniquement constitués par du monoglycérophosphate (sel officinal), mais par un mélange de ce dernier avec de petites quantités de diglycérophosphate et quelquefois aussi d'autres éthers phosphoriques.

L'auteur s'est donc préoccupé du moyen de purifier ces produits commerciaux. On sait qu'une solution de *glycérophosphate de chaux* saturée à froid (solubilité 1 p. 25 à 15°), étant soumise à l'action de la chaleur, commence à précipiter vers 32°, et que cette précipitation devient très abondante à 40°.

Cavalier et Pouget (2) ont déterminé la solubilité du glycérophosphate de chaux à diverses températures et ont établi qu'à 70° la précipitation était presque totale.

Le précipité ainsi formé est constitué par du monoglycérophosphate de chaux *pur*, débarrassé du diglycérophosphate qui le souillait. Cependant le filtrat de cette première opération faite à 70°, étant porté au bain-marie à 90°, laisse à nou-

(1) *Journ. de Pharm. et de Chim.*, [7], I, 490, 539, 577; et II, 11; 1910.
(2) *Bull. Soc. Chim.*, [3], XXI, p. 365; 1899.

veau déposer un mélange de mono et de diglycérophosphates, ainsi que l'a constaté Astruc. Le filtrat de cette deuxième épreuve étant lui-même enfin soumis à l'ébullition, Astruc a constaté la formation d'un nouveau précipité de nature identique à celui de l'essai précédent.

Lorsqu'on porte une solution aqueuse de glycérophosphate de chaux du commerce directement à l'ébullition, le précipité obtenu, dit Astruc, est donc constitué par un mélange des deux sels. Il en résulte que l'ébullition de ces solutions ne saurait constituer un mode de purification, et que la seule façon d'obtenir un sel pur, officinal, c'est-à-dire le monoglycérophosphate de chaux, consiste à porter la solution aqueuse du produit commercial à 60-70°, *sans dépasser cette température.*

Le glycérophosphate ainsi purifié doit donner, dit Astruc, une solution sensiblement neutre à la phtaléine.

D'après ces données, les solutions de glycérophosphate de chaux ne doivent pas être chauffées, puisqu'à partir de 32° elles laissent déposer le sel dissous; de plus, une ébullition prolongée décompose celui-ci en mettant en liberté l'acide phosphorique (*Codex*).

Pour le *glycérophosphate de magnésie* on prendra des précautions analogues.

J'ai établi précédemment que la stérilisation des solutions de glycérophosphate de chaux s'effectue facilement et sans décomposition par les rayons ultra-violets. On peut aussi filtrer la solution à la bougie, puis la répartir en ampoules stérilisées au moyen du dispositif déjà décrit page 69, (trompe à eau, cloche à vide, etc. ou appareil de Lutz).

Pour les solutions de *glycérophosphate de soude* (1), la question de solubilité n'intervenant pas, la dissociation seule est à redouter : on sait qu'elle se produit à 120°, même à 100°, si l'on prolonge trop longtemps l'opération.

La tyndallisation vers 70-80°, ou le chauffage au bain-marie bouillant pendant 30' ne s'accompagnent pas de décomposition sensible.

---

(1) On sait que le glycérophosphate de soude étant difficile à obtenir cristallisé, une solution aqueuse à 50 p. 100 constitue le produit officinal. Toutefois, il existe un glycérophosphate de soude pur et *cristallisé* (Poulenc). Voir à ce sujet l'article de François et Boismenu (*Journ. de Pharm. et de Chim.*, [7], VII, p. 492. 1913). Rogibu, qui dans une thèse récente de Pharmacie (1913, Paris) a étudié aussi les glycérophosphates, a pu obtenir, en partant du sel sodique de Poulenc, un glycérophosphate de *chaux* cristallisé.

Si l'on veut réaliser une stérilisation plus complète, on peut effectuer 3 chauffages de 20′ à 100° à un jour d'intervalle.

Il en est de même pour les solutions de *glycérophosphate de fer* quelquefois employées; bien que ces dernières subissent à chaud un changement de coloration d'ailleurs sans importance au point de vue thérapeutique (1).

Notons encore, pour terminer, que la dissociation du *glycérophosphate de soude* par exemple, peut s'accompagner de précipités de même nature à peu près que ceux observés avec les phosphates, c'est-à-dire dus à *l'attaque du verre*. Je mentionnerai, au chapitre des incompatibilités, les principales associations salines dans lesquelles on fait intervenir les glycérophosphates.

Solutions de bromhydrate de conine (ou de *cicutine*). — *Le bromhydrate de conine droite* est plus soluble à froid qu'à chaud ; d'autre part la chaleur décompose ces solutions (2). On emploie quelquefois les solutions à 0, 5 ou 1 p. 100; elles ne peuvent pas être stérilisées à l'autoclave; on pourra risquer une tyndallisation vers 70°, mais en employant de très bons verres (Iéna, Sérax). Sinon, on fera la préparation *à froid*, au moment du besoin, et le plus aseptiquement possible (méthode aseptique); on devra d'ailleurs la conserver le moins longtemps possible.

Sérums thérapeutiques.

Presque tous les sérums d'origine microbienne proviennent du sang d'animaux, notamment des chevaux, immunisés contre diverses maladies contagieuses; ils sont préparés en France à l'Institut Pasteur. Une loi, en date du 25 avril 1895, réglemente la fabrication de ces produits; l'article 1er en est ainsi conçu (3) :

Les virus atténués, sérums thérapeutiques, toxines modifiées et produits analogues pouvant servir à la prophylaxie et à la thérapeutique des maladies contagieuses, et les substances injectables d'origine organique non définies chimiquement appliquées au traitement des maladies aiguës ou chroniques, ne pourront être débités à titre gratuit ou onéreux qu'autant qu'ils auront été, au point de vue soit de la fabrication, soit de la prove-

---

(1) Même remarque pour les solutions où l'on associe les glycérophosphates de soude et de fer: la coloration fonce à 100°, sans altération appréciable.

(2) Voir Hémissey. Thèse citée, p. 71.

(3) Voir *Codex* de 1908, p. 936.

nance, l'objet d'une autorisation du gouvernement, rendue après avis du Comité consultatif d'hygiène publique de France et de l'Académie de médecine. Ces produits ne bénéficieront que d'une autorisation temporaire et révocable. Ils seront soumis à une inspection exercée par une commission nommée par le ministre compétent.

Au-dessus de 55°, les sérums thérapeutiques deviennent inactifs. Seuls, le sérum *antivenimeux* et le sérum *antipesteux* ne perdent leurs propriétés que vers 60°. L'Institut Pasteur prépare des sérums liquides et des sérums desséchés; ces derniers se conservent un temps assez long.

Le *Codex* de 1908 mentionne les sérums liquides qui sont délivrés aux pharmaciens en tubes scellés ou en flacons bien bouchés, avec plomb de garantie et étiquette indiquant la date de préparation ainsi que l'évaluation du pouvoir anti-microbien et du pouvoir antitoxique. On doit, ajoute le *Codex*, les conserver à l'abri de la chaleur, et aussi à l'abri de la lumière qui, on le sait, atténue le sérum tétanique ainsi que la plupart des cultures microbiennes. On doit renouveller généralement les sérums au bout d'un an.

Les sérums desséchés sont obtenus par évaporation du sérum des animaux immunisés, soit à froid et *dans le vide*, en présence d'acide sulfurique; soit par dessiccation à une température ne dépassant pas 40°, dans un *courant d'air sec* privé de germes. Ces sérums secs sont solubles dans l'eau froide à 1 p. 10, et les solutions opalescentes ainsi obtenues représentent à peu près la concentration du sérum liquide primitif.

On enferme les sérums secs dans des flacons qu'on bouche hermétiquement ou dans des tubes scellés; chaque récipient contient 1ᵍʳ de produit et porte un trait qui correspond à 10ᶜᵐ3 de capacité.

Pour faire la solution, on débouche le flacon, ou on brise la pointe du tube, et l'on place le récipient horizontalement de façon à étaler la matière dans toute la longueur; on introduit alors une petite quantité d'eau *bouillie* et *refroidie* pour humecter la substance sèche et déterminer son adhérence à la paroi du récipient. On redresse après quelques instants le flacon dans la position verticale, et on remplit d'eau stérilisée jusqu'au trait. La dissolution se fait peu à peu sans qu'il soit nécessaire d'agiter.

Je n'insisterai pas sur la stérilisation des sérums puisque le pharmacien n'est jamais appelé à la pratiquer; je rappellerai seulement que les principaux sérums thérapeutiques sont le *sérum antidiphtérique de Roux*, le *sérum antitétanique de Nocard*, le *sérum antistreptococcique de Marmoreck*, le *sérum antipesteux de Yersin*, le *sérum antivenimeux de Calmette*, le *sérum antiméningococcique de Dopter*, le *sérum antirabique de Pasteur, Roux et Chamberland*, etc...

Sauf le dernier, les pharmaciens peuvent avoir ces différents sérums et les délivrer sur ordonnance médicale.

Ces sérums thérapeutiques sont généralement stérilisés par *tyndallisation* (8 chauffages au moins, à 54°). Quant aux solutions de sérums desséchés, on a vu qu'elles se préparaient suivant la *méthode aseptique*.

A coté des sérums, on peut citer les *toxines et vaccins d'origine microbienne*, régis, nous l'avons vu, par la même loi.

Le *Codex* de 1908 mentionne la *tuberculine solide purifiée*, obtenue en précipitant la *tuberculine brute* (extrait liquide glycériné et stérilisé de culture de b. de Koch) par 10 fois son volume d'alcool à 80°. Pour l'usage thérapeutique, on prépare le soluté suivant : *tuberculine solide purifiée* : 0,01, *eau distillée stérilisée* : 100^{gr} (1).

Le *Codex* mentionne aussi le *vaccin antipesteux* (2) (constitué par une culture de coccobacilles pesteux que l'on a chauffée à 70° pendant une heure, puis qu'on a mise en suspension dans le soluté de chlorure de sodium à 7 p. 1.000 stérilisé); et le *vaccin antipesteux sensibilisé*, constitué par des coccobacilles pesteux préalablement chauffés à 70° pendant une heure, puis imprégnés de sérum antipesteux. Après imprégnation, les coccobacilles sont lavés, à deux reprises avec le soluté à 7 p. 1.000 de chlorure de sodium préalablement stérilisé, puis mis en suspension dans ce même soluté.

Au point de vue de l'action de la chaleur, nous rappellerons qu'en général la plupart des cultures microbiennes sont atténuées dès 40-45°; on sait que cette propriété est d'ailleurs mise en pratique pour la préparation des cultures immunisantes ou vaccins.

Les solutés à base de *levures* s'atténuent aussi vers 45-50°;

____

(1) La tuberculine supporte facilement le chauffage à 100°.

(2) Notons que le *vaccin antipesteux* est le seul vaccin qui puisse subir l'action d'une température relativement élevée (70°); les vaccins du rouget, du charbon et du choléra des poules, par exemple, ne peuvent pas être chauffés.

la conservation de la *levure de bière injectable*, par exemple,
est d'autre part très limitée; il faudra de préférence préparer
ces liquides au moment du besoin, sinon on s'exposera à
n'injecter qu'un produit plus ou moins atténué.

Substances injectables d'origine organique, ou produits opothérapiques (1)

On sait la place que tenaient les produits organiques dans
la thérapeutique des Anciens. Or, il se trouve que les progrès réalisés en chimie organique et en physiologie, sont
venus donner une base à cette thérapeutique.

On a maintenant recours à la forme injectable (préconisée
par Brown Sequard, en 1889), pour obtenir une plus grande
rapidité d'action ou pour éviter l'action des sucs digestifs
sur certaines de ces substances, et ces diverses préparations
sont devenues aujourd'hui plus sacrées encore qu'aux temps
anciens, puisque les pharmaciens ne sont admis à les préparer qu'avec l'autorisation spéciale du gouvernement. J'ai
dit plus haut que la préparation des *extraits* ou *liquides
organiques* tombait, ainsi que celle des *sérums thérapeutiques*, sous le coup de la loi de 1895.

Un décret postérieur de 1907 montrera d'ailleurs de quelles
précautions est entourée la préparation de ces diverses
substances injectables.

Article premier. — La préparation des substances injectables d'origine
organique est autorisée dans les établissements et suivant les conditions
ci-après déterminées :

1° Laboratoire de M. T....., rue.....

2° Laboratoire de M. G....., rue.....

Il ne devra être ajouté à ces produits aucun antiseptique.

L'origine animale, les organes employés, ainsi que la quantité d'organes
frais représentés dans 1^{cm3} devront être nettement indiqués pour chaque
extrait.

Toute mention de l'autorisation accordée sur les étiquettes, prospectus,
en-tête de factures, notices, etc... sera suivie, à peine de révocation, de la
réserve ci-après :

« *Cette autorisation ne garantit pas l'efficacité du produit.* »

Je dirai deux mots sur la préparation et la stérilisation des
liquides organiques :

On choisit des animaux sains, qui ont été soigneusement

(1) Voir Ed. Egasse, Des injections de liquides organiques, *Bull. Thérap.*,
t. CXXII, p. 337, 407 et 443; 1892.

examinés par les vétérinaires. On recueille les organes à l'abattoir le plus aseptiquement possible, on les lave un à un avec de l'eau stérilisée et on les plonge dans un bocal stérilisé rempli d'eau saturée de chloroforme et également stérilisée. Le choix et la séparation des organes doivent être faits d'ailleurs avec un matériel stérile et renfermé dans une trousse métallique. Quant au bocal, il est recouvert généralement d'un disque de verre épais dans lequel passe un fil d'argent qui servira à le soulever, puis d'un couvercle à large bord. Les organes sont transportés au laboratoire. On a préparé d'autre part un bocal contenant le mélange suivant stérilisé à 120° à l'autoclave et refroidi : *glycérine neutre* : 200 grammes; *eau distillée* : 100 grammes.

Ce bocal étant placé sur le plateau d'une balance, on fait la tare et l'on ajoute un poids de 100 grammes sur le plateau contenant les poids. Ce poids représente la quantité d'organe que l'on devra ajouter dans le mélange liquide pour obtenir l'équilibre.

On se lave les mains au savon, au permanganate de potasse (à 1 p. 100), au bisulfite (à 15 p. 100), à l'alcool-éther (āā), à l'eau stérilisée (à 125°). Tandis qu'un aide ôte-le disque de verre, on saisit les organes avec une pince stérile, on les essuie avec des feuilles de papier de soie stérilisées ou des compresses de gaze aseptiques, on les coupe avec des ciseaux flambés et on introduit les fragments dans le bocal contenant l'eau glycérinée. Celui-ci est aussitôt refermé et recouvert d'une cloche en verre flambée; on laisse macérer vingt-quatre heures en agitant de temps en temps. Le *Codex* indique ensuite de filtrer sur du coton ou du papier préalablement stérilisés, et de répartir aseptiquement dans des ampoules stérilisées de 1^{cm3} qu'on fermera à la lampe. De plus, le *Codex* recommande de s'assurer avant de délivrer ces ampoules, que le contenu d'un certain nombre d'entre elles, prises au hasard dans la masse, ne donne pas de culture après avoir séjourné dans l'étuve chauffée à 37° pendant 48 heures.

Mais on peut assurer plus efficacement l'asepsie des liquides organiques injectables en opérant de la façon suivante :

On introduit l'*extrait organique* dans une éprouvette au sein de laquelle plonge une bougie filtrante stérilisée; celle-ci est reliée à la partie supérieure, par un tube de caoutchouc, à un tube de verre coudé qui pénètre dans une cloche de verre où l'on peut faire le vide d'autre part au moyen de la trompe.

Le liquide filtré tombe dans un petit cristallisoir placé à l'intérieur de la cloche et contenant des ampoules stériles, la pointe ouverte dirigée en bas (1) ; la filtration terminée, le liquide organique emplissant le cristallisoir, on ferme le robinet ; l'air rentre, filtré sur du coton, et les ampoules se remplissent. On retire les ampoules et on les ferme à la lampe ; on les porte ensuite dans l'étuve de Roux réglée à 37° pour voir si elles ne cultivent pas au bout de deux ou trois jours.

Lorsqu'on prépare en grand les ampoules de liquides organiques, il est préférable d'utiliser des *appareils insufflateurs*. Ces derniers sont constitués par de simples flacons à deux tubulures, l'une portant un tube de verre allant jusqu'au fond du flacon, l'autre un tube qui n'y pénètre qu'à quelques centimètres de profondeur.

Ce dernier tube, dans la partie extérieure au flacon, est évasé en forme d'ampoule, et celle-ci est reliée par un tube de caoutchouc à une poire destinée à l'insufflation de l'air. Cet air pénètre dans l'ampoule garnie de coton, et, ainsi filtré, pénètre dans le flacon. Le grand tube de verre est relié, dans la partie extérieure au flacon, à une aiguille de platine irridié par l'intermédiaire d'un tube de caoutchouc. On stérilise à part toutes les pièces de l'appareil. Le liquide filtré est introduit aseptiquement dans le flacon au moyen d'un entonnoir stérile ; on substitue à ce dernier le bouchon et le tube insufflateur stériles, on fait jouer la soufflerie, l'aiguille de platine sert à l'introduction du liquide stérile dans les ampoules.

Byla (2) estime que la bougie filtrante peut retenir une certaine partie des substances actives ; c'est sans doute une des raisons pour lesquelles le *Codex* n'a pas admis la filtration comme procédé de stérilisation des liquides organiques injectables. Le procédé est cependant assez souvent employé et l'on a recours quelquefois à la pression d'*acide carboni-*

---

(1) On peut prendre aussi certaines précautions relativement à l'asepsie : nettoyer par exemple avec une solution de sublimé à 1. p. 1.000 les parois de la cloche et la plaque de verre sur laquelle elle repose, stériliser au préalable la bougie filtrante, l'éprouvette, le tube de verre, le petit cristallisoir renfermant les ampoules, etc., et les recouvrir do papier jusqu'au moment de l'opération.

(2) Ouvrage cité, p. 212.

que pour faciliter la filtration, la bougie employée étant en *alumine*.

Quoiqu'il en soit, les ampoules ayant une capacité de 1^{cm3}, l'opérateur, dit le *Codex*, devra en diluer le contenu dans 3^{cm3} d'un soluté aqueux à 7 p. 1.000 de chlorure de sodium, préalablement stérilisé.

La stérilisation par la chaleur est impraticable pour les *liquides organiques* qui commencent déjà, on le sait, à perdre leurs propriétés vers 48-50° (1).

Eaux minérales.

On emploie depuis quelque temps les eaux minérales en injections intra-tissulaires. FLEIG (de Montpellier) a fait à ce sujet de nombreuses communications que POUCHET en France et P. HEGER en Belgique, ont présentées aux Académies. Je ne m'occuperai ici que de la stérilisation des eaux minérales.

FLEIG a fait remarquer (2) que les eaux minérales sont très souvent aseptiques par elles-mêmes au sortir du griffon, et qu'on pourrait au besoin les capter soigneusement afin de les protéger contre les germes de l'air extérieur et leur conserver leur pureté initiale.

Certaines eaux minérales sont non seulement aseptiques par elles-mêmes, mais encore bactéricides ; soit en vertu de leurs propriétés physiques (radio-activité), soit en vertu de leur minéralisation assez forte. On sait que l'ingestion d'eau radio-active peut arrêter les fermentations lactiques de l'estomac. BOUCHARD et BALTHAZARD ont mis en évidence l'action de l'émanation du radium sur les bactéries chromogènes (3). ASCHKINASI, CASPARI et RHEINBOLDT (4) ont observé également le pouvoir bactéricide des eaux radio-actives ; PHISALIX (5) a constaté leur action sur la toxicité des venins, etc.

Certains éléments chimiques, certains métaux, même en très faible proportion, peuvent être également bactéricides.

Toutefois, la stérilisation des eaux minérales injectables n'est pas inutile, elle est même souvent indispensable.

Cette stérilisation ne peut pas se faire à chaud. En effet,

(1) LEMATTE a proposé récemment de stériliser par les rayons U. V. les produits opothérapiques.

(2) *Revue d'hygiène et de police sanitaire*, t. XXXII, n° 1, p. 15 et suiv. ; 1910.

(3) *C. R. Ac. Sc.* CXLII, p. 819 ; 1906.

(4) *Berl. klin. Weshri.* ; 4 mai 1906.

(5) *C. R. Soc. Biol.*, LVII, p. 366 ; 1906.

la chaleur de l'autoclave ou celle de l'ébullition modifient les propriétés des eaux minérales. Le dégagement gazeux qui se produit dans ces conditions amène la plupart du temps une précipitation notable. « Il est à peine besoin de dire, « fait remarquer FLEIG, que les propriétés plus ou moins « durables, telles que la radioactivité, l'état électrique, « etc., doivent être fortement atteintes, et que celles qui « peuvent être d'ordre *diastasique* disparaissent complè- « tement.

« S'il est vrai de dire que les eaux minérales en nature « sont des milieux liquides *vivants*, il ne doit pas moins « l'être qu'*une eau stérilisée à chaud est une eau morte.* » On sait que MOUREU a décelé des *gaz rares* au griffon de certaines sources, et que P. CURIE et LABORDE ont constaté qu'un grand nombre d'eaux minérales sont *radioactives*. MOUREU a fait ressortir l'importance de ces émanations ra- dioactives, d'où dérivent d'ailleurs les gaz rares, et dont l'existence expliquerait peut-être l'action sur l'économie dé certaines eaux très peu minéralisées. Or, l'émanation du radium est instable. « Une eau thermale, dit MOUREU, sur- tout si elle est fortement radioactive, est *vivante* à la source, elle meurt ensuite lentement. » A plus forte raison peut-on craindre l'action d'une température élevée. Il ne nous est même pas permis, dit encore MOUREU, de considérer une eau transportée et conservée comme identique à ce qu'elle était au moment de l'émergence. « Une eau minérale est un tout, un bloc, comme l'opium, la digitale,... entamer ce bloc, c'est s'exposer à en compromettre plus ou moins gravement l'harmonie et l'efficacité. » (1)

De plus, la simple analogie des eaux minérales avec *l'eau de mer* permet de penser que, comme cette dernière, elles seront « *plus toxiques ou moins tolérées* » que les mêmes eaux non chauffées.

FLEIG a observé que « certaines eaux, celles de *Balaruc* « par exemple, après une ébullition d'un quart d'heure ou un « passage à l'autoclave à 130°, ne provoquent, injectées dans « les veines d'un chien, qu'une diurèse beaucoup moins abon-, « dante que la même eau non chauffée, ce qui est en relation « avec l'existence d'une toxicité plus élevée ».

(1) Voir MOUREU : *Revue scientifique*, [5], IX, 353, 1908; et HÉRISSEY, thèse citée, p. 42.

Cependant, les eaux minérales portées à l'ébullition ou chauffées à l'autoclave, sont encore injectables sans danger comme *sérums artificiels;* mais leurs diverses propriétés étant très modifiées, on peut penser que le champ de leurs effets thérapeutiques sera fortement diminué.

Un moyen de stérilisation qui s'accompagne de modifications moins profondes, et qui est utile surtout dans le cas des eaux contenant un excès notable d'acide carbonique, est le chauffage à l'autoclave en ampoules *préalablement scellées*; on conserve ainsi à l'eau son excès de gaz et on empêche la précipitation. *La tyndallisation* (à 60°, trois jours de suite, pendant quelques heures) modifie moins les propriétés des eaux minérales; toutefois Trémolières (1) a fait remarquer que les éléments dissous et qui peuvent fonctionner comme *ferments* risquent d'être atteints encore à cette température.

La stérilisation à froid est évidemment préférable; elle peut s'obtenir par *filtration à la bougie*, soit à la *pression atmosphérique*, soit par *aspiration*, soit par *refoulement*.

La filtration à la pression atmosphérique ou filtration simple, est d'une lenteur extrème; les sels dissous à la faveur d'un excès d'acide carbonique peuvent peu à peu se précipiter, des phénomènes d'oxydation (pour les eaux sulfureuses par exemple) peuvent modifier plus ou moins profondément les eaux ainsi traitées.

La filtration par aspiration est encore défectueuse dans le cas des eaux gazeuses; elle s'accompagne d'une décompression intense, qui provoque la disparition de certains gaz dissous (CO^2, H^2S, etc., gaz rares, —) et la précipitation de divers sels (carbonates, composés ferriques, etc.). Cependant, ce procédé demeure applicable aux eaux non gazeuses, ou à celles dont on veut précisément diminuer la teneur en gaz

La filtration par refoulement au moyen du dispositif Chamberland, est le *meilleur procédé*. Elle peut s'effectuer soit sous pression *d'air* atmosphérique pur, soit sous pression *d'acide carbonique* (ainsi que l'a fait Trémolières), soit sous pression *d'oxygène* pur, ou encore d'un gaz (hydrogène ou air atmosphérique) séparé de la surface aqueuse par une couche d'huile d'olive ou d'huile de vaseline.

La filtration sous pression d'air atmosphérique présente les mêmes inconvénients, au point de vue de la précipitation des

(1) *Les Eaux minérales en injection hypodermique.* Maloine, édit. Paris, 1908.

sels, que la filtration à l'air libre dont il a été question plus haut; mais elle a l'avantage d'être beaucoup plus rapide, elle peut convenir aux eaux non gazeuses.

La filtration sous pression plus ou moins forte d'acide carbonique s'applique très bien aux eaux bicarbonatées gazeuses et permet d'éviter la précipitation ultérieure. Elle pourrait servir aussi dans les cas où l'on voudrait augmenter la teneur d'une eau en acide carbonique; il suffit de relier le réservoir métallique du dispositif Chamberland à une bombe d'acide carbonique, dont on règle l'ouverture d'échappement du gaz d'après la pression à réaliser dans le réservoir en question (pression indiquée par le manomètre fixé sur le couvercle du réservoir).

Si au contraire on veut filtrer une eau sans y introduire d'acide carbonique, et si l'on veut éviter la production de phénomènes d'oxydation dus au contact de l'air, il suffit de substituer à la bombe d'acide carbonique une bombe d'hydrogène, ou d'interposer entre l'eau du réservoir et l'air atmosphérique comprimé par la pompe à refoulement une couche d'un liquide inerte et non miscible au repos (tel que l'huile d'olive ou l'huile de vaseline).

Cette filtration sous pression d'hydrogène ou d'air avec isolant intermédiaire est excellente, fait remarquer Fleig, pour la plupart des eaux minérales, et en particulier pour les eaux sulfureuses qui ainsi ne sont pas oxydées. Quelquefois, on veut renforcer une eau minérale en gaz : oxygène ou hydrogène sulfuré, on fera pour cela barboter une demi-heure un courant de ce gaz et on filtrera ensuite à la bougie sous pression d'oxygène ou d'hydrogène sulfuré suivant le cas.

Les récipients à mettre en relation avec la tétine de la bougie Chamberland auront des formes et des moyens de fermeture appropriés aux différents cas. *Pour les eaux dans lesquelles on ne cherche pas à maintenir en solution un excès d'acide carbonique*, on utilisera des ballons, ampoules ou flacons à trois ou à deux tubulures dont l'une sera reliée à la tétine de la bougie par un tube de caoutchouc, et l'autre bouchée d'abord avec de la ouate, puis scellée ainsi que l'autre tubulure, après le remplissage.

On pourra aussi utiliser des éprouvettes graduées, munies d'un bouchon à deux ou trois trous, l'un de ceux-ci étant réservé au passage d'un tube plongeant jusqu'au fond.

Pour les eaux dans lesquelles on cherche à maintenir en

solution un excès d'acide carbonique (eaux ferrugineuses par exemple), ou pour lesquelles on veut éviter toute perte des gaz qui s'y trouvent (H^2S par exemple), il faut pendant la filtration maintenir *hermétiquement fermé* le vase récepteur ; on se sert alors d'un flacon, ballon ou ampoule à deux tubulures, l'une en rapport avec la tétine, l'autre fermée à la lampe. Le caoutchouc qui réunit la tétine à la tubulure du récipient est lui-même, après le remplissage, écrasé par une pince, et la pression gazeuse se maintient ainsi à l'intérieur du système.

Si l'on veut éviter la présence d'air dans le récipient, par exemple quand on filtre sous pression d'air, on remplit le récipient sous l'eau distillée d'une atmosphère d'acide carbonique ou d'hydrogène, avant de le fixer à la tétine.

Les eaux filtrant d'autant plus vite que leur concentration moléculaire est plus faible, il est préférable, quand on a affaire à des eaux hypotoniques qu'on doit rendre ensuite isotoniques, d'effectuer l'addition de sel après la filtration, et dans le cas des eaux hypertoniques à rendre isotoniques, de les diluer au contraire avant de les filtrer.

Fleig, au sujet des *rayons ultra-violets* et de leur utilisation à la stérilisation des eaux minérales, prétend que les radiations chimiques étant susceptibles de modifier certaines propriétés des eaux minérales, il est plus prudent de ne pas y avoir recours.

Il me semble, néanmoins, que l'action bactéricide étant extrêmement rapide, les décompositions d'ordre chimique, par exemple, ne sont guère à craindre ; quant aux altérations d'ordre physique ou biologique, on ne peut guère se prononcer à leur sujet qu'après expérimentation.

En résumé, à l'heure actuelle, la stérilisation des eaux minérales doit se faire à *froid*, et par *filtration à la bougie*. Le meilleur procédé est la filtration par *refoulement* (au moyen du dispositif Chamberland), et les meilleures modalités de ce procédé sont :

La filtration sous pression plus ou moins forte d'acide carbonique, sous pression d'hydrogène ou sous pression d'air avec couche isolante d'huile intermédiaire, excellentes pour les eaux bicarbonatées, ferrugineuses et sulfureuses ; la filtration sous simple pression d'air convient pour les eaux non gazeuses, et la filtration sous pression d'oxygène pur ou d'hydrogène sulfuré est applicable à quelques cas spéciaux.

Conservation des eaux minérales injectables. — On doit employer les eaux minérales le plus rapidement possible après leur sortie du griffon ; on les conservera en ampoules scellées de verre jaune ou rouge pour éviter l'action des radiations chimiques de la lumière ; à la rigueur on pourra employer des flacons à fermeture canette. On maintiendra ces récipients en lieu frais.

J'ai développé ce chapitre un peu longuement, parce que, en dehors de l'intérêt qu'on y peut attacher au point de vue thérapeutique, il constitue un exemple de stérilisation assez complexe.

Eau de mer injectable.

On utilise l'eau captée à 20 milles des côtes, à dix mètres de profondeur, pour éviter les bactéries de surface, et loin de tout port ou de tout courant provenant d'un port (à cause des souillures des égouts) ; de préférence en face d'une côte sablonneuse et déserte ; l'eau de l'Atlantique est la meilleure, celle de la Manche est toujours trouble, celle de la Méditerranée trop riche en magnésium.

La capture doit être faite dans des bouteilles stérilisées qui ne seront ouvertes que pendant les quelques minutes nécessaires au remplissage.

Cette capture ne peut se faire qu'à bord d'un bateau arrêté et à l'avant du navire.

L'eau douce destinée à diluer l'eau de mer doit être une eau de source peu minéralisée et bactériologiquement pure. Le mélange est fait dans les proportions suivantes : eau de mer : deux parties, eau de source : cinq parties (1). On obtient ainsi un liquide isotonique (l'eau de mer contient 33 grammes de sels environ p. 1.000).

Le point cryoscopique du liquide dilué doit atteindre sensiblement : — 0°56.

Grâce à l'isotonie, l'eau de mer est indolore.

Le liquide isotonique sera filtré sur un filtre Chamberland par exemple, préalablement autoclavé. Les vases ou ampoules destinés à recevoir le liquide seront également stérilisés à 120° ; ils ne devront comporter aucun ajutage de caoutchouc au contact du liquide. Après le remplissage, il suffira de sceller la pointe ouverte des ampoules.

(1) D'autres auteurs indiquent : eau de mer 83 parties, eau de source 190.

Il sera prudent de ne pas les conserver trop longtemps et de ne pas injecter d'eau de mer datant de plus de trois semaines, car ce liquide perd son activité avec le temps.

Il est extrêmement important de ne pas stériliser l'eau de mer par la chaleur, car elle perdrait son activité.

Les essais du laboratoire et les expériences de la clinique démontrent ce fait de manière évidente.

Le globule blanc qui vit dans l'eau de mer isotonique ne vit plus dans ce même milieu, si celui-ci a été chauffé à 120° (QUINTON).

POUCHET et CHABRY, qui ont préparé artificiellement de l'eau de mer, ont placé dans ce liquide et dans de l'eau de mer *naturelle* des œufs fécondés de l'oursin ; ceux qui avaient été introduits dans l'eau de mer artificielle ne furent l'objet d'aucune segmentation, tandis que les autres accomplirent leur évolution normale.

E. P. LYON a évaporé par la chaleur une certaine quantité d'eau de mer, il a redissout les sels obtenus dans une même quantité d'eau distillée dans un alambic de verre ; dans cette eau de mer artificielle l'œuf fécondé de l'oursin n'a pas vécu.

La clinique confirme ces résultats d'expérience, et d'après les auteurs qui ont étudié la question, il ne saurait y avoir de doute sur ce point : Une eau de mer artificielle, une eau de mer chauffée n'ont pas les mêmes propriétés que l'eau de mer naturelle (milieu vivant) (1).

Solutions de ferments

Je n'insisterai pas ici sur l'influence de la température sur l'action des ferments. La question, d'ailleurs très vaste et très complexe, sortirait du cadre que je me suis imposé.

Je me contenterai de rappeler qu'à 100° environ les ferments sont généralement détruits, et que d'ailleurs, à mesure que l'on se rapproche de la température de destruction, il y a diminution des propriétés fermentaires.

Suivant FINKLER, par exemple, la *pepsine* chauffée au delà de 50°, se transforme en isopepsine et ne pousse pas le dédoublement de l'albumine plus loin que la phase de syntonisation ; c'est-à-dire que le pouvoir hydrolytique de la pep-

(1) Pour la bibliographie de cette question, consulter entre autres ouvrages : *Les Applications thérapeutiques de l'eau de mer*, par ROBERT SIMON. Masson, Gauthier-Villars, édit., Paris.

sine est à peu près complètement détruit, puisque la syntonisation est surtout sous la dépendance de l'acidité (1).

Bourquelot a observé que la *diastase* chauffée au delà de 63°, ne donne plus que des réactions incomplètes, limitées aux dernières phases de la dégradation de la dextrine, quelle que soit d'ailleurs la durée de l'expérience.

La température de destruction de la *pepsine* serait 55-60°, celle de la *trypsine* (suivant Lœw) de 69-70°.

Ces chiffres concernent d'ailleurs les ferments en solution, car ces derniers à l'état sec supportent, on le sait, des températures bien supérieures. V. Harlay (2) a observé, pour la pepsine, la trypsine et la papaïne, que la proportion d'eau joue un rôle important; une pepsine séchée avec soin n'est pas influencée par un séjour de trois heures et demie à l'étuve à 100°. Bourquelot et Bridel ont constaté récemment que lorsque l'émulsine par exemple se trouve en milieu alcoolique, la résistance du ferment à la chaleur augmente à mesure que s'élève le titre alcoolique.

Les ferments endocellulaires, en général, sont détruits au delà de 50°; les sucs végétaux dont on voudra utiliser les ferments ne pourront donc se stériliser que par filtration.

Quoi qu'il en soit, les solutions de ferments devront se préparer au moment du besoin et le plus aseptiquement possible, *sans chauffer*; c'est ce que nous avons appelé la *méthode aseptique*.

Solutions d'iodoforme

On utilise quelquefois des solutions d'iodoforme dans l'huile d'olive lavée à l'alcool et stérilisée, et dans les proportions de 5 p. 100.

On emploiera de l'iodoforme chimiquement pur. La solution sera faite avec un matériel aseptique. Les récipients ou ampoules seront stérilisés au préalable. On emploiera du verre coloré pour éviter l'action décomposante de la lumière (mise en liberté d'iode et d'acide iodhydrique).

La *solution éthérée d'iodoforme* sera obtenue de la même façon (méthode aseptique); on fermera les pointes avec précaution, comme il a été déjà dit pour l'éther camphré.

(1) Voir Byla, ouvrage cité, p. 21.
(2) *Thèse Pharm.*, 1900. Paris.

Métaux à l'état colloïdal

On sait que GRAHAM a donné le nom de *colloïdes* aux corps qui, mis en solution, ne peuvent pas dialyser à travers une membrane animale.

La *gélatine*, le *glycogène* sont des colloïdes. Certaines substances minérales peuvent s'obtenir à l'état colloïdal, par voie chimique ou par voie électrique.

Par voie chimique, on a obtenu par exemple le *collargol* ou *argent colloïdal*, au moyen de l'action du sulfate ferreux et du citrate d'ammoniaque sur le nitrate d'argent; le produit obtenu contient environ 97 p. 100 d'argent avec des traces de fer et d'acide citrique (1).

L'*or colloïdal* est obtenu en réduisant le chlorure d'or par l'aldéhyde formique.

Le *collargol* se présente sous forme de petits grains noirs à réflets métalliques ; on utilise la solution à 1 p. 100. qui n'est pas à proprement parler une solution, mais une suspension de particules excessivement ténues, à peine visibles au microscope.

Or, la chaleur précipite le collargol. On devra donc préparer les solutions *à froid* ; et la stérilisation par la chaleur étant impossible, on aura recours à la simple *méthode aseptique* : on triturera l'argent colloïdal avec quelques gouttes d'eau stérile dans un mortier flambé, puis on ajoutera le reste de l'eau ; on ne filtrera pas, on répartira en ampoules stérilisées.

On ne doit pas comparer au *collargol* le *protargol* qui n'est autre chose qu'une combinaison d'argent avec des substances protéiques, et qui ne contient que 8,3 p. 100 d'argent. Bien que les solutions de *protargol* ne se coagulent pas sous l'influence de la chaleur, elles ne peuvent cependant pas être stérilisées à chaud.

On ne doit également les préparer que par trituration avec de l'eau stérilisée *froide*, et le plus aseptiquement possible.

Si aujourd'hui encore, on ne peut pas démontrer avec certitude quelles modifications chimiques subissent les solutions de *protargol* préparées ou stérilisées à chaud, on peut

(1) Procédé de COTHEREAU.

du moins établir d'une autre manière l'influence de la chaleur.

Une solution de *protargol* obtenue avec de l'eau chaude paraît d'abord plus foncée qu'une solution faite à froid. Selon toute apparence, il s'agit ici d'une oxydation des corps protéiques contenus dans le *protargol*. D'autre part, une solution préparée à chaud, utilisée en injection, possède souvent une action irritante qu'on n'observe pas avec les solutions faites à froid.

Ajoutons qu'il faudra conserver les solutions de *collargol* et de *protargol* dans des verres colorés (1).

Les *colloïdes électriques* sont aujourd'hui très employés également. Le procédé de préparation de BREDIG est le suivant :

1° Mettre dans un vase très propre de l'eau distillée (2) filtrée avec soin sur un filtre lavé à l'eau stérilisée.

2° Placer ce récipient dans un cristallisoir ou un vase de grès plus large et moins élevé, renfermant du sel de cuisine et de la glace pilée pour maintenir l'eau distillée au-dessous de 0°.

3° Placer deux électrodes très fines en *argent pur*, au sein de l'eau.

4° Faire éclater l'arc électrique entre ces deux électrodes ; et, suivant leur section, employer une chute de potentiel de 80 à 100 volts, et une intensité de 5 à 10 ampères. (D'autres auteurs indiquent seulement 40 volts et 3 ou 4 ampères.)

La préparation est assez longue, il en résulte une pulvérisation extrême, *ultra-microscopique*. On remarque à l'ultra-microscope des *petits grains* d'argent animés de mouvements browniens.

V. HENRI et Mlle CERNOVODEANU ont démontré que l'activité thérapeutique et physiologique de ces solutions dépendait de la *petitesse des grains*, et que celle-ci était en rapport avec la couleur de la solution ; les solutions d'argent colloïdal électrique peuvent être de couleur rouge brun ou verdâtre, suivant que les grains sont plus ou moins gros (les solutions rouge brun correspondent aux plus petits grains, les solutions vert grisâtre aux plus gros).

(1) CLIN prépare chimiquement du trisulfure d'arsenic colloïdal (thiarsol) ; du soufre, du manganèse, des oxydes, sulfures, ferrocyanures métalliques divers, également à l'état colloïdal.

(2) Employer de préférence de l'eau *stérilisée*.

Les solutions à *petits grains* sont les *plus actives ;* or des variations minimes de force électromotrice, de courant, de longueur d'étincelle, de grosseur d'électrodes, de température de l'eau, etc... suffisent à modifier la couleur des solutions.

Clin prépare des solutions d'*argent* (électrargol), de *platine* (électroplatinol), d'*or* (électraurol), de *cuivre, selenium α et β, rhodium, iridium, nickel, cobalt, vanadium, manganèse, tellure, fer, uranium, palladium, mercure,* etc..., à petits grains, stabilisées (1) et rendues isotoniques. La stabilisation et l'isotonisation, ainsi que l'a démontré V. Henri (2), ne modifient ni le pouvoir catalytique de ces solutions, ni leur puissance bactéricide; il faut conserver ces solutions et notamment celles d'électrargol à l'abri de la lumière. On a remarqué qu'au bout de plusieurs mois il se produisait des dépôts dans les ampoules d'électrargol isotonisées, aussi la maison Clin délivre-t-elle maintenant des ampoules séparées d'électrargol (ou d'autres colloïdes électriques) et de NaCl, que l'on doit mélanger au moment de s'en servir afin d'obtenir le liquide injectable isotonique.

Ces solutions ne doivent pas être conservées longtemps, car elles perdraient leurs propriétés; la chaleur les décompose; vers 120°, l'argent colloïdal perd ses propriétés thérapeutiques.

Toutefois, étant employées en injections intraveineuses, ces solutions doivent être préparées très aseptiquement et renfermées dans des ampoules stériles (3).

Salvarsan. — Néo-Salvarsan

On sait que le *606,* ou *Salvarsan* (Cⁱᵉ de Creil), se présente sous la forme d'une poudre jaune renfermée au sein d'un gaz inerte (acide carbonique, azote) dans des ampoules scellées, de diverses contenances. Cette poudre est soluble dans l'eau, en donnant une liqueur *acide.* Celle-ci peut être *neutralisée* par addition de 2 molécules de soude, ce qui enlève 2 HCl à la molécule de Salvarsan, et il se produit dans ce cas un abondant précipité, le 606 déchlorhydraté étant insoluble.

(1) Les solutions de collargol aussi peuvent être stabilisées, par exemple en les additionnant d'albumine à 1 p. 100 environ, de gélatine, etc.

(2) Voir entre autres articles celui des *C. R. Soc. Biol.,* XLVIII, p. 1040; 1906.

(3) On n'a pu obtenir l'aluminium, le magnésium, le plomb, le phosphore, le brome, l'iode, à l'état colloïdal. L'iode colloïdal qu'on trouve quelquefois dans le commerce n'est que de l'iode fixé sur un colloïde naturel.

L'addition de 2 nouvelles molécules de soude provoque une redissolution de ce précipité, il se forme en effet une combinaison disodique soluble et la liqueur devient *alcaline*. Il existe donc trois sortes de préparations de Salvarsan : la *solution alcaline*, la *solution acide*, la *suspension neutre*.

On emploie le 606 en injections intra-musculaires et en injections intra-veineuses.

1° Injections intra-musculaires. — On a renoncé à la solution *alcaline* et à la solution *acide*, qui sont toutes deux très douloureuses, et l'on a recours à la *suspension aqueuse neutre* qui se prépare généralement de la façon suivante :

Salvarsan : o g. 6o — NaOH : o g. 101 (soit 2^{cm3} 52 solution normale de soude) — Eau distillée : qs. pour 6 à 7^{cm3}. On triture longuement au mortier le Salvarsan avec la solution de soude, on ajoute 2^{cm3} d'eau environ, et on vérifie la neutralité en opérant par touches. Pour cela, dans un godet de porcelaine, on juxtapose 1 goutte de préparation et 1 goutte de sol. alcool. de phtaléine à 2,5 pour 100. Si le milieu est nettement alcalin, on obtient à la surface de contact une coloration violette; s'il est neutre ou acide aucun changement de coloration ne se produit. Suivant le cas, on ajoute à la préparation de petites quantités de HCl à 1 p. 100 ou d'alcali, jusqu'à ce qu'il se produise à la surface de contact des gouttes d'essai un changement de teinte, *à peine perceptible*, indice d'une alcalinité limite de la neutralité. Celle-ci atteinte, on ajoute le reste de l'eau distillée (1).

Queyrat emploie de préférence une suspension de 0 gr. 60 Salvarsan dans un mélange d'huile de ricin (4^{cm3}) et d'alcool absolu (2^{cm3}). La trituration se fait au mortier, qui doit être, ainsi que le pilon, lavé à l'alcool absolu. La seringue et l'aiguille, pour éviter les grippements de piston, doivent être également lavées à l'alcool.

Lafay a proposé une autre formule de suspension *huileuse* avec Salvarsan : 0 g. 60, huile d'œillette froissage 4^{cm3}, lainine anhydre 2^{cm3}.

2° Injections intra-veineuses. — La solution *acide* est peu employée (2); la *suspension neutre* également, bien qu'elle soit très ténue (3), et puisse être, selon Fleig, injectée dans le sang sans inconvénient.

(1) Pour les détails complémentaires sur la pharmacologie du 6o6, voir l'article de Périn : *Journ. de Pharm. et de Chim.*, [7], V, p. 254, 3o7; 1912 et le *Traité de Thérapeutique pratique de Alb. Robin*. Article : Syphilis, par Queyrat (t. V. p. 879), 1912.

(2) Triturero g. 6o Salvarsan dans 1^{cm3},5 glycérine; aj. 250^{cm3} serum physiologique, filtrer sur un Berzelius lavé.

(3) Préparer ainsi cette suspension : dissoudre : Salvarsan o gr. 5o dans 250^{cm3} sérum physiologique, filtrer rapidement, ajouter o gr. o84 NaOH (environ 2^{cm3},1 soude normale).

La solution alcaline est la plus usitée. Nous avons dit précédemment (page 27) qu'il fallait employer une eau distillée à l'alambic de verre (1) pure et *toute récente*, ou tout au moins mise immédiatement après sa distillation à l'abri de l'air dans des ampoules scellées. Si c'est du sérum que l'on veut conserver, on préparera celui-ci à l'avance et on le tiendra de même à l'abri de l'air en ampoules stériles. Le dissolvant le plus souvent employé est le *sérum artificiel hypotonique* (5 à 6 gr. NaCl p. 1.000^{cm3}). QUEYRAT préfère le sérum à 8 p. 1.000 qui donne une solution de Salvarsan à peu près isotonique.

En théorie, il faut 4 molécules de NaOH, dont le poids moléculaire est 40, pour dissoudre 1 molécule de Salvarsan (poids moléculaire : 475).

Par exemple pour 0^{gr},50 de Salvarsan, il faut :

$$\frac{40 \times 4}{475} \times 0,50 = 0^{gr},198 \text{ NaOH.}$$

Pour éviter les inconvénients constatés avec des solutions d'alcalinité insuffisante (présence de dérivé monosodique non transformé) (2), PÉPIN conseille d'introduire un léger excès de solution de soude par rapport à la quantité théorique et il donne comme modèle le tableau ci-dessous :

DOSE DE 606 MISE EN ŒUVRE	POIDS DE NaOH CORRESPONDANT		VOLUME DE SOUDE	
	DEUX MOLÉCULES	QUATRE MOLÉCULES	à 8 p. 1.000 donnant les 4 molécules de NaOH.	à 8 p. 1.000 employé
0^{gr},10	0^{gr},0168	0^{gr},0336	4^{cm3},2	4^{cm3},5
0 20	0 0336	0 0673	8 4	9 »
0 30	0 0505	0 1010	12 6	13 5
0 40	0 0673	0 1346	16 8	18 »
0 50	0 0841	0 1683	21 »	22 5
0 60	0 1010	0 2020	25 2	27 »

On opère la préparation de l'ampoule de Salvarsan de la façon suivante : Disposant d'une ampoule de sérum de la capacité voulue, on prélève dans celle-ci, en en brisant l'une des extrémités : 20 ou 30^{cm3}, qu'on recueille dans une petite allonge à robinet. Dans celle-ci, on verse également le Salvarsan

(1) Les traces de certains métaux abandonnées par les alambics métalliques seraient susceptibles de communiquer à l'eau des propriétés oxydantes (?)

(2) Ch. BONGRAND prétend que pour les solutions diluées dont on fait usage, ces équations de transformation en sel disodique ne sont pas applicables; il faudrait même 54 °/₀ de soude en plus de la quantité théorique pour transformer complètement le Salvarsan en sel disodique. *Journ. de Pharm. et de Chim.*, [7], VII, p. 49; 1913.

qui se dissout par agitation. La quantité de solution de soude bien mesurée est à son tour versée, successivement par quarts, dans la petite allonge.

Pour faire passer la solution ainsi faite dans l'ampoule de sérum primitive, Pépin utilise une deuxième allonge sans robinet, dite *ampoule filtrante* et qui, en effet, renferme un petit filtre en papier stérilisé; la partie supérieure de cette nouvelle allonge reçoit l'extrémité de l'allonge à robinet au moyen d'un bouchon en caoutchouc. L'ampoule filtrante se termine à son tour à sa partie inférieure par un tube effilé qui peut pénétrer dans l'ampoule de sérum. En ouvrant le robinet, la solution de Salvarsan renfermée dans l'allonge à robinet passe dans la seconde allonge où elle est filtrée, et va rejoindre le reste du sérum contenu dans son ampoule. Il suffit d'adapter un tube de caoutchouc et l'aiguille, et la préparation est prête à être injectée (1).

Les dilutions sont généralement les suivantes :

$0^{gr},20$ Salvarsan dans une ampoule de 90^{cm3} de sérum hypotonique; $0^{gr},30$ et $0^{gr},40$ dans 125^{cm3}; $0^{gr},50$ dans 200^{cm3}; $0^{gr},60$ dans 250^{cm3}. Quand on utilise l'eau distillée au lieu du sérum, les dilutions sont réduites environ de moitié.

STÉRILISATION : Les préparations de Salvarsan doivent être faites avec toutes les précautions d'asepsie désirables (*Préparation aseptique*); tous les instruments dont on fait usage doivent être flambés, bouillis ou autoclavés; les excipients (eau, sérum, huiles et graisses) préalablement stérilisés.

CONSERVATION : Les *solutions* aqueuses de Salvarsan sont très altérables; la solution alcaline non maintenue à l'abri de l'air est sujette à deux sortes d'altération : l'une due à l'acide carbonique de l'air tendrait, par suite de la carbonatation de la soude, à produire un trouble dans la liqueur, celle-ci gardant sa coloration jaune. Le léger excès de soude qu'on ajoute à ces solutions prévient en partie cet inconvénient. L'altération la plus courante est l'oxydation à l'air, qui se traduit par un changement de coloration; la liqueur passe du jaune au vert, puis au brun. Ces préparations altérées pouvant être toxiques, on doit en principe n'utiliser que des solutions préparées depuis quatre ou cinq heures au plus et conservées *à l'abri de l'air*. Le mieux, d'ailleurs, est d'effectuer la solution au moment du besoin, ou trente à soixante minutes au plus avant de l'injecter. Quoique un peu moins altérable que les solutions, la *suspension aqueuse neutre* de Salvarsan doit être aussi préparée extemporanément; quant aux *suspensions huileuses*, elles se gardent mieux; on peut les conserver plusieurs jours, en les renfermant dans des

(1) On peut employer pour l'injection les appareils utilisés pour le sérum artificiel, ou mieux des appareils spéciaux (appareils QUEYRAT, SCHREIBER, WEINTRAUD, DEMANCHE, etc...).

ampoules où l'on a fait le vide et où l'on a remplacé l'air par un gaz inerte (azote).

On a récemment introduit dans la thérapeutique le *914* ou *néo-Salvarsan*, succédané du 606, beaucoup plus soluble que celui-ci et moins riche en arsenic. Les avis sont encore partagés sur sa toxicité et son action qui ont été mises en comparaison avec celles du 606. Pour la stérilisation, les remarques faites à propos du Salvarsan demeurent applicables. La chaleur précipitant les solutions de 914, on les prépare suivant la *méthode aseptique*, et au moment du besoin en raison de leur grande altérabilité, avec de l'eau distillée récente et parfaitement pure. Pour les injections intraveineuses, RAVAUT (1) conseille d'utiliser comme dissolvant l'eau distillée de préférence au sérum (le chlorure de sodium étant susceptible d'altérer le néo-Salvarsan), et de faire des solutions *concentrées* pour éviter l'hémolyse ; les solutions diluées habituellement employées (0 gr. 45 à 0 gr. 60 de 914 pour 150 à 200 ^{cm3} d'eau) n'étant pas isotoniques, peuvent être nocives pour les globules rouges.

RAVAUT indique les proportions suivantes : 10^{cm3} eau dist. pour 0,45 à 0,60 de néo-Salvarsan ; 15^{cm3} eau dist. pour 0,75 à 0,90 de néo-Salvarsan. La technique à suivre est très simple : employer des flacons, ou mieux des ampoules à large ouverture — pour permettre l'introduction d'une seringue — de la contenance voulue et renfermant de l'eau distillée récemment, ou tout au moins conservée à l'abri de l'air (remplir les ampoules d'azote au besoin pour prévenir toute oxydation possible).

Au moment de l'injection, briser l'ampoule à sa partie supérieure et verser le néo-Salvarsan qui se dissout immédiatement. On utilise pour l'injection une seringue stérile de la capacité voulue. Si l'on emploie des solutions diluées, on utilise les appareils d'injection habituels comme pour le sérum artificiel ou le 606. On remarquera que pour le 914, la solution se fait aisément, sans addition de soude, ce qui est un avantage sur les solutions de 606.

MOUNEYRAT a préparé récemment deux nouveaux dérivés de l'arsénobenzol : le *galyl* ou 1116 et le *Ludyl* ou 1161, stérilisables à 100° et même à 115°.

BALZER a employé ces nouveaux corps en suspension hui-

____

(1) *Presse médicale*, 1er mars 1913, n° 18, p. 171.

leuse (injections intramusculaires), ou en solution aqueuse (injections intraveineuses).

Sans nous étendre sur la technique de ces injections diverses, nous dirons seulement deux mots du dispositif imaginé par Ravaut pour faire passer aseptiquement les *solutions aqueuses concentrées* (ou de volume faible) de *néo-Salvarsan* du récipient où elles se trouvent dans la seringue qui doit servir à l'injection. Ravaut adapte à l'extrémité de la seringue un petit tube de verre (construit par Robert); à l'intérieur de ce tube se trouve un petit tampon de gaze stérile destiné à retenir les particules mal fondues ou les impuretés, et qui fait ainsi l'office de filtre. Avec la seringue munie de cet *aspirateur-filtre*, on puise le liquide dans le flacon; il suffit au moment de l'injection de remplacer le tube en question par une aiguille de platine.

Pour les injections de *solutions diluées*, on utilise, comme pour les injections de sérum, de grosses ampoules. Celles-ci renferment l'eau distillée (récente) stérilisée à 120°, on y fait tomber la poudre (néo-Salvarsan ou autres dérivés) qui se dissout immédiatement ; on adapte à la partie inférieure de l'ampoule, au moyen d'un tube de caoutchouc, un *tube filtrant* analogue à celui dont nous avons parlé plus haut, on adapte enfin le tube de caoutchouc et l'aiguille.

Pour les injections intra-musculaires de *suspension huileuse*, voici la technique suivie par Balzer (1).

Enfoncer l'aiguille au point voulu et perpendiculairement au muscle, introduire dans la douille un cône de coton hydrophile. On s'assure ainsi sans se hâter que le coton ne s'imprègne pas de sang et que la pointe de l'aiguille n'a pas pénétré dans un vaisseau, précaution nécessaire avec toutes les injections huileuses. Sectionner ensuite l'extrémité d'une ampoule contenant la suspension huileuse, saisir la seringue en bouchant son bec avec le doigt, verser le contenu de l'ampoule dans la seringue, ajuster le piston et enfin adapter l'aiguille.

J'ai parlé, chemin faisant, de diverses substances qu'on ne peut que préparer aseptiquement, sans leur faire subir de stérilisation réelle : *huile grise, mélanges mercuriels altérables à chaud, éther*, etc... Je n'y reviendrai pas. Je me contenterai seulement d'ajouter à cet exposé, un tableau général comprenant la plupart des substances utilisées actuellement en hypodermie.

(1) *Presse médicale*, 2 avril 1913, n° 27, p. 261.

IV. — TABLEAU GÉNÉRAL ET RÉCAPITULATIF

A. — SUBSTANCES STÉRILISABLES A L'AUTOCLAVE
(15 ou 20 minutes à 115°)

	TITRE COURANT	EXCIPIENT	REMARQUES
Acide lactique.		Eau	Vers 110°.
— phénique.	1 p. 100	Eau glycérinée Huiles	Ampoules colorées.
Adrénaline.	1 p. 1.000	Eau légèrement acidifiée	Verres neutres, colorés. Absence d'air (1).
Antipyrine.		Eau	
Arbutine.		—	
Argent (nitrate).		—	Verres colorés.
Arséniate de soude.	1 p. 1.000	—	V. précautions p. 192. Eviter sels de fer et magnésie.
Bakankosine.		—	
Bromures (K. Na).		—	
Benzoate de soude.		—	
Brucine (sulfate).		—	
Cacodylate de fer.	3 p. 100	—	Les solutions rougissent à l'autoclave. A 5 p. 100, l'injection est douloureuse.
— gaïacol (2).	5 p. 100	Eau ou huile d'olive	Verres colorés. Absence d'air.
— de soude.	5 p. 100	Eau	Au delà de 10 p. 100, l'injection est douloureuse.
Caféine.	25 p. 100	—	
Camphre.	10 p. 100	Huile	
Carbonates (K. Na).		Eau	Voir p. 135.
Chlorures (K. Na. Ba. Ca).		—	Eviter verres plombiq.
Cinnamate de soude.		—	
Cocaïne (ch^te).	1 p. 100	—	V. p. 159.
Codéine (sels).		—	Verres neutres. Ne pas dépasser 110°.
Créosote.		Huile	
— (camphorate).		—	
Eau de mer *synthétique*.		Eau	
Emétique.	1 p. 100	—	
Eucalyptol.	10 p. 100	Huile	
Eucaïne.		Eau	Verres neutres. Ne pas dépasser 110°.
Formiate de soude.	5 p. 100	—	Ne pas dépasser 110°.
Gaïacol.		Huile	Ampoules colorées.
Gélatine.		Eau	On peut ajouter du phénol.
Glucose.	47 p. 1.000	—	
Glycérine.	20 p. 100	—	

(1) Pour éviter l'air, employer de l'eau récemment bouillie, et bien remplir les ampoules.

(2) La solution aqueuse est la plus altérable. Le cacod. de gaïacol est d'ailleurs très instable.

	TITRE COURANT	EXCIPIENT	REMARQUES
Holocaïne.		Eau	Verres neutres.
Huiles simples.			
— composées.			Voir aux bases.
— de vaseline.			
Hydrargyre (bromure).	1 p. 100	Eau	Solubil. à froid, 1 p. 95.
— (bibromure Hg et Na)	—	—	
— (bichlorure).	—	NaCl à 5 p. 100	
— (biiodure) (1).	—	Huile d'olive, de noix, de ricin, etc.	Ne pas ajouter cocaïne ou stovaïne. On peut aj. gaïacol 3 p. 100.
— (— et NaI).	—	Eau isotonique	
— (cyanure).	—	Eau	On peut ajouter ch. cocaïne, stovaïne, eucaïne, etc.
Hypophosphite de soude *pur* (2).		—	
Hyposulfite de soude.		—	
Iodure de peptone (voir peptone iodée).		—	
Iodures (K. Na).		—	
Lanoline.			
Magnésie (sulfate).		Eau	
Morphine (acétate).		—	Employer des verres colorés de préférence.
— (bromhydrate).	1 p. 100	—	
— (bromométhylate).		—	
— (chlorhydrate).	1 p. 100	—	On peut ajouter : phénol, ste atropine, ch. cocaïne, etc. Verres colorés et neutres. Ampoules remplies.
— (sulfate).	—	—	—
Morphine (éther diacétique ou *héroïne*).	—	—	Verres neutres.
Morphine (chte d'éthylmorphine ou *dionine*).	—	—	
Nitrates (K, Na).		—	
Novocaïne (chte).		—	—
Oxygaïacolate de K ou *thiocol*.		—	Verres colorés.
Paraffine.			
Peptone iodée.		Eau	
Phosphore.	1 p. 1.000	Huile	
Pilocarpine (chte ou nitrate).	0,5 p. 100	Eau	Verres neutres.
Quinine (3) (bromhydrate basique + antipyrine).	25 p. 100	—	Verres colorés de préférence.
Quinine (bibromhydrate).	—	—	—
— (chte basique+antipyrine).	—	—	—
— (bichlorhydrate).	—	—	—

(1) Il se produit parfois, à la longue, dans les ampoules d'huile biiodurée, un dépôt d'oléate de mercure.

(2) Sans sels de chaux. Avec un sel imparfaitement pur : tyndalliser seulement.

(3) Les injections sont rendues moins douloureuses en liquide isotonique; ajouter par conséquent q. s. NaCl, en cas de besoin.

	TITRE COURANT	EXCIPIENT	REMARQUES
Quinine (chlorhydrosulfate).	25 p. 100	Eau	Vérifier si le sel n'est pas trop acide car l'inject. serait douloureuse.
— (formiate).	—	—	
— (lactate neutre).	—	—	
— (bisulfate).	—	—	On peut ajout. antipyrine. Injection douloureuse.
— (sulfovinate).	—	—	Très douloureuse.
— (valérianate).	—	—	
Radium (bromure) (1).	0,0001 p. 1.000	—	Dix minutes à 115°.
Salicine.		—	
Salol.	1 p. 10	Huile	
Spartéine (sulfate).	5 p. 100	Eau	Verres neutres. Éviter les iodures.
Stovaïne.		Eau ou sérum	Verres neutres.
Strychnine (sulfate ou nitrate).	1 p. 1.000	Eau	—
Sucre candi ou saccharose.	90 p. 1.000	—	
— de lait ou lactose.	—	—	Si on ajoute un sel alcalin : *tyndalliser*.
Sulfates (K, Na).		—	
— de magnésie.		—	
Tropacocaïne.		—	
Urotropine.		—	Ne pas conserver trop longtemps.
Vaseline.			
Sérums artificiels non phosphatés :		Eau	V. p. 189.
Ex. : Sérums Cantani, Hayem, Samuel, Schiess, Schwartz, Vignesi, Kronecker et Lichtenstein, Latta, Renzi, Sydmann, etc...			Précautions spéciales à prendre.
Sérums phosphatés :		—	Voir p. 181, 191, les précautions spéciales à prendre. Pour les solutions *bicarbonatées :* filtrer à la bougie ou tyndalliser en récipients scellés bien résistants.
Ex. : Sérums Bardet, Chéron, Crocq, Dujardin-Beaumetz, Hérard, Sapellier, Trunececk, Vandevelde, Fleig, Leclerc, Luton, Mathieu, Roussel, etc.			

(1) On ne doit employer les solutions de *sels de radium* que deux ou trois jours après la stérilisation, car celle-ci diminue *temporairement* la radioactivité. Au bout de deux jours, d'après JABOIN, l'équilibre se rétablit.

On peut associer aux sels de radium : les sels de quinine, le cacodylate de soude ou de gaïacol, le menthol, le thiocol, les sérums artificiels, l'iodoforme, etc. Mais les médicaments *radio-actifés* (par exposition aux rayons du radium) n'ont qu'une activité temporaire et perdent très vite leurs propriétés.

B. — SUBSTANCES STÉRILISABLES A 100°
(Un chauffage de 30 minutes, ou mieux : trois chauffages semblables (tyndallisation à 100°). Vapeur fluente ou bain-marie).

Remarque. — Certaines parmi les substances ci-dessous mentionnées pourraient sans doute aussi supporter l'autoclave à 115°. Nous nous réservons de résoudre ce problème ultérieurement.

	TITRE COURANT	EXCIPIENT	REMARQUES
Acide arsénieux.	1 p. 1.000	Eau	On peut ajouter 0,01 ch^{te} cocaïne.
Acide chrysophanique.		—	
— cinnamique.	5 p. 100	—	On peut ajouter 5 p. 100 cocaïne.
— cyanhydrique (eau de Laurier-cerise).		—	Ampoules colorées.
Aconitine (azotate).	1 p. 1.000	—	—
Adonidine.	0,02 p. 100	—	
Adrénaline.	1 p. 1.000	Eau + HCl. q. s.	Verres neutres et colorés.
Atypine.		Eau	
Apiol.		Huile	
Apocodéine (ch^{te}).	1 p. 100	Eau	
Apomorphine (ch^{te}).	—	—	Verres neutres et colorés.
Aponarcéine (ch^{te}).	—	—	
Arécoline (b^{te} ou ch^{te}).		—	
Arséniate de soude.	1 p. 1.000	—	Verres non calcaires.
Arsénite de K ou Liq. de Fowler (sans alcool).		Eau ou eau glycérinée	Éviter les récipients de nickel.
Aspidospermine (ch^{te}).	2 p. 100	Eau	
Atropine (sulfate).	0,01 p. 100	—	Verres neutres.
— (valérianate).	—	—	
Atropine-méthyl (bromure).	1 p. 200	—	
Benzoate de magnésie (1).		—	
Bleu de méthylène.	5 p. 100	—	
Brucine.	1 p. 100	Huile	
Camphre et cocaïne.		—	Pour les solut. concentrées on peut ajouter un peu d'ac. oléique à l'huile d'olive.
— morphine.		—	
Cantharidine.	0,01 p. 100	Eau alcalin. par KOH ou NaOH	
Cantharidate de soude.		Eau	
Chlorure de zinc.		—	Dissoudre le précipité d'oxychlorure par une trace de HCl à 1 p. 10 (2).
Cocaïne (base).	1 ou 2 p. 100	Huile d'olive	L'addition d'acide oléique est inutile.
Cocaïne (ch^{te}) et adrénaline.		Eau	Verres neutres. Ampoules colorées remplies.

(1) Une solution renfermant par cm^3 : 0 gr. 06 benzoate de soude et 0 gr. 006 benzoate de magnésie est stérilisable à 100° sans trouble, ni changement de réaction, dans de bons verres.

(2) Il faut s'arrêter à l'opalescence, on risque sans cela d'introduire un trop grand excès d'acide qui rendrait l'injection intolérable. On filtre, et on ajoute souvent un peu de ch. de cocaïne.

	TITRE COURANT	EXCIPIENT	REMARQUES
Cocaïne (ch^{te} et phénol.		Eau	Verres neutres. Ampoules colorées remplies.
Colchicine.	0,10 p. 100	Eau et alcool	Verres colorés.
Cyanure (d'or tri)	0,5 p. 100	Eau	
Duboisine (sulfate).	—	—	
Emétine (ch^{te}).	1 à 5 p. 100	—	Verres neutres, colorés.
Ergotine.	20 p. 100	Eau glycérinée	Voir p. 197.
Ergotine Yvon.		Eau	
Ergotine + morphine (ch^{te}).		—	
Ergotamine.			
Esérine (sels).	0,10 p. 100	—	Verres colorés, neutres, bien remplis.
Essence de niaouli.	(V. goménol)		
— térébenthine.	Pure ou addit. de 1 p. 100 gaïacol.		
Etoxycaféine.		Eau	
Eucaïne et adrénaline.		—	Verres colorés et neutres.
Fer (citrate).		—	
Galyl.		(	V. p. 227.
Glycérophosphates (K. Na. Fe).		—	Ne pas trop prolonger l'action de la chaleur, 15 min. au plus.
Glycérophosphate de soude + cacodylate Na.		—	
Glycérophosphate de soude + cacodylate strychnine.		—	
Glycogène.		—	
Goménol.		Huile	
Homorénone (ch^{te}).		Eau	
Hordénine (sulfate).	10 p. 100	—	Maximum de solubilité : 25 p. 100.
Huiles (voir aux bases).			
Hydrargyre (amidopropionate).		Eau glycérinée	
Hydrargyre (antipyrinate)(?)		Eau	
— (asparaginate).		—	
Hydrargyre (asquirrol ou hydrargyre phényl).		—	
Hydrargyre (benzoate).	1. p. 100	—	On peut ajouter ch^{te} cocaïne ou stovaïne (très peu), et aussi : cacodylate de soude.
Hydrargyre (bichlorure) (formule Walson : ch^{te} quinine et urée).		—	
Hydrargyre (biiodure).		Huiles iodées (sésame ou œillette).	
Hydrargyre (solutés iodo-cacodyliques).		Eau	V. p. 202.
Hydrargyre phénol-disulfonate ou *hermophényl*.		—	
Hydrargyre salicylate neutre.		—	

	TITRE COURANT	EXCIPIENT	REMARQUES
Hydrargyre (salicylate double ou *asurol*).		—	
Hydrargyre sozoiod. et KI).		—	
— (succinimide).		—	Ampoules colorées.
Hydrastinine (ch^te).	Voir scopolamine.	—	
Hyoscine (ch^te).		Eau	
Hyoscyamine (ch^te).		—	
Iode (teinture).		Alcool	Verres non colorés.
Iode.		Huile	Ampoules colorées.
Iode et KI.		Eau	—
Iodique (acide).		—	—
Ludyl.		—	
Menthol.		Huile d'olive ou de vaseline.	Chauffer dans des récipients *scellés*.
Méthylarsinate de fer.		Eau	
— magnésie.		—	
— soude.		—	
Morphine.		Huile	Ajouter acide oléique.
Napelline.		Eau	
Narcéine (ch^te).		—	
Narcéine (ch^te d'éthyl. ou *narcyl*).		—	
Nirvanine.		—	
Nitrite de soude.		—	Ampoules colorées.
Novocaïne (base).		Huile	
Novocaïne (ch^te) + adrénaline.		Eau	Ampoules color. Verres neutres.
Opium (extrait).		—	V. p. 193.
Pantopon.		—	
Permanganate de K.		—	
Phosphates (alcalins).		—	Verres à peine calcaires.
— de cuivre.		Eau glycérinée	
Phosphotal (phosphite de créosote).		Eau	
Picrotoxine.		—	
Pipérazine (ch^te).		—	
Pyrogallol.		Eau légèrement acidifiée.	Verres colorés. Absence d'air.
Quinine (cacodylates).		Eau	Solubles à 1/10.
Quinine (ch^te de quinine et d'urée).		—	
Résorcine.		Huile d'olive ou huile camphrée	Insoluble dans l'huile de vaseline.
Salicylate de soude.	25 p. 100	Eau	Absence d'air. Verres colorés.
Scopolamine (b^te ou ch^te).	0,10 p. 100	—	On peut ajouter morphine, glycérophosphate soude. Verres colorés.
Sérums artific. phosphatés.		—	Verres *très peu* calcaires. Avec des verres *non* calcaires on peut chauf. à l'autoclave.
Strophantine crist.	0,01 p. 100	—	
Strychnine (base).	0,10 p. 100	Huile	
Strychnine (sulfate) : associations diverses.			

	TITRE COURANT	EXCIPIENT	REMARQUES
Stypticine.	5 p. 100	Eau	
Subcutine.	1 p. 100	Sérum chloruré	
Terpinol.		Huile	
Théobromine (et lithine).		Eau	
Thiodine.		—	
Yohimbine (ch^{te}).	1 p. 100	—	

C. — SUBSTANCES A TYNDALLISER
(Quatre ou cinq chauffages au moins à 60-70° en général)

Remarque. — La tyndallisation est quelquefois impraticable pour le pharmacien ; dans les cas urgents, par exemple, on se contentera de la méthode aseptique voir (page 5), mais en inscrivant sur l'étiquette : *Produit préparé aseptiquement, non stérilisé à l'autoclave, et de conservation limitée.*

	TITRE COURANT	EXCIPIENT	REMARQUES
Amygdaline.		Eau	
Aristol.		Huile	
Atoxyl.	10 p. 100	Eau	Verres neutres. Eviter les alcalis ou sels alcalins.
Bicarbonates.		—	Vases *clos*, résistants.
Chloral.		—	Vers 95° le chloral se dissocie en partie.
Cicutine (bromh^{te}).	1 p. 100	—	Verres neutres. Pas de sels alcalins.
Curare.	—	Eau glycérinée	
Emétique d'aniline.	—	Eau	
Ergotinine.	0,10 p. 100	—	
Formanilide.	1 p. 100	—	
Glycéroph. de magnésie.	5 p. 100	—	Tyndall. à 80°.
Glycéroph. soude + cacod. de soude et cacod. strychnine.		—	On peut chauf. à 80-90°.
Glycéroph. soude + sulf. de strychnine.		—	Il se fait un léger précipité, on peut l'év. en aj. une trace d'acide pour neutraliser le glycéroph. de soude.
Hectine (1).	1 ou 2 p. 100	—	
Hectargyre (2).		—	
Hémoglobine (oxy).		—	A 60-70° : altération.
Huiles.	V. aux bases		
Hydrargyre (cacodylate).		Eau	
Hydrargyre (cacodylhydrargyre).		—	
Hydrargyre (chlorhydrargyre) ou (chloromercurate d'Az H¹).		—	
Hydrargyre (peptonates).		—	

(1) Benzosulfone para aminophénylarsinate de soude.
(2) Association de l'hectine avec le cyanure de Hg.

	TITRE COURANT	EXCIPIENT	REMARQUES
Hydrargyre (salicylarsinate) (*Enésol*).		—	
Intrait de digitale.	1 p. 100	Sérum chloruré	A 60°; ou : filtrer à la bougie.
Lécithine.		Huile d'olive lavée ou huile de vaseline.	
Nitroglycérine (*trinitrine*).		Alcool et eau	On peut ajouter ch. cocaïne.
Nucléinate de Na.		Eau ou serum	
Orsudan.		Eau	
Thiosinnamine (et antipyrine).	10 p. 100	—	
Sérums thérapeutiques.	Voir p. 207.		Tyndall. à 54°.

D. — SUBSTANCES A FILTRER

(Voir p. 68 les précautions nécessaires et la description des appareils)

	TITRE COURANT	EXCIPIENT	REMARQUES
Bicarbonates (eaux ou sérums).		Eau	On peut aussi tyndalliser en récipients *scellés* et résistants.
Ex. : Sérums Sydmann, Fleig, Schiess, etc.			
Blondel (lacto sérum).		Coagulation du lait de vache	
Eaux minérales.			V. p. 215, 216.
Eau de mer isotonique.			V. p. 218.
Glycérophosphate de Ca.		Eau	
Levure.		Sérum chloruré	On utilise le suc de presse de levures sélectionnées. Les solutions sont altérées en quelques heures.
Nucléine de levure.		Eau alcalinisée	
Nucléinique (acide).	2,5 p. 100	—	Aj. Glycéroph. soude.
Sérums bicarbonatés.		Eau	V. p. 136, 216.
Extraits organiques.			V. p. 211.
Produits opothérapiques.			V. p. 211.

E. — SUBSTANCES A PRÉPARER ASEPTIQUEMENT
(Voir page 5)

	TITRE COURANT	EXCIPIENT	REMARQUES
Acide benzoïque camphré.	āā 5 p. 100	Alcool à 60°	
— chromique.	1 p. 100	Eau	Ne pas filtrer, car il y a incompatibilité avec les substances organiques.
— osmique.	—	—	Ampoules colorées.

	TITRE COURANT	EXCIPIENT	REMARQUES
Acide salicylique camphré.	aa 5 p. 100	Huile et alcool	
— thymique.	5 p. 100	Huile	
Acoïne C.	0,5 à 1 p. 100	Eau	
Aconitine crist.	0,01 p. 100	Chloroforme et huile de vasel.	
Amalgames *Lesure*.		Huile de vasel.	
Ammoniaque.		Eau	
Ammoniaque (uranate).	5 p. 100	Huile de vasel.	
Argent colloïdal (collargol).	1 p. 100	Eau	Eviter les substances organiques; les chlorures, bromures, iodures, sulfates.
— (électrargol).		—	Conservation limitée.
Arsacétine.	10 p. 100	Eau acidifiée légèrement.	
Benzoate d'eugénol.	—	Huile d'olive	
Caféine et camphre (Claret).		Eau, alcool, glycérine (1)	
Calomel colloïdal.			
Camphre (solution éthérée).		Ether	
Chloroforme.		Huile	Verres colorés.
Cholestérine.	5 p. 100	Huile d'olive	
Colloïdes (métaux ou autres corps).			Altérés vers 70-80°.
Créosote + aristol.		Huile	
Créosote + iodoforme.		Eau	
Cryogénine.		—	Jaunit à l'air, peu soluble.
Digitaline crist.	0,01 p. 1.000	Eau, alcool, glycérine	
—	—	Huile d'amandes douces	
Essence de girofles.			
Ether.			
— camphré.	10 p. 100		
— iodoformé.	—		
Europhène.		Huile	
Extrait de bile.		—	
Ferments divers.			Ampoules pleines et colorées.
Gaïacol (phosphite).		Eau	
Gaïacyl.		—	On peut aussi filtrer à la bougie.
Glycérophosphate de chaux.		—	
Hédonal.		—	
Huiles.	Voir aux bases		On peut tyndalliser à 90-100°.
— bromées.		Huile de sésame	
— iodées.			On peut ajouter camphre ou gaïacol.
-- grise.			
Huile au calomel, à l'oxyde de Hg, etc.		Voir aux bases	
Hydrargyre colloïdal.		Eau	
— (gallate).		Huile de vaseline	

(1) Stériliser à part la solution de caféine et la glycérine. Ajouter l'alcool camphré qs.

	TITRE COURANT	EXCIPIENT	REMARQUES
Hydrargyre (oxyde jaune).		Huile de vaseline	Ne pas ajouter cocaïne.
— (phénate).			
— (protochlorure) (calomel).		— ou sirop de sucre	—
Hydrargyre (protochlorure) précipité blanc.		Huile de vaseline	On peut aj. camphre ou gaïacol 5 p. 100.
Hydrargyre (protochlorure) (calomel colloïdal ou calomelol).		Eau	
Hydrargyre (protoiodure).		Huile de vaseline	
— (salicylate basiq.)		—	
— (tannate).		—	
— (thymol acétate).		—	
— (urate neutre).		—	
— (cacodylate).		Eau	
— (lactate).		—	
— (méthylarsinate).		—	
— (oxycyanure vrai)		—	
— (peptonates).		—	
Hypochlorites alcalins.		Eau	
Ichthyol.		—	
Iodoforme.	5 p. 100	Huile, glycérine, éther.	On peut ajouter créosote, gaïacol, etc.
Musc (teinture).		Eau	
Naphtol camphré.			
Or colloïdal.			
Palladium colloïdal.			
Paraldéhyde.		Eau	
Protargol.		Eau	
Platine colloïdal.			
Quinine (monoarsacétine).		Huile d'olive	
— (oléate).		—	
Radium insoluble (ou sulfate de radium).		Liquide isotonique	
Salvarsan.		V. p. 223.	
Néo-Salvarsan.		V. p. 227.	
Spermine (chᵗᵉ).	2 p. 100	Eau	
Sulfure d'allyle.		Huile	
Thymol.		—	

Vaccins. — Virus. — Toxines atténuées. — Tuberculine, etc.
Sérum animal simple, sérum de cheval, sérum hémopoiétique, etc.

Remarque. — La plupart des substances de ce groupe peuvent aussi, *dans les laboratoires spéciaux*, être soumis à la filtration à la bougie, qui exécutée avec les précautions nécessaires assure une stérilisation plus parfaite. Le pharmacien bien outillé et qui pourra lui-même se consacrer à la préparation des solutions injectables aura recours aux appareils décrits pages 70, 71, etc.

V. — QUELQUES INCOMPATIBILITÉS OBSERVÉES
AU COURS DES STÉRILISATIONS (1)

Sels d'Alcaloïdes (strychnine, quinine, cocaïne, stovaïne, etc.)
Glycérophosphates, Cacodylates, Arrhénal, etc.

Les *sels d'alcaloïdes* sont incompatibles avec les solutions de carbonates, bicarbonates, sulfates, chlorures, phosphates, glycérophosphates, borates, salicylates, etc., si le liquide résultant a une réaction nettement *alcaline*, c'est-à-dire si ces sels sont alcalins ou s'ils se dissocient par la chaleur en donnant des sels alcalins.

On devra donc éviter de prescrire des solutions de sels de strychnine, codéine, quinine, cocaïne, avec des chlorures, borates, phosphates, carbonates. La morphine seule, qui a une fonction phénol, se dissout bien dans ces liquides. Cette incompatibilité générale est d'autant plus intéressante à signaler que les docteurs prescrivent souvent des associations telles que les suivantes :

Arrhénal et sulfate de strychnine ;

Phosphate de soude et sulfate de strychnine ;

Glycérophosphate de soude et sulfate de strychnine ;

Arséniate de soude et sulfate de strychnine, etc.

C'est également une incompatibilité de ce genre qu'on observe quand on associe l'arrhénal et la caféine, le cinnamate de soude (qui est souvent alcalin dans le commerce) avec la stovaïne, etc. ; en neutralisant l'arrhénal ou le cinnamate de soude, la précipitation ne se produit plus.

Th. Dunlop (2), puis Rütherford Hill (3) ont étudié quelques-unes de ces incompatibilités.

On sait que le *phosphate* et l'*arséniate de soude*, par exemple, donnent des solutions alcalines au tournesol et il semble que ces deux sels se comportent avec les sels d'alcaloïdes comme s'ils étaient dissociés en phosphate et arséniate monosodiques et *soude libre*. Cette soude s'empare alors de l'acide du sel d'alcaloïde et la base est précipitée. On peut éviter cette pré-

---

(1) Voir aussi l'article de R. Cerbelaud : Incompatibilités générales des solutés injectables (*Bull. Sc. Pharm.*, 1912 (2° semestre), p. 289).

(2) An incompatible strychnine mixture. *Pharm. Journ.*, [4], vol. IX, p. 604 ; 1899.

(3) Strychnine hydrochloride and sodium arséniate. *Pharm. Journ.*, [4], vol. X. p. 45 ; 1900.

cipitation en ramenant le sel de soude à l'état de sel monométallique, c'est-à-dire en ajoutant une quantité suffisante d'acide suivant l'équation :

$$AsO^4HNa^2 + HCl = AsO^4H^2Na + NaCl.$$

La solution officinale de *glycérophosphate de soude* est nettement alcaline, elle aussi ; de plus, elle n'est pas d'une pureté absolue puisqu'elle retient souvent, dit le Codex, au cours de sa préparation, du sulfate et du carbonate alcalins (1). On ne peut donc pas, en général, l'associer aux sels d'alcaloïdes et notamment au sulfate de strychnine, à moins d'ajouter un peu d'acide.

Le *cacodylate de soude pur* doit donner une solution aqueuse neutre au tournesol (Codex), mais suivant le Dr P. Lemaire, si certains échantillons commerciaux sont parfois acides, beaucoup présentent au contraire une alcalinité libre. C'est peut-être une des raisons pour lesquelles le cacodylate de soude est incompatible avec le sulfate de strychnine. Une autre raison est l'existence assez vraisemblable quand on associe ces deux sels d'une double décomposition :

Cacodylate de soude + sulfate de strychnine = sulfate de soude + *cacodylate de strychnine.*

Or, ce dernier composé, qui est un sel acide au tournesol, est très peu soluble dans l'eau, et d'autre part très instable ; il se décompose facilement, surtout quand on le chauffe pour le dissoudre dans l'eau ou même dans l'eau glycérinée, en ses deux constituants : acide cacodylique et strychnine, celle-ci étant précipitée. On ne peut éviter cette précipitation que par addition d'acide.

Cependant, dans la pratique pharmaceutique, on a souvent à exécuter des formules renfermant du cacodylate de strychnine, ou, ce qui revient sensiblement au même, du cacodylate de soude et du sulfate de strychnine ; je vais donc donner à ce sujet quelques détails complémentaires.

Parmi les nombreuses formules publiées, quelques-unes sont d'une exécution facile, par exemple celle-ci : cacodylate de soude + glycérophosphate de soude ; mais la plupart demandent un tour de main spécial, telles par exemple les associations suivantes :

1. Sulfate de strychnine + phosphate de soude.
2. Sulfate de strychnine + phosphate de soude + cacodylate de soude.
3. Sulfate de strychnine + glycérophosphate de soude.
4. Sulfate de strychnine + cacodylate de soude.
5. Sulfate de strychnine + cacodylate de soude + glycérophosphate de soude.
6. Sulfate de strychnine + cacodylate de strychnine + glycérophosphate de soude.
7. Glycérophosphate de soude + cacodylate de soude + cacodylate de strychnine.
8. Glycérophosphate de soude + cacodylate de strychnine.
9. Cacodylate de soude + cacodylate de strychnine.

(1) En utilisant le glycérophosphate de soude pur et cristallisé *Poulenc*, dont nous avons déjà parlé, on peut remédier à cet inconvénient.

Les avis sont très partagés au sujet de l'exécution de ces diverses formules.

Selon A. Salvert (1), qui a spécialement étudié les formules suivantes :

A
- Phosphate de soude.................... } āā. 1 gr.
- Cacodylate de soude................... }
- Sulfate de strychnine................. 10 milligr.
- Eau distillée........................ 10 gr.

B
- Glycérophosphate de soude........... } āā. 1 gr.
- Cacodylate de soude................. }
- Sulfate de strychnine............... 5 ou 10 milligr.
- Eau distillée....................... 10 gr.

l'association de ces différents sels ne peut se faire sans donner lieu à un précipité, à chaud, ou même à la longue à froid. Salvert en attribue la cause à l'alcalinité du milieu qui précipite la strychnine, et aussi à la faible solubilité du cacodylate de strychnine qui se forme sans doute dans la réaction. En admettant d'ailleurs que ce dernier sel se dissolve, sa dissociation s'effectue, même à froid, au bout d'un temps plus ou moins long.

Cerbelaud (2) avait déjà émis antérieurement, en ce qui concerne les formules étudiées par Salvert, une opinion analogue. Cet auteur considérait comme exécutables les formules 3, 7, 8, 9 et comme défectueuses les formules 4, 5, 6; et il ajoutait qu'en substituant dans ces dernières formules le cacodylate de strychnine au sulfate de strychnine, on pouvait les préparer sans difficulté.

Cette opinion semble en contradiction avec ce que nous avons dit du cacodylate de strychnine, sel instable et peu soluble, et s'accorde difficilement avec l'opinion de Baroni (3) qui considère comme possible la formule n° 5 (dans l'eau glycérinée), et qui conseille même de remplacer d'une façon générale le cacodylate de strychnine par l'association : sulfate de strychnine + cacodylate de soude, dont la double décomposition donne d'ailleurs naissance à du cacodylate de strychnine.

Comme on le voit, la question n'est pas encore tout à fait au point, et à mon avis on peut dire que d'une façon générale toutes les formules citées plus haut ne peuvent pas se réussir directement sans donner lieu à un trouble ou à un précipité; les divergences d'opinion que j'ai signalées me paraissent dues à ce que les corps chimiques mis en œuvre sont très souvent d'une pureté imparfaite, notamment le glycérophosphate de soude.

Pour conclure, si nous prenons pour exemple de ces sortes d'associations la formule n° 5, nous pouvons dire qu'il y a quatre façons de l'exécuter :

1° Faire le mélange des divers composés et filtrer la solution. On a souvent recours à ce procédé, faute de mieux; il est à peine besoin de dire qu'il est tout à fait défectueux, la filtration élimine une certaine quantité de principe actif, la solution délivrée n'a plus un titre précis, et le médecin s'expose, en l'employant, à de fausses et dangereuses interprétations.

2° Addition d'un acide. Nous avons dit précédemment que l'addition d'une petite quantité d'un acide minéral (SO^4H^2 par exemple) permet dans certains

______

(1) *Bull. des Travaux de la Soc. de Pharm. de Bordeaux*, reprod. dans *Union Pharm.*, 15 mai 1913, p. 210.

(2) *Ouvrage cité. Édition 1912*, p. 794 et suivantes; p. 916, 917.

(3) *Boll. Chim. Farm.*, 1907, p. 688, reprod. dans *Journ. de Pharm. et de Chim.*, [6], t. XXVI, p. 406; 1907.

16

cas d'éviter la précipitation. Cette addition d'acide présente les deux inconvénients suivants :

a) L'addition d'acide, qu'elle ait pour but de solubiliser le cacodylate de strychnine, ou la strychnine provenant de la dissociation de ce sel instable, sature en outre l'alcalinité du milieu, c'est-à-dire décompose le cacodylate et le glycérophosphate de soude, si bien que les solutions semblent devoir contenir après addition d'acide sulfurique : du sulfate de soude, du sulfate de strychnine, des acides cacodylique et glycérophosphorique. Ces solutions ne répondent donc plus exactement aux formules prescrites.

b) Les solutions acides sont douloureuses à l'injection. On peut essayer d'obvier à cet inconvénient en neutralisant l'excès d'acide par addition de soude diluée, ce qui dans le cas du cacodylate de strychnine, par exemple, rétablit peut-être l'équilibre primitif en donnant finalement une solution qui renferme du sulfate de strychnine et du cacodylate de soude. Mais ces manipulations sont fort délicates, surtout quand le pharmacien n'a qu'un petit nombre d'ampoules à préparer.

3° Procédé BARONI. — BARONI conseille, nous l'avons dit, de préparer le cacodylate de strychnine par double décomposition et en opérant dans des conditions bien déterminées (1). Le sulfate de strychnine du commerce étant souvent *plus* ou *moins* hydraté, de même d'ailleurs que le cacodylate de soude, il est préférable, dit l'auteur, de préparer extemporanément : d'une part la solution de cacodylate alcalin en saturant l'acide cacodylique pur par de la soude ; et de faire d'autre part une solution de *nitrate* de strychnine pur (sel qui cristallise anhydre) ; on réunit ensuite les deux solutions. On peut également ajouter à ce mélange une solution préparée de glycérophosphate de soude.

Soit à préparer une solution contenant par centimètre cube : $0^{mgr},5$ cacodylate de strychnine et $0^{gr},10$ glycérophosphate de sodium ; on pèsera exactement $0^{gr},1725$ d'acide cacodylique pur qu'on dissoudra dans 100^{cm3} d'eau, puis on ajoutera $12^{cm3},5$ de solution décinormale de soude, on complètera avec de l'eau de façon à obtenir un volume total de 200^{cm3} : 1^{cm3} de cette solution contient 1^{mgr} de cacodylate. D'autre part, $0^{gr},5$ nitrate de strychnine seront mis en dissolution dans 30^{gr} d'eau bouillante, puis on ajoutera de la glycérine pure et stérilisée pour compléter le poids de 500 grammes : 1^{gr} de cette solution $= 1^{mgr}$ de nitrate de strychnine.

On pèsera $420^{gr},5$ de solution glycérinée, on ajoutera $169^{cm3},5$ de solution de cacodylate. D'autre part, on aura préparé une solution de 100^{gr} glycérophosphate de sodium pur dans 150^{cm3} d'eau bouillante que l'on ajoutera au mélange et l'on complètera à 1000^{cm3}. Selon BARONI, on obtiendrait de cette façon une solution stable et pouvant être stérilisée à 112° à l'autoclave (?)

4° Certains auteurs conseillent enfin de délivrer les substances incompatibles dans des ampoules séparées ; ainsi, pour la formule 5, le pharmacien devrait préparer des ampoules contenant la solution de sulfate de strychnine, et d'autre part des ampoules contenant le glycérophosphate et le cacodylate de soude en solution.

Pour me résumer, étant donné les quatre procédés que nous venons d'énumérer, mon avis est que le meilleur mode opératoire, quand le pharmacien aura à exécuter les formules plus ou moins complexes que nous

______
(1) Article cité.

avons indiquées (et notamment celles qui renferment du cacodylate de strychnine) sera le suivant :

1° Employer des produits rigoureusement purs.

2° Employer un verre neutre et non calcaire (Iéna, Scrax).

3° Essayer *à blanc* si avec les produits employés la solution se fait sans précipité ni trouble appréciable; dans ce cas, faire la solution et la filtrer sans autre précaution spéciale.

4° Si, au contraire, on obtient un précipité, avoir recours au procédé BARONI quand cela sera possible.

5° Pour les formules qui ne pourront pas s'exécuter par ce procédé, recourir à l'addition d'acide, mais en quantité *extrêmement faible*.

6° Si ces deux derniers procédés sont impraticables, délivrer des ampoules séparées en avertissant le médecin.

Stérilisation. — La stérilisation de ces diverses solutions pourra s'effectuer dans de bons verres (Scrax) au bain-marie à 90°, ou même à 100°, mais sans prolonger trop longtemps l'action de la chaleur (15 à 30' au plus). Si l'on a le temps nécessaire et si l'on veut assurer une asepsie plus rigoureuse, on fera une tyndallisation en répétant trois ou quatre jours de suite un chauffage de 30' à 80-90°. Enfin il sera bon de ne pas utiliser les solutions trop anciennes qui auraient perdu leur limpidité primitive.

Je n'ai parlé dans tout ce qui précède que des incompatibilités chimiques proprement dites; il va sans dire que la stérilisation à chaud est susceptible de provoquer en outre des précipités analogues à ceux dont nous avons parlé à propos des sérums artificiels, précipités dus à l'attaque du verre par les phosphates, arséniates, glycérophosphates (ces derniers dissociables à chaud, on le sait, avec formation de phosphates). C'est pour cette raison que l'on devra utiliser de bons verres, *non calcaires*, et ne pas chauffer au delà de 100°.

Citons, pour terminer, quelques exemples d'associations médicamenteuses dans lesquelles on fait rentrer les divers composés que nous venons d'indiquer :

Une solution contenant par centimètre cube 0gr,05 *arrhénal* et 0gr,10 *glycérophosphate de soude* donne à 100° un très léger louche.

Une solution contenant par centimètre cube 0gr,05 *arrhénal* et 0gr,002 *cacodylate de strychnine* donne un précipité.

Une solution contenant par centimètre cube 0gr,05 *arrhénal* et 0gr,001 ou 0gr,002 *sulfate de strychnine* donne un précipité.

En employant dans les essais précédents, comme véhicule, de *l'eau glycérinée* (glycérine : 0cm3,1; eau : 0cm3,9) : mêmes résultats.

Une solution contenant par centimètre cube 0gr,05 *cacodylate de soude* et 0gr,001 *sulfate de strychnine* donne un précipité.

Une solution (dans l'eau simple ou glycérinée) contenant 0gr,05 *cacodylate de soude* et 0gr,002 *cacodylate de strychnine* également.

Au contraire, des solutions contenant : *cacodylate de strychnine* : un demi-milligramme, et *glycérophosphate de soude* : 0gr,10; ou : *cacodylate de strychnine* : 0gr,002 et *glycérophosphate de soude* : 0gr,20 ne précipitent pas quand on les chauffe à 100° dans de bons verres.

Le *cacodylate de soude* est incompatible avec le *formiate de quinine*, certains *alcaloïdes* (*sulfate de strychnine*, etc.).

Les solutions de *glycérophosphate de soude* sont incompatibles avec le *chlorhydrate*, le *chlorhydrosulfate*, le *bromhydrate de quinine*, et aussi avec un mélange de *cacodylate* et de *sulfate de strychnine*.

Les solutions de *sulfate de strychnine* sont incompatibles avec le *glycérophosphate de soude*, le *cacodylate de soude*, les *sels alcalins*.

Autres incompatibilités : Les solutions de *chlorhydrate d'apomorphine* et de *sulfate ou salicylate d'ésérine* sont incompatibles avec les alcalis ou les sels alcalins.

Les solutions d'*atoxyl* également.

Les solutions de *sels de mercure* sont incompatibles avec les *solutions alcalines* (phosphates, borates, etc.).

Les solutions de *bromhydrate de cicutine* sont incompatibles avec les *alcalis* et les *sels alcalins*.

Les solutions de *benzoate de mercure* (à 1 ou 2 p. 100) additionnées, par centimètre cube, de plus de 0,003 de *chlorhydrate de cocaïne* précipitent.

Les solutions de *biiodure de mercure* dans l'huile, sont incompatibles avec la *cocaïne* (base), l'*eucaïne*, la *stovaïne*, la *novocaïne*.

L'*huile de vaseline au calomel* additionnée de *cocaïne* noircit.

Le *biiodure de mercure* dans l'*huile d'olive non lavée à l'alcool* donne un précipité (oléate de Hg?).

L'*iodure de sodium*, s'il renferme des traces d'iode où s'il est exposé à la lumière (ce qui provoque la mise en liberté d'un peu d'iode) est incompatible avec les *alcaloïdes* (la *spartéine* par exemple).

Le *collargol* et l'*argent colloïdal électrique* sont incompatibles avec certains sels : chlorures, sulfates, etc.; ou certaines substances *tanniques*.

Le *nitrate d'argent* est incompatible avec les chlorures, bromures, iodures, sulfates, carbonates, phosphates alcalins, et en général avec les matières organiques.

L'*acide chromique* est incompatible avec les substances organiques en général, la glycérine, le tannin, l'alcool, l'éther, l'ammoniaque, l'eau oxygénée.

L'*arséniate de soude* et l'*arséniate de potasse* avec les sels de fer et de magnésie.

Le *salicylate de soude* avec les *alcaloïdes* (cocaïne, stovaïne, etc.).

Selon certains auteurs, il y aurait incompatibilité entre l'*eau de laurier-cerise* et les sels de *cocaïne*, d'*atropine*, l'*ergotinine*, et surtout le *chlorhydrate de morphine*. Selon F. DE MYTTENAERE (1), c'est aux traces de cuivre, que renferment les eaux de laurier-cerise qui ont été distillées dans des alambics ordinaires, qu'il faudrait attribuer les précipitations qu'on a parfois observées. Une autre incompatibité de l'*eau de laurier-cerise*, à signaler, est celle qu'elle présente avec l'*arrhénal* ou le *cacodylate de soude*. Une solution de 0 gr. 50 pour 10 gr. se trouble en moins de 24 heures. Il faut opérer des solutions très diluées pour éviter la précipitation (1 p. 250 par exemple); REDDÉ (2) attribue avec raison à l'alcalinité de l'arrhénal ou du cacodylate cette incompatibilité et conseille, pour l'éviter, d'ajouter de l'acide citrique. Si l'on craint de rendre ainsi l'injection douloureuse, il n'y aura pas d'autre moyen que de supprimer l'eau de laurier-cerise, et de la remplacer par de l'eau distillée simple.

(1) L'eau de laurier-cerise (*Revue pharmaceutique des Flandres*, août 1910), d'après *Bull. Comm.*, P. C., 38ᵉ année, p. 477.

(2) *Journ. de Pharm. et de Chim.*, [7], VII, 585; 1913.

VI. — Influence de la composition du verre dans la pratique pharmaceutique, et plus spécialement au point de vue de la stérilisation des liquides injectables.

I

Il était utile, à mon avis, de consacrer à la composition des verres et à leur influence au cours des stérilisations un chapitre d'ensemble.

Le sujet a été effleuré, notamment à propos des solutions de morphine, de cocaïne, et à propos des sérums artificiels. Mais il mérite d'être traité plus en détail, et sa place vient naturellement à la fin de ce travail, en manière de conclusion.

La composition du verre peut se modifier à l'infini ; aucun verre cependant n'est capable de résister à l'action prolongée de l'eau.

Les verres, disent MYLIUS et FŒRSTER (1), sont décomposés par l'eau avec formation d'*alcali libre* et de *silice ;* une partie de celle-ci (variable avec le temps, la température, la concentration et la nature du verre) étant hydratée par l'alcali et restant dissoute.

Cette altération par l'eau se produit plus ou moins rapidement suivant la nature du verre.

Ce qu'on appelle *verre soluble*, produit facilement fusible, pourrait être considéré comme le verre le plus altérable ; il se compose de silice et d'alcali, sans addition d'oxyde terreux.

Au contraire le *verre de quartz*, obtenu par fusion de la silice pure, n'est pas altérable, car il ne contient pas d'alcali. Il ne subit aucune action de la part de l'eau (2). Il est vrai d'ajouter que ce n'est plus du verre proprement dit. Mes essais sur la stérilisation des solutions de chlorhydrate de cocaïne m'ont permis de constater cette résistance particulière de la silice fondue.

Entre ces *deux types extrêmes* se placent les différents verres utilisés dans la pratique.

Les verres à forte teneur en alcalis et teneur faible en matières terreuses sont les plus attaquables ; et cela d'autant plus

(1) *Bull. Soc. Chim.*, [3], II, p. 499 ; 1889.
(2) *Moniteur Quesneville*, juin 1909. « Sur l'altération du verre » (Mylius).

qu'ils se rapprochent davantage du verre soluble dépourvu de sels terreux.

Mylius et Fœrster ont observé que les verres à base de potasse sont bien plus solubles que ceux à base de soude, mais qu'à mesure que la quantité de chaux augmente, la différence de solubilité entre ces deux sortes de verres s'évanouit.

Il semble donc que dans les verres, qui sont de véritables silicates doubles alcalino-calciques, les alcalis sont retenus grâce à la chaux.

Revenant encore sur ce sujet à propos de la *composition et du choix des verres destinés aux usages chimiques*, Mylius et Fœrster constatent qu'il ne suffit pas qu'un verre soit *riche en silice*, il faut encore que les alcalis ne soient pas en trop grande proportion par rapport à la chaux. Selon eux, la meilleure proportion paraît être de 1,3 à 1,5 molécule d'alcali $(Na,K)^2O$ pour 1 molécule de chaux (1).

Dans une autre note (2), Fœrster donne pour le verre le plus résistant à l'action de l'eau ou des solutions alcalines, la formule $R^2O, CaO, 7SiO^2$ (renfermant poids égaux de potasse et de soude).

Lecrenier (3) qui a constaté également que la *dureté* des verres va en augmentant avec l'accroissement de la teneur en chaux et la diminution de la teneur en soude, pour une même quantité de silice, a, en outre, observé que l'*acide borique*, introduit à la place d'une certaine quantité de silice, communique au verre une grande dureté.

Kohlrausch (4) a mentionné des verres d'Iéna exempts d'alcalis et moins attaquables que les meilleures verres usités jusqu'à cette époque (5).

(1) *Bull. Soc. Chim.*, [3], p. 688; 1892.
(2) *Ibid.*, [3], XII, p. 212; 1894.
(3) *Ibid.*, [3], XXXIV, p. 1090; 1905.
(4) *Ibid.*, [3], XII, p. 214; 1894. Ces verres sont à base de silicoborate de baryum avec un peu d'alumine et d'oxyde de zinc.
(5) *Le Dictionnaire de Würtz* (2ᵉ Suppl.) mentionne les formules suivantes pour les verres borosilicatés fabriqués à Iéna sous les noms de 59 III, 16 III, etc :

Silice	65,42	67,5	76
Alumine	0,93	1	5
Chaux	13,67	7	»
Soude	»	14	11
Anhyd. borique	»	2	12
Potasse	19,46	»	»
Oxyde de zinc	»	»	»

Ces verres résistent bien aux brusques changements de température.

Pour ma part, j'ai expérimenté un verre fabriqué à Iéna par la maison Shott et Genossen.

Ce verre, *recuit* dans des gaz combustibles mélangés d'acide sulfureux (ce qui a pour effet d'augmenter encore la résistance du verre), n'a cédé aucune alcalinité à l'eau, du moins après 20 minutes d'autoclave à 120° (1). Cette absence d'alcalinité a été vérifiée au moyen de l'*alizarine sulfoconjuguée*.

MYLIUS a eu recours à un autre indicateur également très sensible : la solution éthérée d'*iodoéosine* (0 gr. 10 iodoéosine $C^{20}H^8I^4O^5$ pour 100^{cm3} d'éther saturé d'eau). Il a pu constater ainsi, qu'*à chaud* et même *à froid*, *tous les verres*, *à la longue*, *abandonnent à l'eau une certaine quantité d'alcali*.

Les dosages de MYLIUS ont été effectués sur des surfaces mesurables; la quantité d'alcali a été évaluée en milligrammes de soude et rapportée au mètre carré.

En outre, MYLIUS a eu soin d'opérer sur des verres préalablement nettoyés (2), pour se mettre à l'abri d'une cause d'erreur possible : la différence de composition entre la partie superficielle du verre et sa profondeur. Chacun des verres était ensuite soumis à l'action de l'eau à 18°, pendant une semaine.

Les chiffres obtenus donnent une mesure moyenne de l'altérabilité à froid.

A chaud, celle-ci est beaucoup plus rapide. Je donne également dans le tableau ci-dessous, les chiffres obtenus après un traitement de trois heures par l'eau à 80°.

	ACTION DE H^2O	
	1 SEMAINE A 18°	3 HEURES A 80°
Quartz..........................	o	o
Verres d'Iéna résistant (59 III).........	o à o,4	o à 1,5
— résistant (Stas)...............	o,4 à 1,2	1,5 à 4,5
— d'Iéna (16 III)	1,2 à 3,6	4,5 à 15
— tendre (cristal)...............	3,6 à 15	15 à 60
— défectueux	plus de 15	plus de 60

Un fait à noter est que l'action de l'eau sur le verre est toujours incomplète; l'eau peut dissoudre de grandes quantités d'alcali, mais il reste toujours un résidu constant.

(1) Nous avons utilisé des ballons de 100^{cm3} longuement lavés à l'eau acidulée d'abord, puis à l'eau distillée neutre.

(2) Les verres était soumis à l'action de l'eau à 18° pendant trois jours.

En opérant avec du *verre pulvérisé*, l'attaque est évidemment plus intense; dans une de nos expériences, $1^{gr},50$ de verre blanc a cédé à 30^{cm3} d'eau neutre : 10^{cm3} en soude décinormale, après 20 minutes d'autoclave à 120°(1).

On a remarqué qu'avec le temps la perte d'alcali diminue progressivement, si bien que les récipients de verre sont susceptibles de *s'améliorer* peu à peu, quand on fait agir sur eux d'une façon continue de l'eau qu'on renouvelle jusqu'à ce que l'on n'y constate plus de quantités notables d'alcali. Avec des verres de qualité médiocre, on n'arrive jamais à réaliser cette amélioration complètement.

Voici les chiffres obtenus après traitement d'un très bon verre par l'eau *à froid*, pendant 20 jours (2) :

Attaque du verre par l'eau à froid renouvelée

Premier jour .	$2^{mgr},3$
2 jours	0 3
3 —	0 3
10 —	0 07
20 —	0 00

À *chaud*, voici les chiffres que j'ai trouvés pour un verre blanc (ballon de 50^{cm3} plein d'eau distillée neutre, chauffé 20′ à 120°) :

Alcalinité cédée au cours de stérilisations successives

1re stérilisation	$3^{cm3},3$ soude centinormale.
2° —	1 7 — —
3° —	1 5 — —
4° —	1 5 — —

Il m'est même arrivé, en ne remplissant un ballon d'Iéna qu'au tiers environ, de le purger peu à peu, par des chauffages répétés, de son alcalinité soluble, pour la partie du verre en contact avec l'eau; tandis que ce même ballon, *rempli* d'eau, cédait encore à chaud une petite quantité d'alcali. Cette méthode d'*amélioration des verres par l'usage* a d'ailleurs été proposée par WARBURG et IHMORI (3).

L'altération des verres par l'eau, telle que je viens de la décrire, peut avoir de multiples inconvénients. Sans parler de ceux qui intéressent la physique (attaque des instruments

---

(1) La poudre de verre était passée au tamis de soie n° 100.

(2) *Moniteur Quesneville*, juin 1909, article cité.

(3) *Wiedemann's Ann.*, XXVII, p. 481; 1885.

d'optique), ou la chimie (causes d'erreurs dans la détermination des poids atomiques), on peut signaler au seul point de
vue pharmaceutique :

Les *erreurs d'analyse* causées par la dissolution des
éléments du verre, aux dépens des récipients, ballons, etc. ;
les *modifications du titre* des solutions alcalines ou acides
conservées quelque temps dans des récipients de verre;
l'altération des réactifs d'analyse : VILLIERS (1) signale la
nécessité de vérifier la potasse qu'on emploie quand on veut
séparer l'alumine des autres sesquioxydes, ce réactif pouvant
contenir lui-même un peu d'alumine que lui aurait, à la
longue, cédée le verre.

Enfin, au cours des *stérilisations à l'autoclave* des solutions hypodermiques, l'altération du verre peut :

1° Amener des précipitations rendant la solution ininjectable ; 2° diminuer l'activité du médicament ; 3° donner naissance à des produits de décomposition dont l'action est toute
différente de celle des composés primitifs ; 4° produire des
isomérisations (2).

De nombreux auteurs se sont préoccupés de ces questions :
GRUBLER (3) recommande, pour les stérilisations de chlorhydrate de morphine et d'adrénaline, de vérifier les verres
d'après la méthode de SCHNEIDER et SUSS : ·

Les fioles bien lavées sont remplies d'eau distillée, additionnées de un
demi-centième de solution de phénol-phtaléine à 1 p. 100, et chauffées 30'
dans la vapeur fluente. Les verres restés incolores après ce traitement sont
bons. Les autres doivent subir un 2ᵉ traitement semblable ; on ne devra
employer que les verres ayant subi sans se colorer cette 2ᵉ épreuve.

BARONI vérifie autrement la qualité des verres (4) :

On prend des solutions de chlorhydrate de morphine à 1 ou 2 p. 100, de
nitrate de strychnine à 0,50 p. 100, de sublimé à 1 p. 100 ; on les chauffe à la
vapeur sous pression 30' à 112°. Si le verre est alcalin, la solution de morphine brunit et dépose des cristaux d'alcaloïde libre, la solution de nitrate
de strychnine laisse déposer de la strychnine cristallisée, la solution de
sublimé abandonne de l'oxyde de mercure jaune ou rouge.

(1) *Analyse qualitative des sels*, p. 94. DOIN, édit., Paris, 1908.
(2) Par exemple, l'isomérisation de la *sambunigrine* signalée par BOUR-
QUELOT et HÉRISSEY. Voir aussi à ce sujet : l'action de traces d'alcalis sur
l'*amygdaline*, par WALKER (*Bull. Soc. chim.*, [3], XXX, p. 1189).
(3) *Pharm. Post.*, XL, p. 579; 1907.
(4) *Journ. de Pharm. et de Chim.*, [6], XXI, p. 510; 1905.

Au sujet de la première de ces méthodes de vérification, je ferai remarquer que l'essai des verres à la phtaléine peut convenir, en effet, bien qu'un peu rigoureux, pour la plupart des substances stérilisables.

Mais dans le cas de la morphine et de l'adrénaline, où Grubler veut précisément rendre le procédé applicable, je le trouve insuffisant.

En ce qui concerne la méthode de Baroni, je ferai remarquer que s'il est facile de trouver dans le commerce des verres ne produisant pas la précipitation des alcaloïdes libres, il est en revanche impossible, même avec les meilleurs verres d'Iéna, d'éviter le brunissement à l'autoclave des solutions de morphine et d'adrénaline.

D'ailleurs, pour expliquer ces diverses altérations, il est nécessaire de préciser leur nature réelle ainsi que leur vraie cause.

Le verre des ampoules est généralement assez résistant, mais celui des fioles ordinaires de pharmacie l'est beaucoup moins.

C. Jacobsen, d'Iéna, à l'instigation du Pr Matthes, a fait à ce sujet quelques remarques intéressantes (1) :

Plusieurs verres ont été rincés à plusieurs reprises dès la réception, puis séchés et conservés dans une petite boîte à l'abri de la poussière. Comme les flacons ainsi lavés présentaient à l'intérieur, après repos, un dépôt blanc, celui-ci fut dissous dans 10^{cm3} d'eau, et le titrage opéré avec la liqueur acide centinormale, en présence de phtaléine, donna les résultats suivants :

CAPACITÉ DES FLACONS	QUANTITÉ DE LIQUEUR ACIDE EMPLOYÉE
60^{gr}	4^{cm3}
125	7,6
175	18
175	18,4

Ces verres, on le voit, sont *très défectueux*. Avec d'autres flacons, Jacobsen a obtenu, dans les mêmes conditions, des chiffres très inférieurs; et même, avec certaines espèces de verres, des quantités infinitésimales.

(1) *Ap. Ztg.*, n° 3o, p. 262; 1910.

Si l'on opère à chaud (pendant 1 heure par exemple dans un courant de vapeur d'eau) la quantité d'alcali cédée par le verre est évidemment beaucoup plus élevée. Ces faits sont déjà connus, et Jacobsen n'apporte à cet égard aucun fait nouveau. Mais le même auteur a étudié aussi l'action que peut exercer l'alcali, ainsi cédé par le verre, sur les solutions de *chlorhydrate de morphine* [à 0,5 p. 100]. Il a constaté que dans certains verres très alcalins, la quantité d'alcaloïde déplacée peut atteindre au moins le quart de la quantité qui se trouvait en solution, après une stérilisation d'une heure dans un courant de vapeur d'eau (1). Le fait intéressant, signalé par Jacobsen, est que *le déplacement de l'alcaloïde ne correspond pas à la quantité d'alcali cédée par le verre*. Ainsi, un récipient dont l'alcalinité, exactement calculée, devrait théoriquement précipiter $0^{gr}, 047$ de morphine, en déplace en réalité *4 ou 5 fois plus*.

Ajoutons que le même auteur, recherchant dans le liquide les éléments cédés par les verres qu'il avait employés, y a constaté la présence de *potasse*, de *soude* et aussi d'*acide carbonique*.

L. Krœber prétend que les verres les plus courants cèdent assez d'alcali pour déplacer l'alcaloïde dans les solutions de *nitrate de strychnine*, quand on les stérilise à l'autoclave ; de simples traces d'une solution centinormale de potasse produiraient déjà cette altération (2). Pour ma part, je n'ai jamais observé de décomposition appréciable avec les bons verres que j'ai essayés (Iéna-Sérax).

L'examen du verre devant servir à contenir les solutions de sels d'alcaloïdes, et spécialement de chlorhydrate de morphine et des sels de strychnine, est donc absolument indispensable.

Mais en dehors de cette altération, et lorsqu'il s'agit en particulier des solutions de chlorhydrate de morphine, il se produit une autre altération, plus fréquente encore, et qui consiste, ainsi que je l'ai démontré, en une oxydation de l'alcaloïde.

Cette oxydation est réalisée, surtout à chaud, par la petite quantité d'air qui reste dans les récipients et dans le liquide lui-même.

(1) En réalité le dépôt n'était recueilli, lavé, séché et pesé que 24 heures après la stérilisation.

(2) *Ap. Ztg.*, 487 ; 1908.

Elle se produit en milieu *neutre*, plus aisément encore en milieu *alcalin*; et pour l'empêcher de se produire, il faut un excès d'acide assez notable. Dans les très bons verres d'Iéna, et même dans les récipients de silice fondue rigoureusement neutres, les solutions jaunissent à l'autoclave, c'est-à-dire qu'une légère oxydation ne peut être évitée. Comme on le voit, l'alcali du verre peut exercer une double action; il peut, d'une part, précipiter la base de son sel, et de l'autre favoriser l'oxydation de l'alcaloïde et sa transformation en oxymorphine; c'est pourquoi dans les verres défectueux on voit les solutions de chlorhydrate de morphine prendre une teinte jaune de plus en plus accentuée, et laisser déposer des aiguilles cristallines (1).

Il en est tout autrement pour les solutions de *chlorhydrate de cocaïne*. Dans les tubes de silice fondue, on n'observe à chaud aucune décomposition de l'alcaloïde; au contraire, avec la presque totalité des verres du commerce, qui cèdent plus ou moins d'alcali à l'eau, quand on les chauffe à l'autoclave, une très petite quantité de cocaïne se trouve dédoublée.

Dans le cas de la cocaïne, les petites quantités d'alcali cédées par le verre peuvent donc être considérées comme responsables de l'altération, parce qu'il s'agit d'une *hydrolyse*: tandis que pour la morphine, il s'agit d'une *oxydation*, laquelle peut être évitée (même en milieu alcalin) (2) en opérant *à l'abri de l'air*. On est donc fondé à dire que les *petites* quantités d'alcali cédées par le verre :

1° *Causent la légère altération des solutions de chlorhydrate de cocaïne;*

2° *Facilitent ou accentuent seulement l'oxydation des solutions de chlorhydrate de morphine.*

A côté de la cocaïne, on peut ranger la *stovaïne* qui d'après les recherches de Fourneau, tout en présentant une résistance plus grande, s'altère cependant à l'autoclave à 120°, notamment avec mise en liberté d'acide benzoïque.

---

(1) Il faut remarquer que de faibles traces d'alcali exercent une action favorisante sur l'oxydation de l'alcaloïde, et que d'ailleurs, même en milieu neutre, celle-ci ne peut être évitée; tandis qu'il faut une quantité d'alcali assez notable pour précipiter la morphine, et que dans les bons verres ce déplacement ne se produit pas. Nous avons donc raison de dire que l'altération la plus habituelle dans le cas de la morphine est une *oxydation*.

(2) A condition que l'alcalinité ne soit pas trop forte, auquel cas une quantité d'alcaloïde appréciable risquerait d'être déplacée de son chlorhydrate.

Cette décomposition est nette avec les mauvais verres, négligeable avec les bons, nulle avec les récipients de silice fondue.

Dans le même ordre d'idées, on peut citer la *scopolamine*, l'*atropine*, dont le chauffage avec des lessives alcalines ou même avec l'eau à 130° amène, on le sait, le dédoublement; l'*arécoline* qui, chauffée avec des alcalins, est décomposée en *arécaïdine* et *alcool méthylique*. J'ai recherché la présence de ce dernier corps dans des solutions de bromhydrate et de chlorhydrate d'arécoline à 1 p. 200, chauffées en vase clos 30' à 130° dans des ballons de verre blanc de 50^{cm3}, et j'ai pu le caractériser nettement (1). En principe, on pourra observer des décompositions du même genre avec les composés organiques possédant une fonction *éther* facilement dissociable par les agents hydratants (l'eau de baryte, la lessive de soude, l'acide chlorhydrique, l'*eau pure* elle-même, si elle agit à une température assez élevée et pendant un temps assez prolongé).

D'autre part, les sels d'*apomorphine*, d'*ésérine*, d'*adrénaline*, la *résorcine*, l'*acide pyrogallique*, certains *phénols* (ou composés organiques possédant une fonction phénol), sont comparables à la morphine dans leur façon de se comporter lors des stérilisations à l'autoclave. La sensibilité des deux premiers de ces corps à l'action oxydante de l'air est seulement plus grande encore que dans le cas de la morphine, car il est impossible, même en opérant à l'abri de l'air, d'obtenir après chauffage des solutions rigoureusement incolores; elles sont cependant beaucoup moins colorées que celles qui ont été chauffées en présence d'air.

Si, au lieu de céder de petites quantités d'alcali, les verres en abandonnaient à l'eau des quantités assez *notables*, les solutions de sels d'alcaloïdes pourraient alors, ainsi que nous l'avons dit plus haut, subir une altération d'un autre ordre : *le déplacement de la base*, signalé par Berlioz (2) et par Baroni (3).

(1) Par le procédé Trillat.
(2) *Journ. de Pharm. et de Chim.*, |5], XXIX, p. 410; 1894.
(3) *Ap. Ztg.*, n° 12, p. 101; 1905.

II

Que l'attaque du verre soit réalisée par l'eau ou par les solutions de sels d'alcaloïdes à leur titre habituel, elle est sensiblement de même importance, et se traduit par la seule décomposition du silicate alcalin [à moins que l'on n'opère, comme l'a fait KOHLRAUSCH, avec du verre pulvérisé, auquel cas on peut trouver en solution, outre la silice, la potasse et la soude, de la chaux, de l'acide borique, etc.].

Il n'en est plus de même quand il s'agit de solutions nettement *acides* ou *alcalines*, ou bien encore de certaines *solutions salines*.

Les *solutions alcalines* attaquent le verre plus que l'eau pure ; par contre les *acides étendus* agissent, dit FŒRSTER (1), moins énergiquement que l'eau.

En effet, les lessives alcalines attaquent le verre plus fortement que l'eau pure ; or celle-ci, en contact avec le verre, lui soustrait peu à peu de l'alcali, et se chargeant de ce dernier, exerce alors sur le verre au bout de quelque temps une action dissolvante plus énergique qu'au début. Si, au lieu d'eau pure, on emploie un acide étendu, celui-ci, s'emparant au fur et à mesure de l'alcali cédé par le verre, tend à diminuer l'action décomposante de la liqueur, à peu près comme si le verre ne subissait le contact que d'eau maintenue constamment pure.

Quand l'eau renferme en dissolution des *sels minéraux*, les altérations peuvent être plus complexes ; FŒRSTER (2) dit que l'action exercée est alors la *résultante de l'action de l'eau et de l'action propre du sel*. Elle varie donc pour un même verre avec la nature du sel dissous.

On peut envisager deux cas :

1° L'attaque du verre par la solution saline est analogue à celle que l'eau pure aurait produite dans les mêmes conditions (solutions de chlorures, bromures, iodures (3), cacodylates, sels de Hg, etc.).

(1) *Bull. Soc. Chim.*, XII, p. 212 ; 1894.
(2) *Bull. Soc. Chim.*, X, p. 5 ; 1893.
(3) Nous parlons des verres courants du commerce, à l'exclusion des verres plombiques.

Citons un exemple : J'ai stérilisé 50cm3 d'eau distillée bien neutre à 120°, 20', dans un ballon en verre blanc de capacité correspondante ; l'alcalinité cédée a été de 1cm3,4 soude centinormale. Avec 50cm3 d'une solution de NaCl à 7 p. 1.000 rigoureusement neutre, stérilisée dans les mêmes conditions, j'ai trouvé 1cm3,3 soude centinormale.

J'ai eu l'idée de rechercher dans les solutions stérilisées (toutes d'ailleurs très limpides) les éléments étrangers susceptibles d'avoir été empruntés au verre : *chaux, baryte, alumine, zinc ;* et pas plus que dans l'eau pure chauffée à l'autoclave dans les mêmes conditions, je n'ai trouvé ces diverses substances.

L'altération s'est donc traduite par la décomposition du seul *silicate alcalin.* Celle-ci, avec les bons verres du commerce, reste assez faible et ne présente, du moins pour les substances citées plus haut, aucun inconvénient. Au contraire, avec les verres défectueux, la quantité d'alcali cédée à l'autoclave, peut être assez élevée pour amener une précipitation partielle de la base, des sels de mercure HgI^2, $HgCl^2$, par exemple (1).

2° L'altération du verre peut être plus accentuée, plus complexe, et peut ne pas atteindre seulement le silicate alcalin, mais aussi l'élément qui lui est associé dans la composition du verre.

On a observé que généralement, avec les *verres calcaires,* les sels dont l'action décomposante est la plus énergique sont ceux qui engendrent des sels *insolubles* avec la chaux du verre. Au contraire, les sels qui peuvent former des sels de chaux *solubles* attaquent le verre moins fortement que ne le fait l'eau pure.

Avec les *verres plombiques,* on observe quelque chose d'analogue.

C'est ainsi que les *phosphatés* attaquent les verres *calcaires,* tandis que les *chlorures* attaquent les verres *plombiques* avec, dans les deux cas, formation de précipités insolubles.

Pour le cristal ou les verres plombiques, on en a depuis longtemps reconnu les inconvénients, et nous avons vu que CHEVROTIN avait entrepris des recherches à ce sujet à la suite d'un empoisonnement causé par des injections de sérum artificiel.

Mes essais personnels avec des solutions d'iodure ou de bro-

(1) Par analogie avec ce que l'on observe pour les sels d'alcaloïdes.

mure de potassium, et de sulfate de soude à 7 p. 1.000, m'ont permis de constater aussi la présence du plomb emprunté au verre pendant le chauffage à l'autoclave (1 heure à 130°).

S'il est facile de se procurer des verres dépourvus de plomb, il est à peu près impossible de trouver dans le commerce des verres non calcaires, et c'est là un grand obstacle pour la stérilisation des solutions phosphatées.

PAILLARD, nous l'avons vu, à propos des sérums *Chéron* et *Trunececk*, a constaté que les solutions phosphatées troublent à l'autoclave, tandis qu'elles ne troublent plus si, laissant les autres sels, on en supprime seulement les phosphates.

J'ai constaté personnellement un fait analogue avec les solutions d'*arséniates*.

Dans le précipité formé avec les sérums phosphatés j'ai caractérisé et dosé : l'*acide phosphorique*, la *chaux*, la *silice* et des traces d'*alumine*. Ces précipités sont d'autant plus abondants, nous l'avons vu, et renferment d'autant plus de chaux, ainsi que j'ai pu le constater, que les solutions sont plus concentrées en *phosphate* (il en est de même pour les arséniates) (1).

Les verres où l'on a associé la chaux au silicate alcalin, dans le but d'augmenter la résistance et l'insolubilité, sont donc inutilisables dans ces cas particuliers ; heureusement, le remplacement d'une partie de l'alcali (partie du verre la plus attaquable) peut se faire par d'autres substances que la chaux ; par les bases des métaux suivants par exemple : *plomb, aluminium, magnésium, zinc, cadmium, bismuth, baryum, strontium...* etc., et, pour certaines au moins de ces bases, la substitution semble très favorable.

MARGOT (2) a signalé l'adhérence particulière du magnésium, de l'aluminium, du cadmium, et du zinc, pour le verre. Ces métaux, dit-il, laissent sur celui-ci des traces métalliques qu'aucun lavage ne peut enlever.

APPERT (3) a insisté aussi sur les avantages de l'alumine.

Mais nous trouvons ces détails plus abondamment développés dans un article de KRŒBER sur les ampoules (4) et surtout dans un ouvrage de HOVESTADT (5) où il est fait mention

(1) J'ai opéré avec des solutions à 0,15, 4, 5, 10 p. 100.
(2) *Arch. Sc. phys. et nat.* de Genève, [3], XXXII, p. 138.
(3) *Bull. Soc. Chim.*, XV, p. 1071 ; 1896.
(4) *Ap. Ztg.*, n° 51, p. 458 ; 1908.
(5) *Jenaer Glas und seine Verwendung in Wissenschaft und Technik.* Jéna, édit. Fischer ; 1900.

— 257 —

des essais de SHOTT (1) sur huit espèces de verres, au point de vue de leur résistance vis-à-vis de l'eau et de la chaleur. L'auteur a évalué la perte de poids subie dans des conditions déterminées.

On verra dans le tableau ci-dessous la composition des verres expérimentés :

VERRES	TENEUR P. 100								
	SiO^2	K^2O	Na^2O	CaO	$Al^2O^3.Fe^2O^3.MgO$	PbO	ZnO	B^2O^3	Al^2O^3
1. Verre médiocre de Thuringe...............	68	15	7	5	2 35	»	»	»	»
2. Bon verre de Thuringe.	69	3	16	7	3 50	»	»	»	»
3. Verre d'Iéna nos XVIII.	66	»	13	»	»	10	7	3	»
4. — XXII.	66	14	14	6	»	»	»	»	»
5. — 3 III..	62	»	16	16	»	»	»	4	2
6. — 6 III..	73	5	15	»	»	»	»	2	5
7. — 15 III..	67	9	8	7	»	»	7	»	2
8. — 13 III..	58	15	»	»	»	»	20	7 .	»

SHOTT a calculé les pertes subies par ces huit sortes de verres. Il en résulte que les verres nos 1 et 4 sont les plus altérables, ce qui est dû vraisemblablement à ce qu'ils sont trop riches en alcali et pas assez en chaux.

Les verres nos 2 et 5 sont meilleurs, car la teneur en chaux y est plus élevée par rapport à l'alcali et, de plus, ils contiennent de l'alumine ou bien encore de l'acide borique.

Le no 3 contient très peu d'alcali et une forte proportion d'oxydes de plomb et de zinc.

Le no 6, une assez grande quantité d'alcali, mais en revanche de l'alumine en proportion élevée.

Le no 7 peu d'alcali, et en quantité notable : de la chaux, de l'alumine et de l'oxyde de zinc.

Le no 8, peu d'alcali et beaucoup d'oxyde de zinc.

Ajoutons que les verres nos 3, 6, 8 ne contiennent pas de chaux (2).

Or, les verres nos 3, 6, 7, 8, sont presque *inaltérables*.

(1) P. 353, 355.
(2) Ces trois verres renferment un peu d'acide borique.

Dans le même ouvrage, il est fait mention (1) des essais de KOHLRAUSH sur 19 bons verres d'Iéna, parmi lesquels on trouve 8 verres plombiques, 4 verres calcaires et 4 verres où la chaux et le plomb sont remplacés par de la *baryte;* les 3 derniers sont : l'un à base d'*oxyde de zinc*, le deuxième à base d'*alumine*, le troisième à base d'*alumine* et de *magnésie;* tous trois d'ailleurs contenant aussi de l'acide borique.

J'en ai conclu, à propos des solutions phosphatées, que l'on fabriquait d'excellents verres *dépourvus de chaux*, et j'en ai expérimenté quatre qui n'en contenaient que des traces : verre Serax, verre Legras, verre d'Iéna, verre de Cologne.

Un fait que j'ai noté également est que ces quatre verres, préalablement lavés, essayés au point de vue de leur résistance vis-à-vis de l'eau, se comportent différemment. Trois d'entre eux ne cèdent pas d'alcali après 20 minutes de chauffage à 120°. Le verre Legras (au zinc) cède, au contraire, une quantité d'alcali qui équivaut sensiblement à celle qu'abandonnent les verres blancs du commerce. Le fait que le verre au zinc (verre alcalin) se comporte aussi bien que les verres neutres, pour la stérilisation des solutions phosphatées, prouve que le but unique à atteindre, dans ce cas, est de priver totalement le verre d'éléments calcaires. Malheureusement, nous l'avons vu, cette élimination n'est jamais absolument *totale*, du moins dans tous les verres que j'ai pu essayer.

Il en résulte que pratiquement on devra utiliser :

1° Pour les solutions de composés hydrolysables (type cocaïne) des verres *neutres*, c'est-à-dire ne cédant pas d'alcali appréciable à l'alizarine sulfoconjuguée, dans les conditions habituelles de la stérilisation à l'autoclave. Ex. : verre d'Iéna (Shott et Genossen), Serax (Appert), de Cologne (Ehrenfeld).

2° Pour les solutions salines formant avec la chaux des composés insolubles (phosphates, arséniates), des verres *non calcaires* (verres à base d'alumine, de zinc, de magnésie) : verres précédemment cités, par exemple, et verre Legras

3° Pour les substances un peu moins altérables (méthylarsinate de soude, sels de strychnine, de spartéine, de mercure, etc.), on aura cependant recours de préférence aux verres très *peu alcalins*, cédant par exemple moins de 5^{cm3} en soude centinormale pour 100^{cm3} d'eau, dans un ballon de capacité correspondante et après 30' de chauffage à 120°.

4° Pour les solutions de chlorures, bromures, iodures, on devra exclure les verres qui renferment du *plomb*.

(1) P. 379.

On comprend enfin que les récipients de quartz et de silice fondue, qui sont à la fois non calcaires, non plombiques, et neutres dans toutes les conditions de température et de durée de chauffe (alors que les meilleurs verres contiennent encore de la chaux et cèdent de l'alcali à l'eau pour peu que l'on prolonge le chauffage), réalisent l'idéal en matière de stérilisation.

Malheureusement, le travail en est difficile et le prix de revient encore très élevé ; mais il n'est pas impossible que l'on arrive à des perfectionnements rendant ces produits utilisables commercialement.

Il ressort, en outre, de cet exposé qu'il existe bien peu de substances médicamenteuses décomposables par la *chaleur seule*, c'est-à-dire dont la stérilisation à 120°, à l'autoclave (seule méthode vraiment pratique, assurant une rigoureuse asepsie), soit absolument impossible.

INDEX ALPHABÉTIQUE

Pages

TABLE GÉNÉRALE

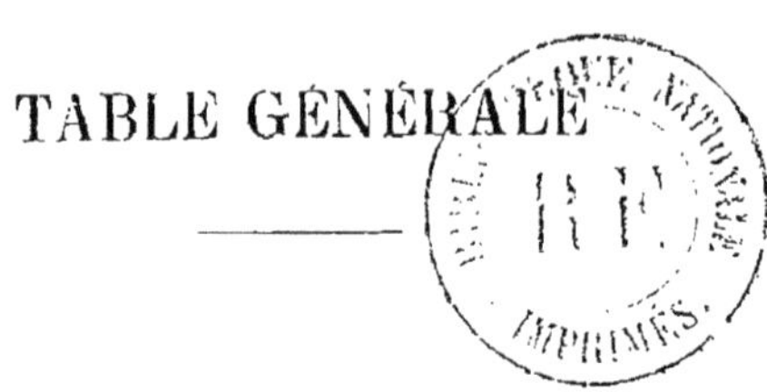

Paris. — Imp. LEVÉ, rue Cassette, 17. — S.

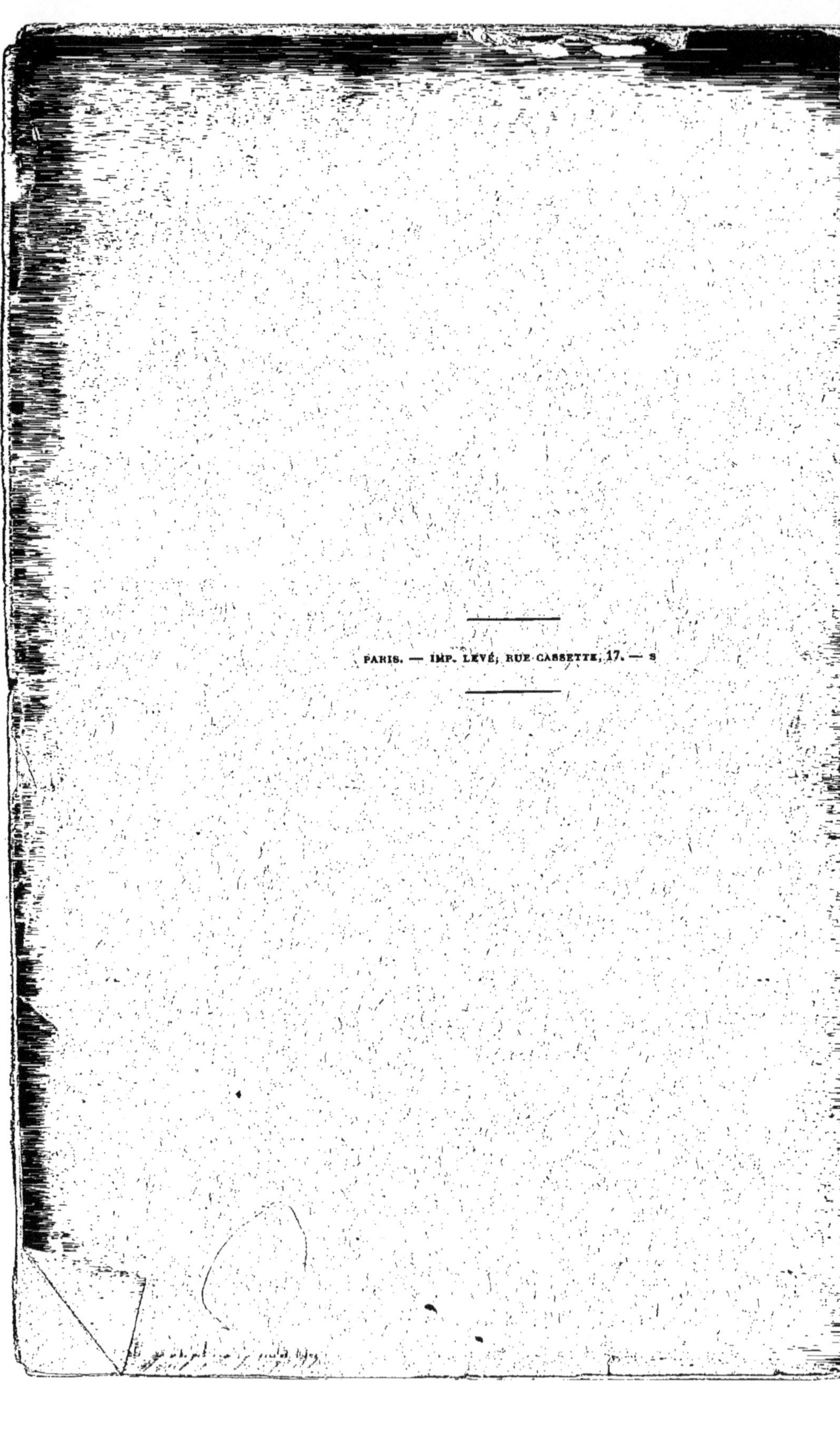

PARIS. — IMP. LEVÉ, RUE CASSETTE, 17. — 8

9 782019 985943